当代国家级名老中医学术经验丛书　　**总主编** 段富津　韩　燕

国家级名老中医
海南省名老中医

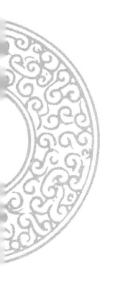

罗凌介学术经验集

主　审　陈少仕　张永杰

主　编　蔡　敏　程亚伟

U0273318

中国中医药出版社
·北　京·

图书在版编目（CIP）数据

罗凌介学术经验集/蔡敏，程亚伟主编．—北京：中国中医药出版社，2016. 12
ISBN 978 – 7 – 5132 – 3734 – 5

Ⅰ. ①罗…　Ⅱ. ①蔡…　②程…　Ⅲ. ①中医临床 – 经验 – 中国 – 现代
Ⅳ. ①R249. 7

中国版本图书馆 CIP 数据核字（2016）第 260897 号

中 国 中 医 药 出 版 社 出 版
北京市朝阳区北三环东路 28 号易亨大厦 16 层
邮政编码　100013
传真　010 64405750
北京市泰锐印刷有限责任公司印刷
各地新华书店经销
＊
开本 710 × 1000　1/16　印张 15　字数 230 千字
2016 年 12 月第 1 版　2016 年 12 月第 1 次印刷
书号　ISBN 978 – 7 – 5132 – 3734 – 5
＊
定价　46. 00 元
网址　www. cptcm. com

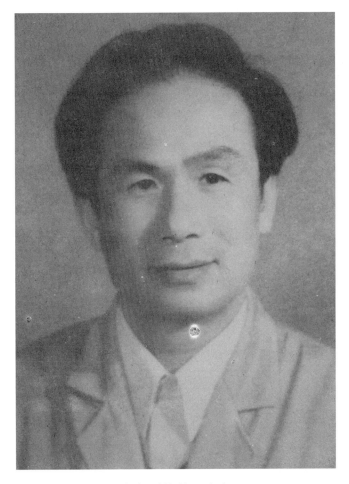

年轻时代的罗凌介

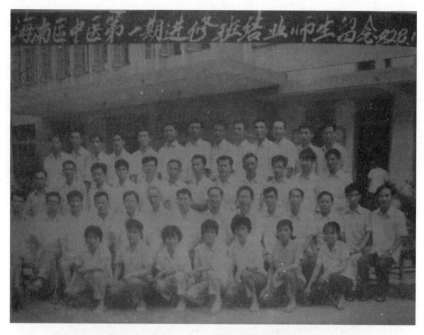

罗凌介教授任海南区第一期中医进修班老师（第二排右一）

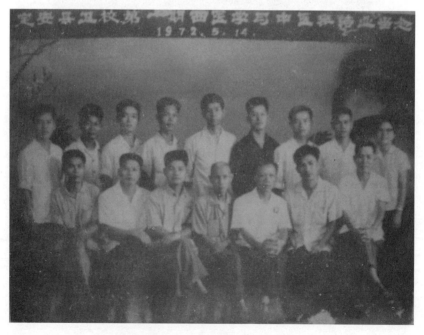

罗凌介任定安县卫校老师（第一排右二）

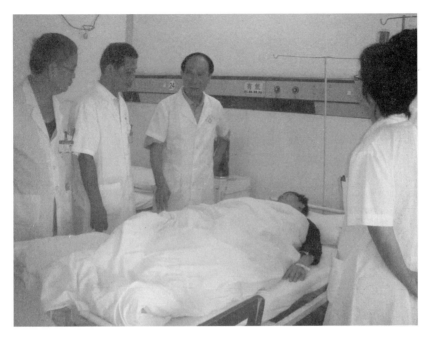

罗凌介教授（左三）指导查房

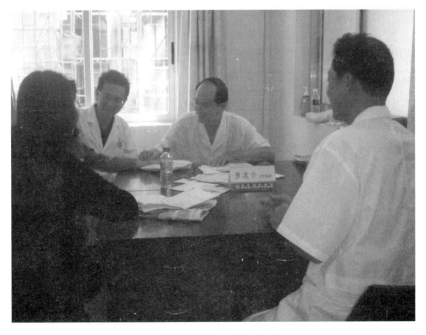

罗凌介教授为患者诊脉

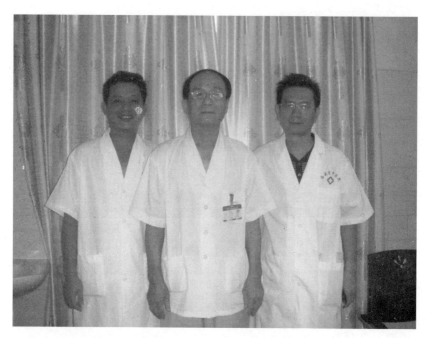

罗凌介教授与弟子蔡敏（右）、杨永和（左）

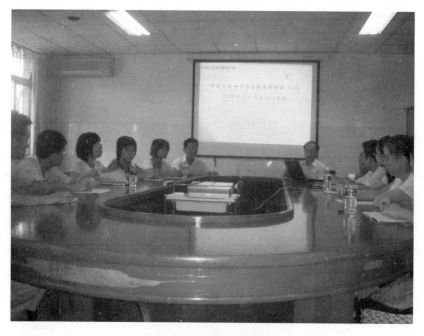

罗凌介教授做学术报告

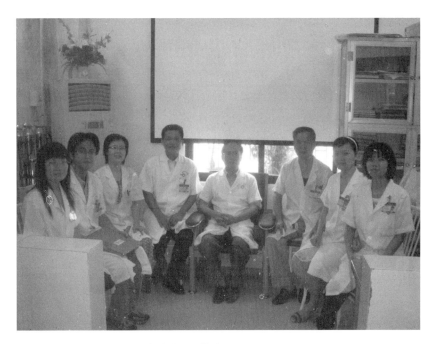

罗凌介教授学术继承团队（1）

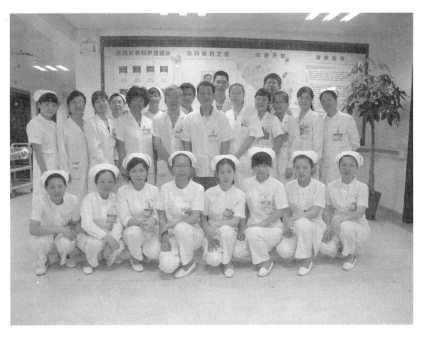

罗凌介教授学术继承团队（2）

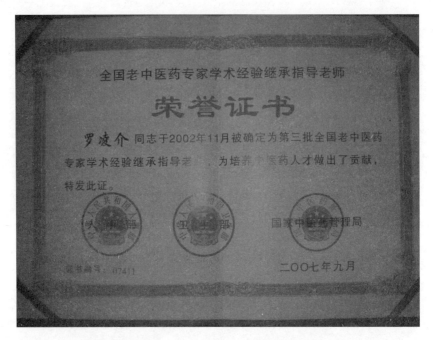

全国老中医药专家学术经验继承指导老师荣誉证书

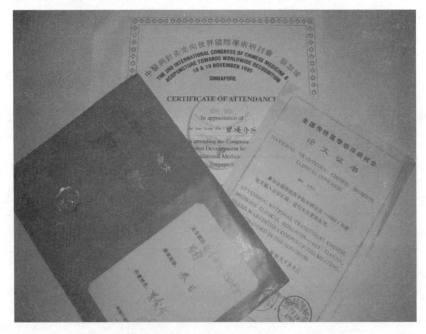

罗凌介教授参加国际学术会议交流论文与获奖证书

罗凌介简介

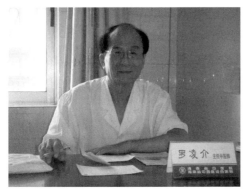

罗凌介（1941—），男，海南省中医院主任医师，教授，第三批全国老中医药专家学术经验继承工作指导老师。

罗凌介教授出生于海南省万宁县（现万宁市），13岁时受当地老中医的影响，对中医产生浓厚兴趣。1961年（20岁）考入广州中医学院，从此正式踏上岐黄之路。1967年以优异的成绩毕业并被分配到定安县卫生院工作；1971年调到海南定安县卫生学校执教；1974年任《海南卫生》（现《海南医学杂志》）杂志社编辑；1980年开始在海南省中医院工作至今。1980~1983年担任医院"四大经典"教学组组长；1983~2001年担任医院急诊科主任；2001年退休后返聘入院，带头组建医院肝胆科。

罗凌介教授参加工作以来，一直从事临床、教学、科研工作。他博览群书，治学严谨，精通中医理论，系统掌握内科学知识，临床经验丰富，对内科疑难杂症，特别是病毒性肝炎、肝硬化、重症肝炎、肝癌、急慢性肾炎等有深入的研究。罗凌介教授从事肝病研究多年，自拟慢迁肝方、急肝二方等，在临床取得良好的疗效。在肾病的治疗领域，罗凌介教授总结各家经验，深入研究，由他撰写的"肾炎蛋白尿的中医治疗"一文发表在《中医研究》杂志上。由他本人验方制成的肝炎康、肾炎康、乙肝解毒丸由海南省中医院制药厂开发成成药，广泛应用于临床，效果甚佳。

总　前　言

　　中医药学源远流长，上溯先秦，下逮近代，群贤辈出，代有传人，创造了光辉的学术成就，积累了丰富的理论和经验。新中国成立以来，中医药学开展了中医理论研究和中医药现代化建设等工作，中医药学无论在理论上还是在实践上都得到了很大的发展，大大丰富了中医药学的内容。

　　中医药学术思想的传承具有浓厚的学科特色，名老中医个人在中医药学术发展中举足轻重。对于国家级名老中医的学术思想及宝贵经验进行整理，并以文字的形式进行呈现，这不仅是中医传承得以推广的有效手段，也是对中医药学科发展具有重要推动作用的基础性工作。为此，我们特编辑出版"当代国家级名老中医学术经验丛书"。

　　本丛书收录的均为人事部、原卫生部和国家中医药管理局联合遴选的国家级名老中医。这些名老中医又均为本省的名中医。每位名医单独成册，每册分为医家传略、临证治验、方药经验、医论医话和大事记等几部分，能够比较全面地反映名老中医药专家的临床经验和医学人生。

　　本丛书作者均为名老中医的弟子，对名老中医的诊疗经验和学术思想理解颇深，所收录的内容经验独到，特色明显，疗效突出，能够体现名老中医的特点。

　　本丛书资料翔实，内容丰富，语言精练，切合临床，具有较强的实用性，能够有效指导广大中医药者的临床实践，为中医药的学术传承发挥积极作用。

第二届国医大师　段富津

2015 年 7 月

序

    中医药学源远流长，名医辈出。历代医家学术思想和临证经验的传承是中医药学得以不断丰富提高、弘扬光大的重要途径，在中医药事业发展中具有不可替代的重要作用。国家中医药管理局及各省市中医药主管部门先后开展名老中医学术经验继承师带徒工作，取得了显著成绩，极大地推动了我国中医药事业的现代发展。

    罗凌介主任医师是第三批全国老中医药专家学术经验继承工作指导老师，海南省首位国家级名老中医。他独特的学术思想、精湛的临床诊疗经验、严谨的治学态度和高尚的医德医风，在海南当地享有很高的声誉。他博览群书，勤于思，敏于行，特别重视中医经典的学习。他认为，读经典一定要联系实际，融会贯通，学以致用，这样才能达到"读经典读出趣味，方知医道博大精深"的境界；才能掌握提出问题和解决问题的方法，并将其灵活而有效地应用于指导临床实践。他还提出，学习经典要于旧学中求新知，在继承中得创见，既要遵循古训，汲取其精髓，又不可拘泥于经典原方，临证时宜根据具体病情的不同，对经方灵活加减化裁，以真正体现中医的"同病异治""异病同治"，把经典学好用活，并不断总结提高，发扬光大。

    罗老中医悬壶济世近50载，在医者仁心、救死扶伤的长期实践中积累了丰富的临床经验，加之深厚的中医理论基础，厚积而薄发，逐渐形成了自己的一套辨证思路和诊疗方法。罗老的弟子们跟师多年，深得其真传，将罗老的成长之路、临证思辨特点、学术思想、临床经验、学术论文等整理编辑成册，从而使罗老的宝贵经验和学术成就得以更全面地继承和更广泛地推广应用，对中医事业发展和中医人才的培养具有积极的推动作用。

    本人曾与罗老共事多年，交情颇深，对罗老的品格和成就一直甚感敬佩。有鉴于此，乐为之序。

陈蔚文

2016 年 8 月 23 日

目 录

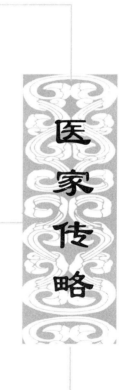

医家传略

❖ 成才之路 ❖

罗凌介教授注重对中医经典古籍的研读，他常说"读经典读出趣味，方知医道博大精深"，单是一个"趣味"，道出了罗凌介教授对中医经典的热忱，和挖掘中医学精髓的坚定决心，他正是怀着对中医的热爱之情，在岐黄之路上执着前行！

一、"趣味"读经典

罗凌介教授13岁时受当地老中医的影响开始接触中医，从熟读《中药药性歌诀》《医学三字经》等简单易懂而有趣的中医书籍开始，发现其中趣味，使其乐此不疲。

自中学时代，罗凌介教授开始自学中医经典，初读《黄帝内经》《伤寒论》《金匮要略》及温病诸家著作时，感觉比较抽象，处于一知半解的状态。他就不断泛读相关注本，来体会经典的深层含义，他常诵读中医的名句，如"风为百病之长，头为诸阳之会"；"颠顶之上，惟风可到"；"通则不痛，痛则不通"；"清肝必须降火，清心必须豁痰"；"见肝之病，知肝传脾，当先实脾"；"通阳不在温，而在利小便"；"培之以黄芪，燥之以白术，补气健脾何患不除"等。此外，他读"善补阳者，必于阴中求阳，则阳得阴助而生化无穷；善补阴者，必于阳中求阴，则阴得阳升而泉源不竭"；"见痰休治痰，见血休治血，见汗不发汗，有热莫攻热，喘气毋耗气，精遗勿涩泄"；"治外感如将，治内伤如相"；"血不利则为水"等经典理论时，必追根求源，从张景岳《景岳全书·新方八略·补略》、李中梓《医宗必读·肾为先天本、脾为后天本论》、吴鞠通《温病条辨·杂说·治病法论》、张仲景《金匮要略·水气病脉证并治》等原书中再读个究竟，以求理解全面，融会贯通。

罗凌介教授20岁考进广东中医学院后，开始系统地学习中医理论，反复诵读中医经典，他认为只有多遍地细读中医经典，才会体会到其中的乐趣，并对经典的理解逐步加深，从而更注意理论与临床实际的联系，进而对经典理论的临床应用及发挥有更深入和更真切的体会。

1964～1965 年，罗凌介教授在广东省北海中医院（现广西壮族自治区北海中医院）跟随中医内科的苏立明老师实习。对罗凌介教授来说，实习的这段时间，在苏立明老师的指导下，使他对读经典有了更新、更深刻的体会。正如王冰在《黄帝内经·素问》序所说"其文简，其意博，其理奥，其趣深"，罗凌介教授努力做到"刻意研精，探微索隐，或识契真要"，以求临证能运用自如。

1967 年从事临床工作以来，罗凌介教授把读经典与临床运用紧密相联，不断有新认识。在临床治疗肝病、肾病、风湿病、失眠病等的过程中，罗凌介教授运用经典有自己独到的体会。如治疗顽固性失眠，《黄帝内经》有关睡眠的论述有 30 多处，涉及病因、病机 10 余种，认为睡眠是由营卫昼夜运行规律决定，营卫运行失常，气道不通是夜不能眠的病理基础。夜晚属阴，卫行于阴，故睡眠；卫气不得入阴，则失眠。此外，睡眠需要胃气调和，即"胃不和则卧不安"。《黄帝内经》以半夏汤治疗失眠，认为失眠病机不外虚实两端，实包括影响营卫气血运行或阴阳失调的各种病邪，如痰、湿热、食、瘀等；虚则主要是气虚、血虚、阴虚或阳虚。因此，从《黄帝内经》的思想出发，罗凌介教授认为，治疗失眠重点不在选用强效催眠药物，而是在认真收集病史，分析病情，辨析症状及其所属证候，然后对证用药，或补，或泻，或调，以疏通经络、驱邪安神，这样才能收到效果。

学无止境，"读经典"无止境，品读中医经典的"趣味"之路更是从未间断。罗凌介教授踏上中医之路已 40 余年，每每提及中医经典，就文思泉涌，再枯燥的条文，经他一分析就逻辑分明，充满趣味，让人豁然开朗。

二、"不泥于古"用经典

罗凌介教授认为，临证应遵经典精髓，但不泥于经典原方，应根据具体病情的不同，灵活化裁古方，真正体现中医的"同病异治""异病同治"，从而把经方用活。

回首 40 年的行医路，罗凌介教授自述年轻时临证经验少，只敢固守原方，稍有变动就忐忑不安。随着临证经验的不断积累，通过不断的"读经典—用经典—总结提高—再读经典"的反复实践，罗凌介教授逐渐形成了自己的一套辨证思维体系和诊疗方法。

罗凌介教授说，尽管从经典中能每获良技，但有时也要跳出经典的框子。例如某些药剂量使用方面，根据病情需要，往往应超量应用方能奏效。如川芎常用剂量一般不超过15g，而治疗血瘀头痛需用至30g方可显效。治疗头风证中的神经性头痛，多数医书中用虫类药以平肝息风，一般用地龙、僵蚕，稍重用全蝎，特重用蜈蚣，但每剂一般不超过两条，罗凌介教授则根据病情需要，每剂可用至3条，并未发生中毒反应。

如一男性患者，31岁，2000年2月15日初诊时见阵发性头痛4周，痛时剧烈难忍。1周前头痛突然昏倒，手足厥冷，当时送往某医院住院检查。医院考虑脑肿瘤，决定开颅探查。患者不同意手术，于术前1日自动出院来诊。当时精神紧张，头痛时额汗如珠，常有幻视，夜梦纷纭，不能酣睡。舌质暗红，苔少，脉象弦数。

辨证：头风病——肝风上扰证。宜镇肝息风。

处方：天麻10g，豨莶草10g，菊花10g，白蒺藜10g，桑寄生15g，代赭石18g，山慈菇10g，煅磁石30g，黄连4.5g，龙胆草4.5g，蜈蚣1条，全蝎8g。水煎服。

上方加减服至2月28日，头痛好转，但头部时有上撞感。睡眠时间略长，梦多、幻视已轻，脉象弦数转缓。

改处方为：紫石英24g，煅磁石30g，生龙齿15g，代赭石15g，茺蔚子15g，生石决明30g，全蝎3g，僵蚕4.5g，龙胆草4.5g，菊花9g，钩藤9g，天麻9g，豨莶草9g，蜈蚣2条。

从2月28日起，依上方加减服至4月4日，1个多月中，蜈蚣用量逐渐增至3条，头痛全止。再服五六剂后逐步减量。一般情况较好，遂停药观察，后复查已无阳性体征，恢复工作。

三、"熔经方、时方于一炉"，继承发扬经典

罗凌介教授重视对中医经典的不断总结，认为发扬中医与继承中医同等

重要，甚至发扬更重要。

　　罗凌介教授是省内善用经方的名家，他中医根底深厚，采用经方，匠心独运，临床治愈很多疑难杂症。如反复高热，有时中西医均感棘手。一次，他在某医院会诊一男性患者，54岁。发热七八日，体温持续在38℃，有时达40℃，诊断不明，屡进西药退热，旋退旋起。诊其症状，口渴、汗出、咽微痛，舌苔薄黄，脉象浮大，系温热入阳明气分之象，投以白虎汤，加连翘、鲜芦根、鲜茅根等以清热透达，连服5剂，热退病愈。

　　肝病治疗方面，罗凌介教授主张治肝病当以固护脾胃为首要。中医讲五脏属五行，肝为木脏，脾为土脏，五行之中木克土，肝与脾在水谷精微的生成、贮藏及运行等方面，存在着密切关系。因脾胃主水谷运化、精微物质的生成，而肝的一大功能就是主疏泄，水谷入胃后只有在肝的疏泄作用下，才能转化成精微物质，并输送至全身。当肝脏发生病变，其功能受到限制，肝失疏泄，则影响脾胃功能，导致其气血生化不足。因肝也依赖脾胃化生的精血滋养，精血不足，肝失濡养，则病变加重。所以肝脏发生病变，应该首先保护脾胃，使气血生化有源，才能有助驱邪外出。罗凌介教授根据几十年的临床经验，熔经方、时方于一炉，制订了治疗肝病的一系列协定处方。依据《金匮要略》"见肝之病，知肝传脾，当先实脾""实脾则肝自愈，此治肝补脾之要妙也"的观点，罗凌介教授认为慢性肝病以肝郁脾虚为主，创制慢迁肝方等作为慢性肝病治疗的基本方。

　　肾病治疗方面，罗凌介教授也有较深入的研究。罗凌介教授运用经方治疗，常能应手取效。他在某医院会诊一女性患者，患者胃穿孔合并腹膜炎，手术后血压一直很低，尿少，甚至无尿，持续数日，渐呈半昏迷状态，肌肉抽动，诊断为急性肾功能衰竭，西医无有效治疗方法。罗凌介教授诊之，查患者时躁动，脉细肢冷，属阳气式微，肾关不开，遂成尿闭。给予真武汤加西洋参、生薏苡仁煎服，1剂之后，能自排小便，四肢渐温，肉瞤筋惕亦止。2剂改用四君子汤加薏苡仁、车前子、牛膝、泽泻，服后神志全清，排尿自如，精神略振，但仍口干，改用沙参麦冬汤加味服之，诸证好转，血压恢复正常，最后痊愈出院。另外，罗凌介教授认为肾病多虚，根据"培其不足，不可伐其有余""善补阴者，必于阳中求阴，则阴得阳升而泉源不竭""善补阳者，必于阴中求阳，则阳得阴助而生化无穷"的原理，创制了"肾一方"作为治疗肾病的基本处方。

❖ 学术思想 ❖

罗凌介教授从事临床、教学和科研 40 余年，他时刻牢记"勤求古训，博采众方"的医训，怀着"淡泊明志，宁静致远"的心态，要求自己临床辨证务求精确，组方配伍务必严谨，"法于古而不泥于古"，贵在继承的基础上对中医理论进行发扬。在肝病、肾病等病证的临床诊治中，遵仲景辨证思想，不断总结创新，逐渐形成了"治疗肝病，柔肝实脾，顾护正气，'健脾'贯穿始终"、"治疗肾病，调整阴阳，从本论治，'化瘀'贯穿始终"、"慢性病要注重保养"等学术观点，临证制方严谨，灵活辨证用药，每获良效，从而形成了自己独特的临证思辨特点和学术思想。

一、治疗肝病，柔肝实脾，顾护正气，健脾贯穿始终

罗凌介教授治疗肝病，注重"健脾"。《金匮要略》有"见肝之病，知肝传脾，当先实脾"；"实脾则肝自愈，此治肝补脾之要妙也"的理论。脾为后天之本，主统血，主运化，为气血生化之源。脾胃的升降、运化，有赖于肝气的疏泄。肝的功能正常，疏泄调畅，则脾胃升降适度，运化健全，所谓"土得木则达"。根据上述肝喜条达和肝脾的生理功能密切相关的理论，罗凌介教授临证中坚持"健脾"贯穿肝病治疗始终的思想观点。

根据肝病最易传脾，久病多累及肾、胆和三焦的理论，罗凌介教授提出：对肝病的治疗要注重疾病传变，治肝重脾，"防患于未然"。中医自古重视"治未病"。《素问·四气调神大论》曰："圣人不治已病治未病，不治已乱治未乱，此之谓也。"罗凌介教授在治疗肝病时尤其注重将此理论应用于临床，指出肝病已成则需防变。肝病日久，正气已虚应注意扶正并防止复发，根据各阶段特点随证施治。

肝病患者多有情志不畅的症状，肝气不舒则脾失健运，脾之升清降浊功

能失常，且肝病日久，耗损正气，患者多出现纳差、乏力、疲倦等症状，此时亦要以健脾益气扶正为主。故罗凌介教授在治疗肝病的过程中，疏肝健脾贯穿始终。病至肝硬化，大多肝气郁结，气滞血瘀，脉络壅塞，或脾虚湿滞，清浊相混，水道不通，水液停留。气、瘀、湿等邪久羁，却肝损脾，穷则及肾，既有肝、脾、肾受损之象，又有气滞、瘀停、湿留之征，表现为本虚标实，故治疗不可专以攻邪，当予虚实兼顾。罗凌介教授提出了"疏泄不可太过，补脾不可太壅"的治疗原则，临床中随证灵活用药。另外，肝为阳脏，主升主动主散，肝病易从火化，故常出现目红颧赤，手足痉挛，狂躁等热盛之象；肝胆相为表里，肝失疏泄则胆汁排泄不利出现黄疸；肝气不舒，三焦不利，水液代谢失常，故晚期肝癌常出现一身上下浮肿，腹大如鼓，小便不利等证候；肝藏血，血属阴，而肝癌日久，入血耗血，毒邪必先伤其阴，先耗肝体，继损其肝，而肝肾同源，肝阴血亏虚易致肾水匮乏，故肝癌晚期治疗上又多注重补益脾肾之气、肝肾之阴。

此外，罗凌介教授认为肝为刚脏，"宜补肝，不宜伐肝"，"肝体阴而用阳，忌刚喜柔"，养肝则肝气平而血有所归，伐之则肝虚不能藏血，而致肝血虚、肝血瘀，故当顺其性而治之。罗凌介教授临床辨证用药每多体现"柔肝实脾，顾护正气，顺其性而治之"的思想。

二、治疗肾病，调整阴阳，从本论治，化瘀贯穿始终

罗凌介教授认为，肾藏精，精化为气，通过三焦布散到全身，以促进机体的生长、发育和生殖，以及调节人体的代谢和生理功能活动。肾中精气的功能通过肾阳和肾阴来实现，肾阳主要有促进机体的温煦、运动、兴奋和化气的功能；肾阴主要是促进机体的滋润、宁静、成形和制约阳热的功能。肾阴肾阳是各脏阴阳之根本，二者相互依存，相互制约，维持着各脏阴阳的相对平衡。经典理论结合临床经验，罗凌介教授形成了"治疗肾病，调整阴阳，从本论治"的思想，又根据"久病及肾""久病多瘀"的理论，强调化瘀贯穿肾病治疗始终。

罗凌介教授擅长肾炎蛋白尿的中医治疗。现代医学认为，蛋白尿是诊断肾炎的指标之一，也是肾炎治愈与否的评定标准之一。肾炎蛋白尿，特别是隐匿

型肾炎单纯性蛋白尿长期不消，治疗上十分棘手。罗凌介教授几十年来在临床上不断探索中医治疗肾炎蛋白尿的思路和治法。他认为，人体中的蛋白质属中医所说的"精微"。精微的丧失是因外邪侵袭，脾肾肺肝功能失调亏损所致。再由病理产物痰、湿的作用，使病情加重。急性肾炎或慢性肾炎急性发作产生蛋白尿，多由外邪引起。外邪多为风热、风寒、湿热。因风寒而致的反复感冒；因风热而引起的咽痛、乳蛾肿大等；因湿热而致的皮肤痈疖、脓疱疮等均极易引起本病。其病机是外邪侵袭，内应于肺，"肺为水上之源"，因肺失宣降，影响宣通玄府、通利三焦的功能而引起水湿内停、湿热郁结，精微随湿热下注，慢性肾炎主要是脾肾功能失调或亏损，致脾失升清，肾失封藏则精微下注。

"邪之所凑，其气必虚"。罗凌介教授临床观察脾肾气虚或阳虚者比较容易患肾炎，而以肾虚者比较重，脾虚者比较轻。部分脾肾阳虚的病例可以阳损及阴，肾病及肝，则表现为肝肾阴虚、肝阳上亢症状，最后导致阴阳俱虚，肝、脾、肾三脏由虚入损，逐渐使肾的分清泌浊功能丧失，脾的运化输布机能衰退，从而使机体整个气化功能逐渐衰惫，表现为正虚邪实症状。

"久病入络非痰则瘀"。蛋白尿的产生与病理产物痰、瘀关系密切。特别是与瘀血关系更密切。现代医学认为，肾炎是一种变态反应性疾病，除肾小球毛细血管基底膜变态反应损害引起选择性通透性异常外，肾小球毛细血管痉挛、炎性细胞浸润以及毛细血管内凝血与血栓形成等病理改变亦可导致毛细血管闭塞、肾血流受阻。肾小管缺血等病理变化与中医瘀血机理相同。肾炎引起的肾区疼痛、浮肿、出血倾向都属中医瘀血范围。瘀血内阻，肾脏受损，肾失藏精，则精微下注。

针对肾病的病因病机，罗凌介教授在肾病的中医治疗上强调从本论治，并通过临证经验的不断积累，逐渐形成了"治疗肾病，调整阴阳，从本论治，'化瘀'贯穿始终"的思想。

罗凌介教授常翻阅《内经》《伤寒论》《金匮要略》等中医经典著作，他常说，历经几千年临床实践的考验，中医的经典方愈发显示出独特的魅力。他时刻牢记"勤求古训，博采众方"的医训，怀着"淡泊明志，宁静致远"的心态，要求自己临床辨证务求精确，组方配伍务必严谨，"法于古而不泥于古"，贵在灵活。

罗凌介教授治病，博采古今各家之长，遇有疑难之症，必参合医理，穷源溯流，深思巧构。在临床诊治中，外感、内伤病均为其所擅长。对急性传染病、呼吸、消化、循环、泌尿，特别对肝病、肾病尤有独到之处。他临床重视问诊的精心全面，善于与患者沟通，调畅患者情志，治疗上常用方剂有逍遥散、四逆汤、五苓散、六味地黄汤、三仁汤、茵陈蒿汤等，常用的中药有绵茵陈、大黄、鸡内金、田基黄、半边莲、当归、丹参、柴胡、茯苓、党参、三七、鳖甲、黄芪、淫羊藿、仙鹤草、生地黄等，善用虫类药，如蜈蚣、全蝎，临证中根据病证的不同，灵活运用协定方，并注重中西医结合的运用，以达到更理想的临床效果。

罗凌介教授在40余年的从医过程中，执教带徒众多，由他培养出来的学生已在医院许多岗位上成为骨干。罗凌介教授总结肝病治疗经验，自拟慢迁肝方、急肝二方等，治疗多种肝炎取得良好疗效，各地求医者众多；在肾病治疗方面，罗凌介教授取各家之长，深入研究，自成一体。由他本人验方制成的"肝炎康""肾炎康""乙肝解毒丸"，由海南省中医院制药厂研制，广泛应用于临床，效果甚佳。

❖ **读书心得** ❖

中医学作为一门历经千年、蕴含中华文明精华的学科，有其独特的理论体系和诊疗方法，需要我们好好继承和发扬。而对于中医理论中存在的难读、难领悟的部分和临证中存在的难点，我们应掌握正确的方法。罗凌介教授根据自己读书、临证经历，总结了一些读书心得。

一、要把书读"活"

罗凌介教授常说："书本上的医学知识是死的，临床的医疗经验则是活的。"要想深入领悟临证实践中蕴藏的医学知识，首先必须放下架子，广问博收；其次要学会独立思考，精心提炼，灵活运用书本知识。如罗凌介教授曾诊治一患者何某，初患腰背疼痛难以屈伸，诸医皆以湿痹论治，投独活寄生汤、羌活胜湿汤、小续命汤之类，愈服愈剧，且日趋佝偻，身体蜷曲难伸，整日疼痛不休。罗凌介教授初诊，亦认此证初起应属寒痹，其所服诸方无效者，是因寒痹不解复感于邪，已内舍于肾，乃取《类证治裁》安肾丸方之意加减调治，时过月余，亦毫无效验。罗凌介教授乃组织病例讨论，有人提示"治痿者，独取阳明"。罗凌介教授始悟《内经》中早已明言"阳明者，五脏六腑之海，主润宗筋，宗筋主束骨而利机关也"。阳明乃五脏六腑之大源，阳明得养，五脏六腑均得受益，筋骨关节自能荣润。当以甘润生津，主以益胃之剂，则宗筋得润，筋骨关节自能通利。于是以大剂益胃汤为主方，加入葛根、怀山药，不数剂而腰脊疼痛大减，后以此方加减调理数月而愈。

二、要善于自学

罗凌介教授认为，"师傅领进门，修行靠个人"，中医学习当以自学为主，刻苦读书为学医关键。读书贵在明理，不应迷信古人。他的读书方法是："读书当细，思虑当深，先明其意，后析其理，然后证诸实践，才能辨其真伪，得其要领。"

罗凌介教授说，中医典籍，浩如烟海，穷毕生精力，亦难尽阅。故学习中医，当有所为，有所不为。若欲面面俱到，必是浅尝辄止，杂而不精！选好书是自学的前提，对于初学者不应只盯着经典类著作，如《内经》《难经》等著作初读时常觉言词艰涩，义理深邃，且其中有多篇讲述天人相应的自然法则及针灸技能，不适合初学者。故应从《中医基础理论》《中医诊断学》《中药学》等中医白话读本学起，一则培养兴趣，二则理清中医的思辨方法，在有一定的中医基础之后，要继续熟读、背诵中医经典条文，例如《伤寒论》原文，反复诵读，并结合临床实践运用，才能不断提升对中医理论的理解和掌握。

三、读经典"四注意"

罗凌介教授在阅读古典医著中，提出有四种情况值得注意：一是注意书中的错别字句；二是注意书中的记述过简；三是注意书中的片面提法；四是应注意判断书中的错误之处。正如罗老常说的"不读书不能明理，但不善于读书，则不如不读书。"

古代医家所著医书经过多年的临证考验仍能流传于后世，说明其是有科学价值的。但智者千虑，必有一失。绝不可盲目崇拜，一概置信，而必须经过自己临床的反复实践，方可取用。

❖ 治学心得 ❖

一、治学严谨，医德高尚

罗凌介教授是海南省首位国家名老中医，每次出诊均有多方患者前来就诊。吸引患者远道而来的当然是他高超的医术，而他严谨的治学态度和高尚的医德也是患者络绎不绝的重要原因之一。

罗凌介教授常说，治病不仅靠医术，更要靠爱心，医德比医术更能得到患者的信任。来诊患者不论贫贱富贵都应一视同仁，认真细致地检查，亲切耐心地与患者交流。对远道而来的患者，应尽量满足其要求，宁可自己辛苦一点，也应给患者加号诊治。

罗凌介教授以"治心何日能忘我，操术随时可误人"为座右铭，重视医德修养。他强调作为一个医生，治病之时，有两条尤为要紧：治学，要忠诚于学术的真理，直至系之以命；治病，要真诚地对待患者，此外决无所求。只有这样，才能认真热情地对待患者，谦虚诚挚地对待同道，勇敢无畏地坚持真理，实事求是地对待成败。

二、勤奋钻研，坚定信心

罗凌介教授几十年如一日，手不离卷反复诵读中医经典，并博览国学知识，他的成功离不开他勤奋钻研的治学精神以及对中医的坚定信念。

罗凌介教授常说，学习需要勤奋。对中医的学习不像西医或其他自然科学，可以从一个理论去演绎很多学说或方法，而是需要大量阅读，领悟前人的经验，再不断联系实践，上升理论，回归临床，才能把各种学说、理论知识"串"起来，变为自己的知识和经验。

罗凌介教授认为，他本人不算资质聪颖，但确实勤奋好学，且工作认真。在校读书时，常常卷不离手，进到临床岗位后，常常连续数日值全班，休息也要进病房看看，甚至到院外跟踪、访问患者。记得曾收治一名重症肝炎患者，其病情稳定后便自行到外院诊疗，但几个月都不见其来二诊，于是罗凌介教授便找到这位患者，查看患者及其检查、确诊、继续治疗的资料，得知其确诊并正在治疗，才放下心来。这一习惯至今也不曾改变。

罗凌介教授在临床上勤奋钻研，不断要求自己进步。遇到不懂的问题就看书，并悉心与同道交流，相互切磋。曾看到一位胸膜炎患者，患者自己是医生，根据自己的经验服用麻杏石甘汤治疗，但实质证候与方义不符，无明显热象，治疗半个多月，疗效不明显。罗凌介教授便查找资料，见有报道类似证候患者使用麻黄附子细辛汤治疗有效，于是试用麻黄附子细辛汤，果然康复较快。罗凌介教授说，"勤能补拙"，只有勤奋，才能有更多的收获，从而更有信心面对患者。

三、知难而进，百炼成钢

罗凌介教授常说："治学当知难而进，千锤百炼，才能铸成好钢。"他常以亲身的体会告诫我们，学中医要有四不怕，才能有所收获。即"不怕难治之病，不怕难答之题，不怕难讲之课，不怕难写之文。"他在临床上遇到难治之病，即动员患者家属与之配合，治不好绝不轻易放弃。他认为探究疑难病症，常有无限乐趣。即"能探索复杂的自然规律，此一乐也，能救人于危难之中，此二乐也；能丰富自己的学识经验，此三乐也"。

他在诊病之暇，查阅大量资料，通过思考，对他人提出的问题一一做出解答。他认为教学相长，为他人解惑的同时也是锻炼提高自己。自己若不首先弄懂，又怎能去教会别人呢？这正是促进自己学习的好方式。

罗凌介教授在学术思想上主张诸家兼采，推陈致新。如他在总结治疗中风经验时说：古代治疗中风，有主火者，有主痰者，有主气者，有主阳虚者，有主阴虚者，有主血瘀者，有主肝风者，凡此种种，都是根据他们临床所见而总结出来的，均有其实践根据。但绝不能以一家之偏见而扬弃之，亦不能无视具体情况而偏守一家之说。虽然古代医家各执一端，但证之临床则多合并数因出现，或呈连锁反应。在临床上应把握本病当时所出现的突出证型，分别选用古代医家之法。对证型复杂者，还可综合选用数家之法。对古代医家尚无论述者，则当依据辨证，灵活选用方药。应有敢于推陈致新之精神，使中医学不断得到发展，但其基本点应始终着眼于具体证型。

罗凌介教授在临床上则主张"理宜精，法宜巧，方宜平，效宜稳"。他在运用疏肝法治疗多种内科杂病，选用"补阴分而不腻，除湿热而不燥"的药物治疗阴虚湿热证等方面，均有其独到创新之处。

四、辛勤耕耘，锐意创新

罗凌介教授常说，辨证论治是中医学术特点和精华之所在。临床上通过辨病因、辨病位、辨病态、辨病机、辨证候、辨虚实强弱等，采用积极主动的治疗，既注意到人体内外环境的联系和统一性，如内外相应与脏腑经络相关的辨证，也注意到个体体质差异等特点。在临床上具体表现为有一病多方，多病一方的同病异治和异病同治。他以病毒性肝炎为例，说明其恢复期病机不一定仍为湿热，应针对突出的兼夹证进行治疗，而不胶着在肝功能某一项指标上，这常常是提高疗效的关键。

辨证论治的具体内容在我国历代含义不尽相同。"汉唐医家之辨证论治是外感、杂病分论各治，在专方专药的基础上照顾到阴阳表里虚实寒热"。宋代医药因官方控制，机械地规定了疾病方药，有失辨证论治之真谛。迨至金元四家，为解除当时常见病多发病的威胁，从实际出发，灵活地掌握了辨证论治。

罗凌介教授依据自己的临床体会，将内科杂病分为两大类：一为气化病，即一般所称之功能性疾患；一为实质病，即一般所称之器质性疾患。就治法言，气化病多取泛应通治法，而实质病则取特殊治法。在特殊治法中，兼顾机体的内外情况，辅以其他治法。换言之，即采用专病专方专药与辨证论治相结合的治法。罗凌介教授列举了疟疾、蛔虫病、黄疸、痢疾等许多例子来说明专病专方专药对于疾病治疗的重要性。譬如痢疾，《金匮要略》治下痢脓血之热痢用白头翁汤，已为临床证实之专方，白头翁、黄连为治下利脓血之专药。后世专方如《普济方》地榆丸、《仁斋直指方论》香连丸、东垣升阳渗湿汤等，后世专药如马齿苋、鸦胆子、大蒜等。他说，这些专病专证专方中之专药，与方剂配伍中的"主药"意义颇相接近，且有一定联系。使用它们，既符合辨证论治原则，又都有明显效果，体现了专病专方与辨证论治相结合的过程，这才是提高中医疗效的可靠措施。

在肝病及肾病的治疗方面，罗凌介教授更是精益求精，创制专方十余个，使专方与辨证紧密结合，并随临灵活加减用药，每每取得良效。

❖ 临证要诀 ❖

中医学的理论体系是在古代哲学思想指导下，经过长期医学实践，并融合了当时的自然科学知识（天文、地理、历史、农学等）而逐步形成的。千百年来，一直指导临床实践，并在实践中不断丰富和发展，这一独特理论体系有两个基本的特点：一是整体观念；二是辨证论治。后世所有的理论发挥和临床诊治都以这两个特点为核心。罗凌介教授临证中保持中医的精髓思想，并努力与当今临床实践相结合，总结出自己的临证要诀。

一、重视望、闻、问、切，四诊合参

望、闻、问、切四诊，是了解疾病的四种基本方法，各有其独特的作用，不可相互取代，只能互相结合。四诊是相互联系、不可分割的，在临床运用时，必须将它们有机地结合起来，也就是要"四诊合参"。只有这样，才能全面而系统地了解病情，做出正确的判断。

罗凌介教授认为，只强调某个诊法的重要性，而忽略其他诊法的做法是不对的。自从王叔和以后，诊脉和舌诊都有很大的发展，因而有些医生便出现一种偏向，往往夸大脉诊，或夸大脉诊和舌诊，一按脉，一望舌便判定病情，妄下处方，而忽视四诊和参的原则，这是大大的不对。因为疾病的发生、发展是复杂多变的，证候有真象也有假象，常有脉证不符之处，所以临床上有"舍脉从症"和"舍症从脉"的方法。如果四诊不全，便得不到患者全面的、详细的资料，辨证就缺乏准确性，甚至容易发生错误导致很严重的后果。

罗凌介教授说，中医诊病依靠望、闻、问、切四大方法，收集病家的信息，然后四诊合参，诊断出病家为何病何证。望诊中主要有望神，望色，望形体，望姿态，望头、发、眼、鼻、耳、口唇、齿、龈、咽喉，还要望皮肤、望排出物等。除了重视一般望诊部位以外，罗凌介教授重视看"指纹"诊病，观手指纹变化，对疾病的诊断有很大帮助。手皮肤的颜色、荣枯，可反映脏腑气血的盛衰。儿童的手娇嫩、光滑、润泽、纹路清晰，说明儿童脏腑气血充盈旺盛；老人的手皮肤褶皱、晦暗、枯槁、青筋暴露、纹路刻板，说明老人脏腑气血已经衰落，若手的肌肉萎缩，则标志着此人脾胃功能已明显衰弱。当然，判断脏腑气血的盛衰，绝不能只看手的变化，还要结合全身皮肤肌肉的颜色、荣枯，加以判断。另外，罗凌介教授很重视问诊，通过询问患者或其陪诊者以了解病情。有关疾病现病史、既往病史，以及生活习惯、饮食爱好等与疾病有关的情况，均需通过问诊才能了解。问诊过程中要根据病种的不同特点进行问诊，同时不应忽略睡眠、饮食及二便情况。

只有心中常记四诊合参"望而知之谓之神""闻而知之谓之圣""问而知之谓之工""切而知之谓之巧"的人才能成为一位合格的中医师。

二、辨证仔细，注重鉴别诊断

辨证论治是中医诊断及治疗疾病的基本原则，是中医学对疾病的一种特殊的研究和处理方法，也是中医学的基本特点之一。

罗凌介教授说，临证中要将望、闻、问、切所收集的资料，如症状、体征等，通过分析，综合判断后，归纳为某种证型。如肝癌发病后，病情变化快，症状重，所以要全面掌握辨证重点。一般而言，一辨虚实：患者多表现为本虚标实，虚证表现为无力疲软，形体逐渐消瘦，面色萎黄，气短懒言等，实证表现为右胁部肿物质硬而拒按，更甚者可伴黄疸、脘腹胀满而闷、腹胀大等；二辨危候：末期若出现昏迷、吐血、便血、胸腹水等症则提示病情危重。

辨证分型方面，肝气郁滞证多见右胁部胀痛，右胁下肿物，胸闷不舒，善太息，纳呆食少，时常有腹泻，女性患者可见月经紊乱，舌苔薄腻，脉弦；气滞血瘀证多见右胁作痛较剧，如锥如刺，入夜更甚，更甚者痛引肩背，右胁下结块略大，质硬拒按，或与此同时见左胁下肿物，面色萎黄而黯，疲软无力，脘腹胀满，乃至腹胀大，皮色苍黄，脉络表露，食欲不振，粪便溏结不调，妇人可有月经失调，舌质紫暗有瘀点瘀斑，脉弦涩；湿热毒蕴证多见右胁作痛，更甚者痛引肩背，右胁部结块，身黄目黄，口干口苦，烦躁易怒，食少厌油，腹胀满，便干溲赤，舌质红，苔黄腻，脉弦滑或滑数；肝肾阴虚证多见胁肋作痛，胁下结块，质硬拒按，五心烦热，潮热盗汗，头晕目眩，纳差食少，腹胀大，甚则呕血、便血、皮下流血，舌红少苔，脉细而数。临证中要把握好各证型的特点，抓住主证，注意各证之间的鉴别诊断。

三、理清医理，灵活用方

罗凌介教授在中医经典方的基础上，结合自己的临证经验，总结出了一些基础方，基础方的运用也是在理清医理，准确辨证的基础上，灵活加减。下面以临床治疗肝炎为例来介绍罗凌介教授在临证中注重理清医理，灵活用方的经验。

罗凌介教授根据多年的临床经验，认为海南地区慢性乙型肝炎多由湿热毒邪所致，病变早期多以湿热蕴遏脾胃为先，继而湿热熏蒸肝胆则形成湿热内蕴证；病程迁延日久，失治、误治或患者身体素质差等因素，致使脏腑功能失调，湿热留滞肝经，致使肝的疏泄功能失职，则形成肝郁气滞证；气郁日久化火，内外之热（火）结合，使肝经湿热蕴结成毒，导致肝阴耗损，进而损及肾阴，形成肝肾阴虚证；根据肝病传脾的理论，肝病日久必传脾，表现为土虚木贼之象，则形成肝郁脾虚证；湿热之邪内侵气分，留恋不化，正气渐伤，正不胜邪，邪入血分，血行不畅而成瘀，则形成瘀血阻络证。所以肝经湿热之邪是形成本病的首要原因，瘀和毒亦是导致本病的主要病因。湿为阴邪，其性黏滞，故本病复杂多变，病程迁延。

至于由急性肝炎转为慢性肝炎，罗凌介教授认为："急性肝炎迁延不愈可能与湿热之邪未能彻底消除有关，而导致湿热之邪留恋，与患者机体本身因素或治疗上的不恰当有关。患者机体方面因素——如过度疲劳，忧思悲怒，饮酒，并发症等皆可导致患者在急性阶段恢复之不顺利，以及容易反复波动。"

罗凌介教授依据南方的环境、气候及南方人的饮食习惯、体质特点、肝病病理变化、将肝炎分三大证型：实证、虚证及虚实夹杂证。其中实证包括湿热内蕴、肝郁气滞、瘀血阻络三个证型；虚证包括肝肾阴虚、脾肾阳虚两个证型；虚实夹杂证包括肝郁脾虚型。

1. 湿热内蕴型

症见：右胁胀痛，脘腹满闷，恶心厌油，身目黄或无黄，小便黄赤，大便黏滞臭秽。舌苔黄腻，脉弦滑数。

常用药：绵茵陈、大黄、山栀子、鸡骨草、田基黄、滑石、车前子、黄芩、虎杖等。

2. 肝郁气滞型

症见：两胁胀痛，甚则连及胸肩背，且情志激惹则痛甚，胸闷，纳差，善太息，得嗳气稍舒，大便不调，小便黄。舌质红，舌苔薄白，脉弦。

常用药：柴胡、白芍、枳壳、炙甘草、香附、川芎、陈皮、乌药、砂仁等。

3. 瘀血阻络型

症见：胁肋疼痛，疼痛以刺痛为主，痛处固定而拒按，入夜更甚，或面色晦暗。舌质紫暗，脉沉弦或涩。

常用药：当归、丹参、郁金、田七、鳖甲、赤芍、丹皮、桃仁、香附等。

4. 肝肾阴虚型

症见：胸胁不适，头晕耳鸣，两目干涩，咽干，腰膝酸软，失眠多梦，五心烦热，女子经少或经闭。舌红体瘦、少津或有裂纹，脉细数。

常用药：生地黄、枸杞子、麦冬、北沙参、白芍、鳖甲、龟甲、黄精、紫河车等。

5. 脾肾阳虚型

症见：胸胁不适，畏寒喜暖，少腹、腰膝冷痛，食少便溏，完谷不化，下肢浮肿。舌质淡胖，脉沉细或迟。

常用药：熟附子、干姜、肉桂、熟地黄、山药、山茱萸、紫河车等。

6. 肝郁脾虚型

症见：两胁作痛，腹胀，疲乏，纳差，眠差，小便黄，大便溏薄。舌质淡，苔薄白或黄，脉弦细。

常用药：柴胡、当归、白芍、党参、白术、茯苓、神曲、甘草、木香、薄荷等。

丸剂以乙肝解毒丸、肝炎康为代表。另见有肝腹水者，可选用黄芪、白术、苍术、牛膝、防己、槟榔、丹参、砂仁、木香等。

罗凌介教授在肾病等其他内科杂症的治疗方面，也一样重视对病证医理的把握，他常说，把握好医理，开方才会有的放矢，才能保证临床疗效。

四、慢性病要注重保养

罗凌介教授强调在治疗肝病等慢性疾病的过程中，如果医生"只顾治病，不顾其人"，忽略患者的主观能动作用，单纯强调药物，不注意生活起居、精神情志、饮食等因素，也必将影响临床疗效。罗凌介教授十分强调"保养"。由于肝病等慢性疾病的病程较长，病情迁延反复，因此罗凌介教授认为除了应该进行有效药物治疗外，还应发挥中医养生法的作用，注意调畅患者的情志。

1. 保养精神

章潢在《图书编》中有说："善养肝脏者，莫切于戒暴怒。"这既说明减少不良的精神刺激，防止过度的情志变动，是防治疾病的重要环节，又指出了对肝病患者来说，应避免情绪过激。对于慢性肝炎，内伤七情是其重要的诱因，中医认为，"肝为将军之官"；"主疏泄，喜条达"，暴怒伤肝，忧思伤脾，肝脾受病，势必影响肝病的恢复；而心情舒畅，处之泰然，积极面对，树立战胜疾病的信心，使精神活动发挥良好的调节作用，从而促使肝脏功能得到恢复。诚如《素问·上古天真论》所指出："恬淡虚无，真气从之，精神内守，病安从来。"临床上慢性肝炎肝郁脾虚型多见，多治以疏肝解郁，佐以健脾，方用逍遥散加减。故程钟龄在《医学心悟》中用逍遥散治疗肝郁所致疾病时说："药逍遥，人不逍遥奈何？"说明逍遥散虽可治疗肝郁，但患者情志不畅，忧虑重重，虽用逍遥散也难以收效。提示我们治疗本病时必须注意心理治疗，用语言开导患者，注意保养精神，此在治疗中是至关紧要的。

2. 劳逸结合

对于肝病等慢性疾病患者应注意休息，并视患者具体情况做到劳逸结合。可从事些力所能及的家务活动或简单的体育锻炼。《内经》曰"久卧伤气"，但又曰"不妄作劳""形劳而不倦，气从以顺"。从中医角度来看，过劳过逸都能使气血、筋骨、肌肉失其生理常态，而影响全身机能；适当地劳动或锻炼，可以使人体气血顺畅，有利于疾病恢复。劳与逸是对立统一的关系，久卧久坐不但不益，反而伤气、伤肉，对机体有损。

所以对于慢性病患者的治疗必须根据病情和自身情况，动静结合，劳逸适度，注意平衡，做到既要休息，又要适当活动，如练气功、太极拳等。促使机体机能的恢复，以提高和稳固临床疗效。

3. 起居有常

《素问·上古天真论》云："虚邪贼风，避之有时。"肝病患者的机体抵抗力较弱，容易感受外邪而进一步加重对肝脏的损害，导致病情迁延反复甚或加重，这在临床也属多见。所以，除了通过治疗使机体抵抗力得到增强外，还应注意调摄生活起居，以防外邪侵袭。"起居有常"，就是指生活要有一定规律。患者要妥善安排作息时间，还应注意气温变化，俗话说"急脱急着，胜似服药"。此外，还应按照季节的不同，对起居时间适当加以调整。春夏两季，气候温暖，万物充满生气，应该相应增加活动时间，晚睡早起，使阳气畅和；秋冬两季，气候转凉，万物趋于结实收藏，则应注意防寒保暖，并可适当减少活动，早睡晚起，让阴精更多地在体内增长、贮存。即"春夏养阳，秋冬养阴"。在性生活方面，中医有"女劳复""阴阳易"之戒，指出在患病期间若不注意禁止或节制性生活，将有导致病情反复甚或传染给对方的危险。因此在肝病的急性期或有明显肝功能损害时，性生活必须禁止；即使在肝功能基本恢复或病情处于稳定阶段，也应加以节制。如为育龄期女患者还应注意避孕，以免怀孕后增加机体负担，或在分娩时出现失血过多及难产手术等意外情况，而使病情恶化，甚至危及生命。为此，肝病患者如条件许可，在一定时间内，应以"独宿"为好，这既有利于急性期传染性较大患者的隔离，也有利于恢复期节制患者性欲和保证休息睡眠不受干扰，从而更好地休养生息，早日恢复健康。

回首罗凌介教授的岐黄之路，已有40余年。多年的从医过程中，罗凌介教授最有感触的就是作为一名医务人员：要有高尚的医德，对待患者要有亲人般的关怀；要有宽广的胸怀，对待同事要谦虚互助；要重视培养新秀，对待前来求教的年轻医生，要耐心细致的指导。

在中医这块土地上辛勤耕耘的过程中，罗凌介教授始终怀着"淡泊明志，宁静致远"的平常心，"治学当知难而进，千锤百炼，才能成为好钢"的决心，"治心何日能忘我，操术随时可误人"的责任心，刻苦钻研，努力挖掘中医的精髓，并不断创新，努力在临证中做到"理宜精，法宜巧，方宜平，效宜稳"。

罗凌介教授常说，中医这条路比别的路更难走，但也包含更多的乐趣。中医药文化博大精深，作为中华儿女的一员，能用民族的宝贵医学来为同胞解除病痛是一件光荣且值得用一生去努力奋斗的事业。

罗凌介教授常常毫无保留地传授自己的临床经验，怀着中医人开放包容的心态，希望培养更多富于实践的优秀中医师。他希望能把自己的经验整理出来，为后学者提供更多的临床指导。另外，罗凌介教授在教学上注重中医药传承发展，希望在中医教学方面更重视培养学生的临床实践能力，应根据中医自身特点制定培养计划，在临床科研方面罗凌介教授希望中医能尽快建立自己的临床评价体系，为中医的临床疗效评价提供更科学的客观依据。

罗凌介教授在岐黄之路上执着前行，他把自己的全部爱心和热情奉献给了他热爱的中医事业。"金杯银杯不如患者的口碑，金奖银奖不如患者的夸奖"，经他治疗的患者提起他，话语间充满了敬佩与信任之情；与他共事的同事评价他：作为长者和蔼可亲，作为同辈谦和真诚；他的学生说起罗凌介教授更是赞誉之词溢于言表……

罗凌介教授在中医这块土地上辛勤耕耘40余年，收获的不仅是医学方面的成就，他高尚的医德、宽广的胸襟、无私的奉献，为他赢得了更多的尊重和美誉。

临证治验

肝病论治

罗凌介教授在肝病的临床治疗中，充分运用发挥仲景辨证思想，取各家之长，形成了肝病治疗过程中"健脾贯穿始终，灵活辨证用药"的思辨特点。

（一）《内经》对肝病的认识

肝病包括现代医学之急性肝炎、慢性肝炎、肝硬化、溶血性黄疸、胆石症、胆囊炎、肝硬化腹水等，属中医学胁痛、黄疸、鼓胀等病范畴。《素问·脏气法时论》曰："肝病者，两胁下痛引少腹，令人善怒。"《灵枢·五邪》说："邪在肝，则两胁中痛。"《素问·平人气象论》记述黄疸："溺黄赤安卧者，黄疸……目黄者曰黄疸。"《素问·六元正纪大论》又说："溽暑湿热相薄，争于左之上，民病黄瘅而为胕肿。"最早提出炎暑湿热之邪作为黄疸的病因。《灵枢·水胀》篇曰："鼓胀何如……腹胀身皆大，大与肤胀等也，色苍黄，腹筋起，此其候也。"详细描述了鼓胀的临床表现。综上，《内经》对肝胆疾病已有较深的认识。

（二）辨证分型

根据南方地域、气候及饮食习惯、体质特点、肝病病理变化等，肝病可分为3个证型：实证、虚证、虚实夹杂之证。

实证又分为湿蕴热毒型、瘀血阻络型。虚证包括肝肾阴虚型、脾虚型。虚实夹杂证包括肝郁脾虚、阴虚血瘀型。

1. 实证

（1）湿蕴热毒型：症见右胁胀痛，脘腹满闷，恶心厌油，身目黄或无黄，小便黄赤，大便黏滞或臭秽不爽。舌红、苔黄腻，脉弦滑数。

（2）瘀血阻络型：症见面色晦暗、黧黑，或胸前赤缕红斑，胁下痞块，女子行经腹痛，经色暗有块。舌暗紫有瘀斑，脉沉细涩。

2. 虚证

（1）肝肾阴虚型：症见头晕耳鸣，两目干涩，口燥咽干，失眠多梦，五心烦热，腰膝酸软。舌红瘦，苔少欠润，脉沉细无力。

（2）脾虚型：症见面色萎黄，纳食减少，口淡乏味，脘痞腹胀。大便溏薄，舌淡红，苔白，脉细弱。

3. 虚实夹杂证

（1）肝郁脾虚型：症见胁肋胀痛，精神抑郁或烦躁，面色萎黄，纳食减少，口淡乏味，大便溏薄。舌暗红，苔白，脉沉弦。

（2）阴虚血瘀型：症见两目干涩，口燥咽干，五心烦热，兼见面色晦暗，胸前赤缕红斑。舌暗紫，脉沉细涩。

除辨证分型外，还应结合现代医学检测，辨病与辨证相结合，有针对性地治疗肝病，以提高临床疗效。辨证分型与肝功能有密切关系：谷丙转氨酶（ALT）、谷草转氨酶（AST）升高及胆红素升高，多见于实证；白蛋白偏低、球蛋白偏高、A/G 比值倒置，多见于虚实夹杂证；而单纯虚证则临床不多见。辨证分型与血清病毒标志物的关系有：HBeAg 阳性、HBV－DNA 阳性多为实证或虚实夹杂证。辨证分型与影像检查关系有：肝实质光点增粗，分布不均匀，脾大，门静脉增宽等，多与血瘀有关；肝腹水多见气虚血瘀型。

（三）治法与用药

肝病急性期宜清热解毒、化湿为主；慢性肝病依据肝脾同调、乙癸同源、久病入络理论，治疗分别采用疏肝健脾、补肾、活血的治法。原则上"疏泄不可太过，补脾不可太壅，祛湿不可太燥，清热不可太寒，化瘀不可太破，养阴不可太腻。"

湿蕴热毒型用自拟急肝二方。药物组成：茵陈60g，甘草10g，大黄10g，栀子12g，神曲20g，鸡骨草30g，田基黄30g。

瘀血阻络型用自拟抗纤肝方。药物组成：当归30g，黄芪30g，鳖甲20g（先煎），丹参20g，郁金12g，三七末3g（冲服），赤芍15g，牡丹皮5g。

肝肾阴虚型用六味地黄丸合二至丸加减。

脾虚型用参苓白术散加减。

肝郁脾虚型用自拟慢迁肝方。药物组成：柴胡、甘草、白术各10g，当归、白芍、茯苓各15g，神曲、丹参、党参各20g。

脾虚血瘀型用慢迁肝方加赤芍15g，郁金12g，三七末3g（冲）。

阴虚血瘀型用抗纤肝方加女贞子20g，旱莲草20g，沙苑子15g；另外肝硬化腹水用自拟肝腹水方。药物组成：黄芪30g，白术30g，苍术30g，牛膝30g，丹参20g，防己20g，槟榔12g，砂仁10g（后下），木香10g（后下）。

对肝病三大主要症状——纳差、神疲、肝区痛的治疗，罗凌介教授认为，纳差是治疗关键。治疗中必须健脾养胃，这样可大大缩短疗程。另外，治疗病毒性肝炎离不开清热解毒，故常用具有抗肿瘤的清热解毒药，如白花蛇舌草、半枝莲、半边莲、虎杖等，效果较好；三七长期服用可消除肝硬化所致门静脉增宽、脾大。长期间断静脉滴注黄芪注射液、复方丹参注射液治疗肝腹水，对提高体内白蛋白，减轻门静脉高压，改善病情，延缓肝腹水复发有明显疗效。

（四）注意事项

治疗肝病过程中，应注意以下几点。

1. 注意休息

肝主藏血，人卧则血归于肝，使肝脏得到血液濡养。因此，充分的休息有利于肝病的恢复。

2. 调畅情志

人的精神状态、情绪表现，除由心脏藏神所主宰外，还与肝脏有密切关系。情绪不宜抑郁，也不宜急躁，才能发挥肝的正常生理功能，"暴怒伤肝"说明了肝喜柔恶刚的特性。

3. 合理饮食

《景岳全书·黄疸》曰："因饮食伤脾而得者，曰谷疸；因酒后伤湿而得者，曰酒疸。"肝病以热邪为主，故饮食以平性、凉性食品为宜，不宜温热。因此，合理的饮食、必要的营养，可促进肝病恢复；忌烟酒、辛辣及偏温热性食品。患者积极配合，方可提高疗效。

一、慢性乙型肝炎

慢性乙型肝炎属中医"胁痛""黄疸""积聚"等范畴。罗凌介教授认为，海南地区，湿热之邪为其致病外因，正气亏损为致病内因。病机为本虚标实，以肝、脾、肾三脏虚损为主，湿热中阻、肝气郁滞、脾失健运、肝肾亏虚、瘀血阻络为其主要病理机制。罗凌介教授积多年临床经验，创制了慢迁肝方为治疗慢性乙型肝炎的基础方。

组成：柴胡、当归、白芍、丹参、党参、白术、茯苓、神曲、甘草。本方具有疏肝健脾的功效。

慢迁肝方由《太平惠民和剂局方》的逍遥散化裁而来。方中柴胡系辛散升发之物，疏泄肝气，以顺肝之性，使之不郁；当归、白芍养血柔肝，以涵其肝；木旺克土，肝郁乘脾，"实脾则肝自愈，此治肝补脾之要妙也"，故加入党参、茯苓、白术、甘草补土，以培其本，并以神曲增强健脾益胃之功；加入丹参活血化瘀，现代药理研究证实丹参能抑制或减轻肝细胞变性、坏死及炎症反应，促进肝细胞再生，并有抗纤维化作用。全方共奏疏肝、健脾、解郁之功，临床上广泛用于慢性肝病辨证属肝郁脾虚证者，症多见两胁胀痛、腹胀、疲乏、纳差、小便淡黄、大便溏结不调，苔薄白或腻，脉弦。

临证中，罗凌介教授根据患者的具体病情不同而加减用药。若胃纳较差、恶心、食后腹胀等脾虚症状明显者，加鸡内金、麦芽以健脾消食，或加砂仁、厚朴以行气和胃；若出现小便黄、大便溏等肝病日久及脾，脾虚无以运化水湿、水湿内停、日久化热者，配合应用参苓白术散健脾益气，或加入绵茵陈、半枝莲、白花蛇舌草、蒲公英、鸡骨草、田基黄等清热利湿之品；若见右胁部疼痛明显，舌暗红、有瘀斑等久病入络、瘀血内停者，酌情加入桃仁、红花、赤芍等活血化瘀之品；若见夜寐差、乏力、口干等耗伤肝肾之阴、阴虚症状明显者，配合一贯煎、二至丸以滋阴柔肝。

验案举例

验案 1：肝着（慢性活动性乙型肝炎）

陈某，男，41 岁，已婚，2006 年 2 月 17 日初诊。

患者因"右胁疼痛、纳差、乏力间作 1 年余，加重 5 天"就诊。患者 1 年前开始出现右胁隐痛不适，伴纳差、乏力，曾在外院就诊，诊断为"小三阳"，给予对症治疗后缓解，但症状反复。5 天前症状再发，伴恶心欲呕，遂来诊。

症见：右胁疼痛，纳差，乏力，恶心欲呕，二便调。舌质淡红、苔薄黄腻、脉弦。肝功能：AST 125U/L，ALT 97U/L。既往发现乙肝小三阳病史 1 年余。

诊断：肝着（慢性活动性乙型肝炎）。

辨证：肝郁脾虚，湿热未清。

治法：疏肝健脾，清热化湿。

方选：慢迁肝方加减。

处方：柴胡 10g，当归 15g，白芍 15g，丹参 20g，党参 20g，白术 10g，茯苓 15g，神曲 20g，甘草 10g，郁金 10g，板蓝根 15g，白花蛇舌草 20g，半枝莲 10g，麦芽 20g，鸡内金 10g，山楂 12g，虎杖 12g。4 剂，水煎服，日 1 剂。同时配合达乐欣静滴，肝苏颗粒、大黄䗪虫胶囊口服。

二诊（2006 年 2 月 22 日）：患者神清，精神较前好转。右胁疼痛稍缓解，纳差、乏力、恶心欲呕稍缓解，食后偶有腹胀，二便调。舌质淡红，苔薄黄腻，脉弦。复查肝功能：GGT 82U/L，AST 60U/L，ALT 82U/L。服药后症状缓解，食后偶有腹胀。前方去麦芽、鸡内金、山楂等健脾之品，加砂仁、槟榔以理气和胃消胀。

处方：柴胡 10g，当归 15g，白芍 15g，丹参 20g，党参 20g，白术 10g，茯苓 15g，神曲 20g，甘草 10g，郁金 10g，板蓝根 15g，白花蛇舌草 20g，半枝莲 10g，砂仁 6g（后下），槟榔 12g，虎杖 12g。7 剂，水煎服，日 1 剂。

配合静滴达乐欣，口服肝苏颗粒、大黄䗪虫胶囊。

三诊（2006 年 3 月 3 日）：患者神清，精神良好。右胁部疼痛明显缓解，偶有纳差、乏力、无恶心欲呕，食后偶有腹胀，二便调。舌淡红，苔薄黄腻，脉弦。

患者症状明显改善，治疗仍以疏肝健脾、清热化湿为主，在二诊方基础上酌减清热利湿药（虎杖、板蓝根），以防苦寒伤阴。

处方：柴胡 10g，当归 15g，白芍 15g，丹参 20g，党参 20g，白术 10g，茯苓 15g，神曲 20g，甘草 10g，郁金 10g，砂仁 6g（后下），槟榔 12g，半枝莲 10g，白花蛇舌草 15g。7 剂，水煎服，日 1 剂。

配合口服肝苏颗粒、大黄䗪虫胶囊。

四诊（2006 年 3 月 10 日）：患者神清，精神一般。右胁偶有疼痛，夜寐差，少许乏力、口干，无恶心欲呕，二便调。舌淡红，苔薄微黄腻，脉弦。2006年3月9日复查肝功能：GGT 62U/L，ALT 41U/L。患者出现失眠、口干等虚热内扰之象明显。故在三诊方基础上加女贞子、旱莲草滋阴，加夜交藤养心安神。

处方：柴胡10g，当归15g，白芍15g，丹参20g，党参20g，白术10g，茯苓15g，神曲20g，甘草10g，郁金10g，白花蛇舌草15g，夜交藤20g，女贞子20g，旱莲草15g，鸡内金10g，砂仁10g（后下）。7剂，水煎服，日1剂。

服7剂后，症状基本消失，2006年3月24日复查肝功能，基本恢复正常。

【按语】四诊合参，本病当属中医学"肝着"范畴，辨证属肝郁脾虚、湿热未清证。病因病机：患者平素情志不遂，加上罹患肝病，日久肝之疏泄失职，出现肝气郁结，胁肋为肝之所布，气滞不行，不通则痛，故见肝区隐痛；肝郁乘脾，脾虚运化无力，水谷精微无以充养肢体，故见纳差、乏力；肝胃不和，胃气上逆故见恶心欲呕。舌质淡红、苔薄黄腻、脉弦均为肝郁脾虚，湿热未清之征。治以疏肝健脾，清热化湿为法。方选慢迁肝方加减。

方中柴胡辛散，与郁金共用以疏肝理气、顺肝之性，使之不郁；当归、白芍养血柔肝，以涵其肝；党参、茯苓、白术、甘草（四君子汤）以补土，以培其本，并以神曲、麦芽、鸡内金、山楂增强健脾益胃之功；丹参活血化瘀；并加入半枝莲、白花蛇舌草、板蓝根、虎杖等既能清热解毒，又能抗乙肝病毒的药物。全方共奏疏肝健脾、清热化湿之功。

二诊时症状缓解，食后偶有腹胀，故在前方基础上去麦芽、鸡内金、山楂等，加入砂仁、槟榔以理气和胃消胀。三诊患者经治疗后症状明显改善，故治疗仍以疏肝健脾，清热化湿为主，在二诊方基础上酌减清热利湿药（虎杖、板蓝根）以防苦寒伤阴；四诊患者出现失眠、口干等虚热内扰之象，故在三诊方基础上加入女贞子、旱莲草以滋阴，加夜交藤以养心安神。回顾本病例，本案患者辨证属肝郁脾虚证，故方选慢迁肝方加减。另外，罗凌介教授根据海南地区肝病以湿热疫毒为主因，方中每加入半枝莲、半边莲、白花蛇舌草等清热解毒之品。在治疗过程中，他还强调应时时顾护津液，以防苦寒伤阴。

验案2：肝着（慢性活动性乙型肝炎）

曾某，女，38岁，2005年4月20日初诊。

患者于20年前开始出现右胁肋部隐痛不适，曾在外院治疗，给予苦参碱、肝泰乐、速立特及珍珠草胶囊等药物，症状时好时坏。近1周来症状加重，伴腹胀，纳差，乏力。

症见：右胁部隐痛，腹胀，纳差，乏力，小便黄，大便溏烂。舌质淡暗，苔白腻，脉弦滑。今日查肝功能：ALT 265U/L，AST 68U/L。既往有乙肝病史20年，"大三阳"11年。

诊断：肝着（慢性活动性乙型肝炎）。

辨证：肝郁脾虚，湿浊内阻。

病因病机：患者长期患慢性肝病，久治不愈，多有情志不畅，而成肝郁，胁肋为肝络所布，肝失调达，疏泄不利故见肝区不适；肝病日久及脾，导致肝郁脾虚，故见纳差，乏力诸症；脾虚无以运化水湿，水湿内停，可见便溏；舌质淡暗、苔白腻、脉弦滑均为肝郁脾虚，湿浊中阻之征。

治法：疏肝健脾益气，兼以利湿。

方选：参苓白术散加减。

处方：丹参30g，柴胡10g，党参20g，茯苓20g，白术20g，白扁豆15g，怀山药15g，砂仁10g（后下），薏苡仁20g，炙甘草10g，麦芽15g，桔梗10g，绵茵陈20g，蒲公英20g，郁金10g，赤芍15g。5剂，水煎服，日1剂。配合促肝细胞生长素静滴，肝苏冲剂口服。

二诊（2005年4月25日）：患者神清，精神好转。右胁部疼痛明显，胃纳较前改善，腹胀仍作，食后甚，大便溏。舌淡暗，苔白稍腻，脉弦滑。患者久患肝病，久病入络，肝郁脾虚的同时夹杂血瘀，故方选血府逐瘀汤加减。

处方：当归尾10g，生地黄10g，桃仁10g，红花8g，枳壳10g，牛膝12g，川芎10g，柴胡15g，赤芍12g，甘草10g，桔梗8g，蒲公英20g，绵茵陈15g。3剂，水煎服，日1剂；配合促肝细胞生长素静滴，肝苏冲剂口服，大黄蟅虫丸内服。患者服药后症状明显缓解，加入麦芽15g，神曲15g，藿香

10g 以顾护胃气，继服 5 剂，胁痛症状消失。

三诊（2005 年 5 月 2 日）：患者神清，精神一般，右胁痛已止，偶有右胁胀闷不适，饭后尤甚，大便时干时溏。舌淡暗，苔薄白稍腻，脉弦滑。经二诊治疗后，患者临床症状缓解明显，活血化瘀药多寒凉，不可久用，久用可损伤中阳。患者仍有饭后右胁闷胀感，脾虚无以运化水谷精微，聚而成湿，水湿内停，可见腹胀、便溏；苔白稍腻、脉弦滑均为肝郁脾虚，兼夹湿浊之征，治以健脾利湿，理气活血，方以较缓和的参苓白术散加减继续治疗。

处方：党参 20g，茯苓 15g，白术 15g，炙甘草 10g，白扁豆 15g，怀山药 15g，陈皮 8g，桔梗 8g，砂仁 6g（后下），薏苡仁 20g，麦芽 15g，神曲 15g，丹参 20g，赤芍 10g，绵茵陈 15g，蒲公英 15g。7 剂，水煎服，日 1 剂；配合促肝细胞生长素静滴，肝苏冲剂口服，大黄䗪虫丸内服。患者继服 14 剂，复查肝功能：ALT 102U/L，AST 37U/L。

四诊（2005 年 5 月 23 日）：患者神清，精神疲倦，右胁不适，纳差，腹胀，嗳气，恶心无呕吐，口干不欲饮，大便调。舌淡暗，苔薄黄微腻，脉弦滑。肝功能：ALT 199U/L，AST 84U/L；HBV-DNA 定量：8.996×10^6/L。患者近日劳累后症状较前加重，湿阻症状明显，故方选三仁汤加减治疗。

处方：杏仁 10g，薏苡仁 30g，白蔻仁 10g，厚朴 6g，法半夏 10g，滑石 30g，竹叶 6g，甘草 10g，通草 6g，茵陈 30g，丹参 20g，红花 6g，川芎 10g，广郁金 10g，柴胡 10g，当归尾 12g，蒲公英 20g。8 剂，水煎服，日 1 剂。配合静滴苦参素，肝苏颗粒、大黄䗪虫丸口服。

五诊（2005 年 5 月 30 日）：患者神清，精神可，右胁隐痛缓解，少许乏力，腹胀，无口干口苦，大便时干时溏。舌淡暗，苔白腻，脉弦滑。患者长期患慢性肝病，久治不愈，情志不畅，而成肝郁，胁肋为肝络所布，肝失调达，疏泄不利故见肝区不适，加上久病入络，故可见肝区疼痛；肝病日久及脾，导致肝郁脾虚，可见纳差，乏力诸症，脾虚无以运化水湿，水湿内停，可见腹胀、便溏；苔白腻、脉弦滑均为肝郁脾虚，兼夹湿浊之征。治以健脾利湿为主，继续予参苓白术散加减治疗。

处方：党参 20g，茯苓 30g，白术 10g，甘草 10g，白扁豆 10g，怀山药 15g，陈皮 6g，桔梗 6g，砂仁 6g（后下），薏苡仁 30g，蒲公英 20g，女贞子

15g，绵茵陈 30g，丹参 20g。7 剂，水煎服，日 1 剂；配合苦参素静滴以抗病毒，肝苏冲剂、大黄䗪虫丸内服。

六诊（2005 年 6 月 5 日）：患者神清，精神尚可。右胁隐痛明显缓解，少许口干，无明显乏力腹胀，大便成形。舌淡暗，苔薄白稍腻，脉弦。病因病机：患者久患肝病，导致经穴亏损，水不涵木，肝阴不足，脉络失养，不荣则痛，故见右胁部不适；阴精亏少，可见口干。治以滋阴柔肝，养血通络。以一贯煎加减治疗。

处方：生地黄 10g，沙参 15g，女贞子 15g，枸杞 15g，麦冬 15g，川楝子 6g，怀山药 15g，黄精 10g。10 剂，水煎服，日 1 剂。

配合静滴苦参素针，肝苏颗粒冲服以护肝。

七诊（2005 年 6 月 15 日）：患者神清，精神良好。右胁部隐痛缓解，少许腹胀、嗳气，纳差，时有口干、心烦，二便调。舌淡暗，苔薄白稍腻，脉弦。2005 年 6 月 8 日复查肝功能：ALT 606U/L，AST 276U/L，GGT 54U/L，IBIL 14.7U/L。2005 年 6 月 10 日 HBV/DNA 定量：1.38×10^3/mL。患者肝阴不足征象仍较明显，继予一贯煎为主方加减，患者腹胀、嗳气，加用党参健脾益气，防止大量滋阴药物过于滋腻，加用五味子收敛，防止过于滋腻。

处方：生地黄 10g，沙参 15g，女贞子 15g，枸杞子 15g，麦冬 15g，川楝子 6g，怀山药 15g，酒黄精 10g，党参 20g，五味子 8g。10 剂，水煎服，日 1 剂；配合静滴苦参素针以抗病毒，肝苏颗粒冲服以护肝。

八诊（2005 年 7 月 1 日）：患者神清，精神一般。右胁部隐痛减轻，少许腹胀、嗳气，纳食可，时有口干、心烦，二便调。舌淡暗，苔薄白稍腻，脉弦。2005 年 6 月 26 日复查肝功能：ALT 513U/L，AST 142U/L，GGT 56U/L；乙肝两对半提示："小三阳"；HBV-DNA 定量：6.38×10^2/mL。临床理化检查结果逐渐好转。患者罹患肝病日久，耗伤肝肾之阴，导致阴虚症状凸显，故目前治疗仍以一贯煎加减治疗。

处方：生地黄 15g，沙参 15g，女贞子 15g，枸杞子 15g，麦冬 10g，川楝子 10g，怀山药 15g，黄精 15g。

患者服用 10 剂后，2005 年 7 月 11 日复查肝功能：ALT 151U/L，AST 50U/L。乙肝两对半提示："小三阳"。HBV-DNA 定量：$< 5 \times 10^2$/mL（阴

性）。守方不变，根据症状加减用药，继续服药3月，其间2005年8月2日复查肝功能：ALT 51U/L，2005年8月17日肝功能：ALT 2U/L。2005年9月6日肝功能：ALT 82U/L；HBV－DNA定量：阴性。2005年9月27日肝功能：ALT 67U/L；HBV－DNA定量：阴性；乙肝两对半示：全部为（－）。2005年10月1日给予注射乙肝疫苗。2005年11月19日患者不适症状消失，查HBV－DNA定量：阴性，乙肝两对半示：全部为（－），肝功能正常，随访半年，症状及实验室指标无反复。

【按语】患者病程较长，本虚为主气滞、血瘀、湿热为标，治疗上遵"急则指标，缓则治本"的原则，兼顾脾胃之气，根据患者病情变化随症加减，用药上谨守"疏泄不可太过，补脾不可太壅，祛湿不可太燥，清热不可太寒，化瘀不可太破，养阴不可太腻"的原则，并注意因人、因地制宜，故疗效显著。

验案3：肝着（慢性活动性乙型肝炎）

周某，男，42岁，2003年2月28日初诊。

患者于10余年前无明显诱因下开始出现右胁部隐痛不适，伴肢体乏力，胃纳差，曾间断在当地医院就诊，症状时好时坏。近1周来症状再发，遂来诊。

症见：右胁部胀痛明显，伴肢体乏力，胃纳差，大便时稀时溏，小便正常。舌质红，苔薄黄，脉弦。查肝功能：ALT 121U/L，AST 86U/L。消化系彩超：肝实质增粗。既往有慢性乙型肝炎病史15年，发现"大三阳"6年。有慢性胃炎病史20年。

诊断：肝着（慢性活动性乙型肝炎）。

辨证：肝郁气滞兼脾虚。

病因病机：患者长期患肝病，久治不愈，导致情志不畅，而成肝郁，胁肋为肝络所布，肝失调达，疏泄不利故见肝区胀痛；肝病日久及脾，导致肝郁脾虚，故见纳差、乏力诸症；脾虚无以升清降浊，可见便溏。

治法：疏肝解郁健脾。

方选：柴胡疏肝散加减。

处方：柴胡 10g，白芍 15g，香附 10g，广木香 10g，党参 30g，甘草 10g，延胡索 10g，当归 15g，黄芪 30g，黄芩 15g，山栀子 10g，葛根 15g。7 剂，水煎服，日 1 剂。

配合静滴丹参冻干粉活血化瘀，硫普罗宁护肝。

二诊（2003 年 3 月 8 日）：患者神清，精神较前好转。右胁部胀痛缓解明显，少许肢体乏力，胃纳稍好转，大便时稀时溏，小便正常。舌质红，苔薄白，脉弦。患者仍便溏，考虑肝病日久，木郁乘土，脾虚运化无力。辨证属肝郁脾虚证，方选慢迁肝方加减。

处方：太子参 30g，白术 15g，甘草 10g，郁金 10g，当归 10g，蒲公英 20g，茯苓 20g，柴胡 10g，白芍 15g，怀山药 15g。10 剂，水煎服，日 1 剂。

配合丹参冻干粉活血化瘀，硫普罗宁护肝。

三诊（2003 年 3 月 20 日）：患者右胁部隐痛明显缓解，少许肢体乏力，食后少许嗳气，大便成形，小便正常。舌质红，苔薄白，脉弦。患者不适症状缓解明显，继予上方 20 剂。

四诊（2003 年 4 月 12 日）：患者神清，精神良好，右胁部偶有疼痛，少许肢体乏力，二便正常。舌质红，苔薄白，脉弦。复查肝功能：ALT 52U/L，AST 40U/L，GGT 59U/L。患者目前症情稳定，治疗上以慢迁肝方加减为主，继续治疗 1 月余，复查肝功能正常。

【按语】本案患者由于长期罹患肝病，导致肝之疏泄失常，一诊症状以肝郁为主，故方选柴胡疏肝散加减治疗。

方中柴胡疏解肝郁，为君药；芍药、当归养血柔肝，并可防止柴胡疏泄太过；加入香附、广木香、元胡配合君药疏肝，党参、北芪健脾益气，黄芩、山栀子清利湿热，葛根升阳止泻以治佐证。

二诊时患者仍便溏，考虑肝病日久，木郁乘土，脾虚运化无力，辨证为肝郁脾虚，治疗上选罗凌介教授经验方慢迁肝方加减。方中柴胡系辛散升发之物，并加入郁金以疏肝理气，顺肝之性，使之不郁；白芍、当归养血柔肝；患者目前湿热之象不显，故不用前方之黄芩、山栀以防苦寒伤胃，且木旺克土，肝郁乘脾，"实脾，则肝自愈，此治肝补脾之要妙也"，故加入太子参、茯苓、白术、甘草、怀山药以补土，并加入蒲公英清热解毒以清余邪。

罗凌介教授在治疗肝病过程中，早期注重治肝，以疏肝为主，中后期根据疾病传变情况，注意调理肝脾，并且根据患者情况酌情加入活血药物，临床实验研究亦提示此类药物可有效预防肝纤维化。

验案4：肝着（慢性活动性乙型肝炎）

缪某，男，50岁，2009年5月6日初诊。

患者10年前无明显诱因逐渐出现右胁不适，伴乏力、纳差等症状，外院查乙肝六项示："小三阳"。诊断为慢性活动性乙型肝炎，给予护肝及支持治疗（具体不详），经治疗后症状好转，但上述症状每因劳累或情绪不佳时复加重。1周前劳累后复出现右胁不适，伴纳差、乏力等症状，未予诊治，上述症状未见改善，遂来诊。

症见：右胁不适，伴乏力、纳差，眠欠佳，小便黄，大便尚调。舌红，苔少偏黄，脉弦细。查肝功能：AST 63U/L，ALT 69U/L。乙肝六项：HBsAg（+），HBeAb（+），HBcAb（+）。既往慢性乙型肝炎病史约10年。

诊断：肝着（慢性活动性乙型肝炎）。

辨证：肝肾阴虚证。

病因病机：患者不慎感受邪毒，侵袭肝脏，久则致肝的疏泄功能失司，胁肋为肝之分野，故出现胁肋不适；情志失调则易怒。木克土，肝病日久侵犯脾胃，脾胃运化功能失常，则水谷精微不能输布，故出现纳差，乏力等。舌红，苔少偏黄，脉弦细，亦为肝肾阴虚之佐证。

治法：补益肝肾，健脾益气。

方选：一贯煎加减。

处方：沙参10g，麦冬15g，枸杞15g，生地黄10g，白术60g，仙鹤草30g，茯苓15g，甘草5g，陈皮5g，半边莲10g，半枝莲10g。7剂，水煎服，日1剂。

配合静滴硫普罗宁护肝降酶、清开灵清热利湿。

二诊（2009年5月14日）：患者神清，精神一般。右胁不适明显缓解，少许乏力，胃纳较前好转，眠一般，二便正常。舌红，苔少微黄，脉弦细。患者一诊服药后症状好转，故二诊守原方7剂。患者服药之后，胁痛基本消失，复查肝功能正常，继服中药7剂，随诊2周，症状无反复。

【按语】患者既往有乙肝病史多年，以消化系统不适症状为主，辅助检查乙肝六项：HBsAg（＋）、HBeAb（＋）、HBcAb（＋），肝功能异常。故慢性活动性乙型肝炎诊断明确。

四诊合参，本病属中医"肝着"范畴，辨证属肝肾阴虚证，治疗以滋补肝肾、健脾益气为主，方选一贯煎加减。方中生地黄滋阴养血以补肝肾，沙参、麦冬味甘以缓肝之急，枸杞子养肝之阴血以滋阴，白术、茯苓、陈皮、甘草健脾益气利湿，并重用白术以健脾，现代药理学研究提示白术有保肝作用，可缓解肝细胞变性坏死情况，促进肝细胞增长，降低ALT，并可提高免疫力。考虑到患者兼夹湿热症状，故处方中加入半边莲、半枝莲、仙鹤草以清热利湿、抗病毒。

验案5：黄疸（慢性活动性乙型肝炎）

张某，女，39岁，2009年3月23日初诊。

患者于5年前体检时发现乙肝"小三阳"，因肝功能正常，无明显不适，未予治疗。20天前，患者足月剖宫产下1女。近10天来，无明显诱因出现纳差乏力，腹胀不适，在社区门诊拟"急性胃炎"予对症治疗（具体不详），病情未见好转，近3天来，出现皮肤巩膜黄染，尿黄，遂来诊。

症见：身黄，目黄，尿黄，纳差，乏力，恶心欲呕，口干，大便正常，眠欠佳。舌红，苔淡黄厚腻，脉弦滑。即日查乙肝六项示：HBsAg（＋），HBeAb（＋），抗–HBc（＋）。肝功能：TBIL 65.2μmol/L，DBIL 43.3μmol/L，IBIL 21.9μmol/L，AST 73.0U/L，ALT 107.0U/L。甲肝、丙肝抗体阴性，腹部彩超：肝实质回声稍增粗，脾脏稍大，产后子宫。既往有发现乙肝"小三阳"病史5年。

诊断：黄疸——阳黄（慢性活动性乙型肝炎）。

辨证：湿重于热。

病因病机：患者产后体虚，复嗜食肥甘之品，湿热蕴结于中焦，脾胃运化失常，湿热交蒸于肝胆，肝失疏泄，胆汁不循常道，浸淫肌肤，下注膀胱，故见身目小便俱黄；湿邪为阴邪，阻遏气机，故见乏力、纳差、恶心欲呕。

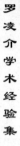

舌红，苔淡黄厚腻，脉弦滑皆为湿重于热之佐证。

治法：清利湿热。

方选：茵陈五苓散加减。

处方：绵茵陈30g，桂枝10g，白芍10g，白术10g，泽泻10g，柴胡10g，黄芩10g，法半夏10g，陈皮10g，鸡内金10g，甘草5g，茯苓10g。5剂，水煎服，日1剂。

配合静滴硫普罗宁、能量合剂以护肝降酶、营养支持治疗，口服肝苏颗粒降酶护肝、退黄健脾。

二诊（2009年3月29日）：患者神清，精神良好，全身皮肤及黏膜无明显黄染。胃纳较前好转，少许乏力、口干，无明显恶心欲呕，夜寐尚可，大便正常。舌红，苔薄黄，脉弦。复查肝功能：TBIL 42.5μmol/L，DBIL 29.8μmol/L，IBIL 12.7μmol/L，ALT 62.0U/L。

患者经治疗，临床不适症状及实验室指标较前明显好转，故治疗上守前方，改白芍为赤芍，并加入当归以活血养血，兼顾产后多虚多瘀的特点。

处方：绵茵陈30g，桂枝10g，赤芍10g，白术10g，泽泻10g，柴胡10g，黄芩10g，法半夏10g，陈皮10g，鸡内金10g，甘草5g，茯苓10g，当归15g。5剂，水煎服，日1剂；配合静滴硫普罗宁以护肝降酶。

患者服药后，临床不适症状基本消失，守方继服10剂，复查肝功能基本正常，继续治疗1个月，症状未见反复。

【按语】患者缘于产后体虚，复嗜食肥甘之品，湿热蕴结于中焦，脾胃运化失常，故成此病。四诊合参，该病属中医黄疸之阳黄。辨证属湿重于热，方选《金匮要略》之茵陈五苓散加减治疗。方中茵陈苦寒，为清热利湿退黄要药；茯苓淡渗利水；白术燥湿，健脾助土；泽泻咸寒，咸走水府，寒胜热邪，佐茯苓之淡渗，通调水道下输膀胱，并泄水热；桂枝辛温，宣通阳气，蒸化三焦以行水，白术须桂上升，通阳之效捷，气腾津化渴自止也。另一方面，法半夏、陈皮、茯苓、甘草是取二陈汤既可燥湿化痰、又可理气和中之意。黄芩善除中上焦之湿热，更加入柴胡以疏肝之郁，加白芍以养肝柔肝止痛，加鸡内金以消食健胃顾护胃气。二诊时患者不适症状及实验室指标较前明显好转，故治疗上守前方，改白芍为赤芍，并加入当归以活血养血，兼顾产后多虚多瘀的特点。回顾本病例，患者为产后黄疸，治疗上应遵循"勿拘于产后，勿忘于产后"的原则，不可因产后多虚而骤用滋补，亦不可因邪盛而过于攻伐，故不用大黄、芒硝之泄利之品，以防伤阴耗液，而代之以淡渗利湿、清利湿热为法，体现了罗凌介教授临证中因人制宜的特点。

验案6：肝着（慢性活动性乙型肝炎）

杜某，男，36岁，2009年4月28日初诊。

患者5年前无明显诱因逐渐出现右胁肋不适，伴乏力、纳差等症状，在外院查乙肝六项示："小三阳"。诊断为"慢性活动性乙型肝炎"，给予护肝及支持治疗（具体不详），经治疗症状好转，但上述症状每因劳累或情绪不佳时复加重，5年来症状反复，时轻时重。1周前劳累后复现右胁不适，伴纳差、乏力等症状，遂来诊。

症见：右胁不适，伴乏力、纳差，腹胀，偶口干，眠欠佳，小便黄，量中，大便尚调。查体：腹平，上腹压痛，Murphy征阴性，肝脾肋下未及，肝区叩击痛（＋），舌红，苔少偏黄，脉弦细。今日查肝功能：AST 119U/L，ALT 284U/L。乙肝六项："小三阳"。消化系彩超：肝实质增粗，胆囊多发性息肉。发现小三阳病史5年。

诊断：肝着（慢性活动性乙型肝炎）。

辨证：肝肾阴虚证。

病因病机：患者不慎感受邪毒，侵袭肝脏，久则致肝的疏泄功能失司，胁肋为肝之分野，故出现胁肋不适；肝疏泄失常致情志失调，故见易怒。木克土，肝病日久侵犯脾胃，脾胃运化功能失常，胃不受纳，脾不运化，故出现纳差，乏力等。舌红、苔少偏黄、脉弦细皆为肝肾阴虚之佐证。

治法：滋养肝肾。

方选：一贯煎加减。

处方：沙参15g，麦冬15g，枸杞子15g，生地黄15g，当归15g，川楝子6g，鸡内金15g，神曲15g，白术15g。5剂，水煎服，日1剂。

配合静滴还原型谷胱甘肽注射剂及甘利欣等药护肝、降酶，对症支持治疗。

二诊（2009年5月3日）：患者神清，精神较前好转，右胁不适、乏力、纳差较前缓解，食后腹胀，无口干口苦，眠欠佳，小便黄，量中，大便尚调。舌红，苔少偏黄，脉弦细。复查肝功能：ALT 68U/L，AST 117U/L。

患者症状好转，仍有腹胀，考虑为肝郁脾虚并兼有气滞，故加入砂仁、厚朴以理气和胃消胀，并加入珍珠草以清热解毒。

处方：沙参15g，麦冬15g，枸杞子15g，生地黄15g，当归15g，川楝子6g，鸡内金15g，神曲15g，白术15g，珍珠草15g，砂仁6g（后下），厚朴10g。7剂，水煎服，日1剂。

配合静滴还原型谷胱甘肽注射剂及甘利欣等药护肝、降酶，对症支持治疗，口服肝苏颗粒及血府逐瘀口服液清肝健脾、活血化瘀。

三诊（2009年5月10日）：患者神清，精神一般，偶有右胁不适，腹胀、乏力、纳差症状改善，二便调。

治疗上以健脾益气为主，去前方砂仁、厚朴、川楝子，并去当归以防滋腻碍胃，加黄芪以益气健脾。

处方：沙参15g，麦冬15g，枸杞子15g，生地黄15g，鸡内金15g，神曲15g，白术15g，珍珠草15g，黄芪30g。7剂，水煎服，日1剂。

患者服药后，临床不适症状基本消失。

2009年5月18日复查肝功能：ALT及AST恢复正常。

守方继续服用1周，患者临床不适症状消失，无反复。

【按语】本案为慢性活动性肝炎急性发作，中医辨证属肝着之肝肾阴虚证，方选一贯煎加减治疗。

方中生地黄为君，滋阴养血以补肝肾；以沙参、麦冬、当归、枸杞子为臣，配合君药滋阴养血生津以柔肝；更用少量川楝子以疏泄肝气为佐使，川楝子性味苦寒，虽有"苦燥伤阴"之说，但若配在滋阴养血为主的方药中，却无伤阴之害，正是本方有别于以理气疏肝为主的诸方的不同之处。因患者又有肝郁脾虚之象，伴腹胀、纳差等，故加入神曲、鸡内金、白术以健脾消食和胃。二诊时患者症状好转，仍有腹胀，考虑为肝郁脾虚并兼有气滞，故加入砂仁、厚朴以理气宽中，并加入珍珠草以清热解毒。患者服药后纳差、乏力等症状明显缓解，虽加入理气之品但腹胀未减，考虑此腹胀为气虚无力推动所致。理气之品虽可行气但有耗气之嫌，故针对气虚所致之腹胀，治疗上应以健脾益气为主。用药上，去前方砂仁、厚朴、川楝子，并去当归以防滋腻碍胃，加入黄芪以益气健脾。

验案 7：肝着（慢性活动性乙型肝炎）

李某，男，48 岁，2009 年 6 月 20 日初诊。

患者 3 个月前因自行停服替比夫定抗病毒治疗，随即出现右胁不适，伴乏力、纳差，无恶心呕吐，无身目黄染，在外院查肝功能：AST、ALT 明显升高（具体不详），诊断为："慢性活动性乙型肝炎"，给予护肝降酶治疗（具体药物不详）后症状稍改善，但停药后症状反复，3 天前上述症状较前明显加重，遂来诊。

症见：右胁不适，伴乏力、纳差，口干，时有腰酸，眠尚可，小便黄，量中，大便尚调。舌红，苔少偏黄，脉弦细。肝功能：AST 621U/L，ALT 756U/L。外院查 HBV – DNA 定量：2.7×10^6/mL。有慢性乙型肝炎 20 余年。

诊断：肝着（慢性活动性乙型肝炎）。

辨证：肝肾阴虚兼夹湿热。

病因病机：患者不慎感受邪毒，侵袭肝脏，久则致肝的疏泄功能失司，胁肋为肝之分野，故出现胁肋不适；肝疏泄失常致情志失调，故见易怒。木克土，肝病日久侵犯脾胃，脾胃运化功能失常，胃不受纳，脾不运化，故出现纳差、乏力等。湿热内蕴，津液不布，热毒伤阴故可见口干。肾为腰之府，肝肾阴虚故可见腰酸。舌红、苔少偏黄、脉弦细皆为肝肾阴虚兼夹湿热之佐证。

治法：滋养肝肾，清热生津。

方选：一贯煎加减。

处方：沙参 15g，麦冬 10g，枸杞子 15g，生地黄 20g，茯苓 15g，旱莲草 20g，女贞子 5g，蒲公英 15g，白花蛇舌草 20g，白芍 15g，鸡骨草 15g，五味子 10g，甘草 10g。5 剂，水煎服，日 1 剂。

配合还原型谷胱甘肽针、多烯磷脂酰胆碱针及促肝细胞生长素针以护肝降酶。

二诊（2009年6月26日）：患者神清，精神一般。右胁不适、乏力、纳差较前稍改善，无明显口干，偶有腰酸，眠尚可，小便黄，量中，大便尚调。舌红，苔薄黄微腻，脉弦细。

患者服药后，阴虚症状明显改善，现主要表现为肝郁脾虚兼夹湿热，故治疗上选慢迁肝方加减。

处方：柴胡10g，枳实10g，白芍10g，甘草10g，大枣10g，薄荷5g（后下），茯苓20g，白术20g，黄连10g，苍术20g，大黄5g（后下），藿香10g，白花蛇舌草20g，蒲公英20g。5剂，水煎服，日1剂。

配合还原型谷胱甘肽针、多烯磷脂酰胆碱针及促肝细胞生长素针以护肝降酶。

三诊（2009年7月2日）：患者神清，精神尚可。右胁不适、乏力、胃纳较前好转，仍口干，无口苦，眠尚可，小便黄，量中，大便尚调。舌红，苔少薄黄，脉弦细。辅助检查：肝功：AST 432U/L，ALT 590U/L；HBV－DNA定量：$5.415 \times 10^3/mL$。

患者目前口干症状明显，考虑为原本肝肾阴虚，又过用清热利湿药，致苦寒更伤其阴，故治疗上以一贯煎加减为主，兼清热利湿。

处方：沙参10g，麦冬10g，枸杞子15g，生地黄20g，茯苓15g，藿香10g，佩兰10g，女贞子15g，旱莲草15g，白花蛇舌草20g，白芍10g，鸡骨草15g，赤芍10g，甘草10g。4剂，水煎服，日1剂。

配合静滴还原型谷胱甘肽针、多烯磷脂酰胆碱针及促肝细胞生长素针以护肝降酶。

四诊（2009年7月7日）：患者神清，精神尚可。偶有右胁不适、乏力，无口干、口苦，服中药后解大便质稀烂，次数增多，纳、眠一般，小便色黄，量中。舌红，苔白，脉弦。

患者服药后症状明显好转，目前阴虚之象不显，而大便稀烂，考虑为脾虚水湿不运所致，治疗上以疏肝解郁，健脾利湿为主，方选逍遥散加减。

处方：柴胡10g，当归10g，白芍10g，赤芍10g，茯苓15g，薄荷5g，白术15g，佩兰10g，白豆蔻10g，麦冬10g，沙参10g，生姜10g。5剂，水煎服，日1剂。

配合静滴还原型谷胱肽针、多烯磷脂酰胆碱针及促肝细胞生长素针以护肝降酶。

服药后患者不适症状明显好转，2009 年 7 月 11 日复查肝功能：AST 252U/L，ALT 336U/L。

守方继服中药 14 剂，患者不适症状基本消失。

2009 年 7 月 17 日复查肝功能：AST 113.0U/L，ALT 134.0U/L。遂出院。

出院后门诊随诊，2009 年 8 月 23 日复查肝功能正常，HBV－DNA 定量阴性。

【按语】本案属于慢性活动性肝炎急性发作。该病临床表现为起病急，食欲减退，厌油，乏力，上腹部不适，肝区隐痛，恶心，呕吐等，部分患者可见畏寒发热，继而尿色加深，巩膜、皮肤等出现黄疸。一诊时患者以肝肾阴虚为主，方选一贯煎加减治疗。一贯煎为治疗肝肾阴虚之基本方，方中重用生地黄为君，滋阴养血以补肝肾；以沙参、麦冬、枸杞子为臣，配合君药滋阴养血生津以柔肝；女贞子、旱莲草合为二至丸，女贞子甘苦凉，滋肾养肝，配旱莲草甘酸寒，养阴益精；并以白芍养肝柔肝、五味子敛阴生津，茯苓淡渗健脾利湿，蒲公英、白花蛇舌草、鸡骨草清热利湿解毒以治其标，甘草和中调和诸药，共成滋补肝肾之阴，清热生津之良方。

二诊时患者服药后，阴虚症状明显改善，主要表现为肝郁脾虚兼夹湿热，故治疗上选慢迁肝方加减。方中柴胡、枳实疏肝理气；白芍柔肝养阴；茯苓、白术、苍术健脾祛湿，藿香芳香化湿；大黄、黄连、白花蛇舌草、蒲公英清热利湿解毒，其中，大黄又可使湿热之邪从大便而下；薄荷入肝经，可配合柴胡疏肝理气，并加入大枣、甘草以调和诸药。诸药合用，共奏疏肝、健脾、清热利湿之功。

三诊时患者口干症状明显，考虑为原本肝肾阴虚，又过用清热利湿药，致苦寒更伤其阴，故治疗上以一贯煎加减为主，兼清热利湿。方中沙参、麦冬、生地黄、女贞子、旱莲草滋补肝肾、养阴生津，白芍、枸杞柔肝养血，茯苓健脾利湿，藿香、佩兰芳香化湿，白花蛇舌草、鸡骨草清热利湿。久病入络，故加入赤芍以活血化瘀凉血，甘草调和诸药。本方在滋补肝肾、养阴生津的基础上，对于湿热之邪，单用清热利湿之药恐其苦燥伤阴，故淡渗利湿、芳香化湿、清热利湿共用，是为本方特点。

四诊时患者服药后症状明显好转，目前阴虚之象不显，而大便稀烂，考虑为脾虚水湿不运所致，故治疗上以疏肝解郁，健脾利湿为主，方选逍遥散加减。方中柴胡疏肝气，当归、白芍柔肝养血，赤芍活血化瘀凉血，茯苓、白术健脾利湿，生姜、白豆蔻、佩兰温中化湿行气；加入沙参、麦冬以养阴生津，时时顾护阴液。诸药相合，共奏疏肝健脾利湿之效。

验案8：肝着（慢性活动性乙型肝炎）

周某，女，71岁，2009年7月10日初诊。

患者1周前无明显诱因下开始出现右胁隐痛，精神疲倦，胃纳差，口苦、咽干，小便色黄，无畏寒发热等，曾在外院治疗（具体不详），病情稍好转。为求中医治疗，遂来诊。

症见：右胁隐痛，胃纳差，口苦、咽干，小便色黄，大便尚调。肝功能：ALT 160U/L，AST 58U/L，CHOL 9.25mmol/L，TG 4.41mmol/L。乙肝"六项示"："小三阳"。B超示：脂肪肝，胆道系统、脾脏未见异常声像。舌质红，苔少，脉弦细。1年前发现乙肝携带，有高脂血症2年。

诊断：肝着（慢性活动性乙型肝炎）。

辨证：肝阴不足。

病因病机：患者不慎感受邪毒，侵袭肝脏，久则致肝的疏泄功能失司，胁肋为肝之分野，故出现胁肋不适。木克土，肝病日久侵犯脾胃，致胃不受纳，脾不运化，故出现纳差、乏力。久病伤阴，阴津亏损，故可见咽干；加之湿热内蕴，煎灼胆汁上乘于口，故可见口苦。舌质红、少苔、脉弦细均为肝阴不足之征。

治法：滋阴柔肝。

方选：一贯煎加减。

处方：沙参15g，枸杞15g，麦冬12g，生地黄15g，黄芪30g，白芍15g，绵茵陈15g，砂仁6g（后下），半枝莲15g，半边莲15g，党参30g，甘草10g。3剂，水煎服，日1剂。

配合静滴清开清热利湿、护肝降酶。

二诊（2009 年 7 月 13 日）：患者神清，精神一般，右胁隐痛缓解，胃纳差，少许口苦、咽干，小便色淡黄，大便尚调。舌质红，苔少，脉弦细。患者不适症状稍好转，但纳差明显，故加入神曲、麦芽健胃消食。

处方：沙参 15g，枸杞 15g，麦冬 12g，生地黄 15g，北芪 30g，白芍 15g，绵茵陈 15g，砂仁 6g（后下），半枝莲 15g，半边莲 15g，党参 30g，甘草 10g，神曲 15g，麦芽 15g。5 剂，水煎服，日 1 剂。

三诊（2009 年 7 月 17 日）：患者神清，精神可，右胁隐痛明显缓解，胃纳改善，少许口苦、咽干，小便色淡黄，大便尚调。舌质红，苔少，脉弦细。复查肝功能：ALT 72U/L。

患者经治疗，临床不适症状及生化指标改善明显，效不更方。守方继用14 剂，复查肝功能基本正常，不适症状消失无反复。

【按语】本案为慢性活动性肝炎急性发作，中医辨证为"肝着"之肝阴不足证，方选一贯煎加减。

方中生地黄、沙参、麦冬滋阴生津，枸杞、白芍养肝血柔肝；党参、黄芪健脾益气，寓以补气生津之意。患者时有口苦，是为肝经有热之象，故加入绵茵陈、半枝莲、半边莲清热利湿，并加砂仁芳香行气化湿。全方以滋阴柔肝为主，兼清湿热。二诊时患者不适症状稍好转，但纳差明显故加入神曲、麦芽健胃消食。患者服药后症情改善明显，故效不更方，直至病情稳定无反复。

本案所用之一贯煎，为罗凌介教授治疗阴虚型肝着的基本方，辨证准确，每获良效。

二、脂肪肝

脂肪肝属于中医"积聚""胁痛""肝癖"范畴。罗凌介教授认为，本病多为过食肥甘厚腻，致湿浊内生，或性急易怒，致肝失条达，疏泄失常，木旺克土，脾运失司，湿浊内生，困遏脾胃，水谷精微不能正常输布，聚湿成痰，阻滞经脉，气血运行不畅，最终导致血瘀痰浊积于肝，而形成以胁肋胀痛、右肋下肿块为主要表现的积聚类疾病。治疗以疏肝健脾为主，正如唐容川在《血证论》中说："木之性主疏泄。食气入胃，全赖肝木之气以疏之，则水谷得化。设肝不能疏泄水谷，渗泄中满之证在所不免。"而脾胃健运，则湿浊得化，肝癖渐消。

罗凌介教授常用慢迁肝方为基础方来治疗脂肪肝辨证属肝郁脾虚证者，治疗以疏肝健脾为主，药物为柴胡、当归、白芍、丹参、党参、白术、茯苓、神曲、甘草。因为痰湿、瘀血、气滞等病理因素是脂肪肝形成的重要条件，故治疗时应抓住痰湿、瘀血、气滞这三个重要病理因素，在辨证的基础上加用健脾化湿、活血化瘀、疏肝理气之品，可大大提高疗效，阻止该病向肝硬化方向发展。

若患者脂肪肝日久失治或误治，致失病情迁延，应进行抗纤维化治疗。罗凌介教授临床中自拟抗纤肝方，药物为当归、丹参、郁金、田七（冲服）、鳖甲（先煎）、黄芪、白术、丹皮。本方具有疏肝利胆、健脾活血化瘀功效。临床中随症加减，若患者体胖，胁下隐痛，恶心，头晕，胸闷痞满，舌质红，苔白腻，脉弦滑，为痰湿内蕴，可加陈皮，法半夏以健脾化痰祛湿。若患者胁肋胀痛，善太息，腹胀，属肝气郁结，需加用木香、枳壳、延胡索疏肝理气。若见有口干、口苦、腹胀、尿黄、舌红苔黄腻者，属于肝胆湿热证，常随症加入大黄、虎杖以清热利湿。若见明显乏力、气短，属于脾虚气弱者，加白术、党参以益气健脾。若见有失眠、腰膝酸软，劳累后肝区疼痛加重者，属于阴虚血少，加用何首乌、黄精、枸杞子、女贞子等以滋阴养血。

验案举例

周某，男，35岁，已婚，2010年1月4日初诊。

患者因"右胁不适，伴纳差、乏力间作20年余，加重1周"就诊。既往有慢性乙型肝炎20余年，脂肪肝病史2余年。患者20年前无明显诱因逐渐出现右胁肋不适，伴乏力、纳差等症状，曾在外院予护肝及支持治疗（具体不详），经治疗后症状好转，但上述症状每因劳累或情绪不佳时复发，两年来症状反复，时轻时重。1周前劳累后出现右胁不适，伴纳差、乏力等症状，遂于2009年12月29日来我院门诊求诊，检查结果显示：AST 125U/L，ALT 188U/L。为进一步系统治疗，今日拟"①慢性乙型肝炎；②脂肪肝"收入院。

入院时症见：右胁不适，伴乏力、纳差，时有腹胀，眠欠佳，小便黄，量中，大便尚调。舌淡暗，苔白腻，脉弦。

西医诊断：①慢性活动性乙型肝炎；②脂肪肝。

中医诊断：①肝着；②肝癖。

辨证：肝郁脾虚证。

治法：疏肝健脾。

方选：慢迁肝方加减。

处方：当归15g，白芍10g，柴胡15g，茯苓15g，白术15g，甘草6g，生姜6g，薄荷10g（后下），山楂15g，枸杞15g，茵陈15g，大黄15g（后下），薏苡仁15g，藿香10g，丹参15g。5剂，水煎服，日1剂。

结合静滴硫普罗宁注射液、多烯磷脂酰胆碱注射液及口服水飞蓟宾胶囊、卵磷脂片以抗病毒、护肝、降酶对症治疗。嘱清淡饮食，注意休息。

二诊（2010年1月14日）：患者神清，精神好转。右胁不适、乏力、纳差较前减轻，夜寐改善，小便黄，量中，大便尚调。血脂全项：CHOL 6.5mmol/L，TG 3.07mmol/L，APOB 1.30g/L，HDLC 1.13mmol/L，LDLC 4.54mmol/L，Lpa 0.33g/L；肝功能：ALT 80.0U/L，GGT 67.0U/L。舌淡暗，苔薄白腻，脉弦，皆为肝郁脾虚之佐证。本病病位在肝，涉及脾，以本虚为主。治以疏肝健脾为主，兼祛湿化痰、活血化瘀。继续以慢迁肝方加减治疗。

处方：当归15g，白芍10g，柴胡15g，茯苓15g，白术15g，甘草6g，山楂15g，枸杞15g，茵陈15g，大黄15g（后下），薏苡仁15g，藿香10g，丹参15g，炒决明子15g，神曲15g，谷芽15g，麦芽15g，砂仁6g（后下），木香6g（后下）。10剂，水煎服，日1剂。

结合静滴硫普罗宁注射液、多烯磷脂酰胆碱注射液及口服水飞蓟宾胶囊、卵磷脂片以抗病毒、护肝、降酶对症治疗。嘱清淡饮食，注意休息。

三诊（2010年1月23日）：患者神清，精神良好。右胁不适、乏力、纳差减轻，夜寐可，小便黄，量中，大便尚调。血脂全项：TG 2.78mmol/L，APOB 1.24g/L，HDLC 0.94mmol/L，LDLC 4.18mmol/L；肝功能：ALT 60.0U/L。舌淡暗，苔薄白腻，脉弦均为肝郁脾虚之征。症情好转，仍以慢迁肝方加减以疏肝健脾为主，兼祛湿化痰、活血化瘀。守上方继服。结合静滴硫普罗宁注射液、多烯磷脂酰胆碱注射液及口服水飞蓟宾胶囊、卵磷脂片以

临证治验

47

抗病毒、护肝、降酶对症治疗。嘱清淡饮食，注意休息。

患者经治疗后，症状及理化指标明显好转，守方继续服用，2010 年 2 月 1 日复查血脂：TG 2.45mmol/L，APOA g/L，APOB 1.13g/L，HDLC 0.88mmol/L，LDLC 3.90mmol/L，Lpa 0.33g/L；肝功能基本正常。守方继服，患者经治疗后症状及理化指标基本正常，门诊随诊 1 月，症状无反复。

【按语】脂肪肝属中医"肝癖"范畴。患者平素情志不遂，久则致肝的疏泄功能失司，脾胃运化功能失常，水谷精微不能输布，痰浊内蕴，痰浊淤积于肝而成此病。而胁肋为肝之分野，肝气郁滞，故出现胁肋不适、易怒等。脾虚运化失职则水谷精微无以濡养四肢而出现纳差、乏力等。罗凌介教授在治疗脂肪肝时认为，本病肝郁脾虚为其主要病机，是脂肪肝发生的根本原因，而痰湿、瘀血、气滞等病理产物是脂肪肝形成的因素，因此治疗时应抓住痰湿、瘀血、气滞这三个重要病理因素，在辨证的基础上重用祛湿化痰、活血化瘀、疏肝理气之品，可大大提高疗效，并阻止向肝硬化方向发展。本案中患者出现舌淡暗，苔薄白腻，脉弦，皆为肝郁脾虚之佐证。病位于肝，涉及脾，以本虚为主。一诊患者肝郁脾虚症状明显，实验室指标中转氨酶等升高，方选慢迁肝方加减：方中柴胡疏肝解郁；当归、白芍养血柔肝；白术、甘草、茯苓健脾益气；薄荷助柴胡以散肝郁；生姜温胃和中，并加入茵陈、大黄、山楂、薏苡仁、藿香、丹参等有泄浊功效的中药，临床研究此类药物可有效降低血脂。二诊患者右胁部不适症状减轻，转氨酶等明显下降，治疗上偏重于肝癖的治疗，继续用罗凌介教授经验方慢迁肝方加减治疗：守方去生姜、薄荷，加入神曲、谷芽、麦芽、砂仁、木香、决明子等芳香化湿、健胃消食和中的药物。经治疗患者理化指标好转，症状消失。

三、肝硬化

肝硬化是一种影响全身的慢性疾病，临床上分为代偿期和失代偿期两个阶段。肝硬化属中医"癥瘕""积聚""鼓胀"范畴。病因病机总属肝气郁结、气滞血瘀，脉络壅塞；或脾虚湿滞，清浊相混，水道不通，水液停留。瘀血、痰湿等病理产物久羁体内，却肝损脾，穷则及肾。病至肝硬化，既有肝、脾、肾受损之象，又有气滞、瘀停、湿留之征，表现为本虚标实，治疗不可专以攻邪，当虚实兼顾。罗凌介教授提出了疏泄不可太过、补脾不可太壅、祛湿不可太燥、清热不可太寒、化瘀不可太破、养阴不可太腻六大治疗原则，临床中随证灵活用药，效果甚佳。

肝硬化早期其主要病机为肝郁气滞，罗凌介教授主张疏肝应首选药性平和者，即"疏泄不可太过"。因疏肝理气药大多辛温香燥，用量过大，或使用过久，或配伍不当，易伤阴液，甚至化风动火。在临床实践中，罗凌介教授喜用苏梗、郁金、陈皮、佛手、砂仁、枳壳、白蒺藜等芳香疏气之品。凡气滞兼阴虚者，常配合使用沙参、麦冬、女贞子、白芍、枸杞子等养阴之品。因肝硬化患者常有不同程度的脾胃功能紊乱，即使未出现消化障碍的症状，也要"见肝之病，知肝传脾，当先实脾"。一则肝病实脾，含"治未病"之意；二则"土壅则木郁""土厚则木德"，肝木疏泄功能正常，有益于脾胃升降功能的运行。故注重顾护脾胃是肝病治疗过程中的重要环节。

湿是肝病的一个重要致病因素，非温药不足以祛湿。罗凌介教授认为，用药需温而不燥，临床多用白蔻仁、木香、砂仁等温而不燥之品，取其芳香之性以化湿。少用干姜、桂枝、附子、高良姜等大辛大热之品，以免损伤肝阴、胃阴，即"祛湿不可太燥"。肝硬化多有湿热留恋，肝脾同病而见肝脾两虚、虚实夹杂，过用苦寒，必伤正气。此外，阴虚者，宜补而兼清；阳虚者，宜补而兼温；瘀血者，化瘀去旧积，补虚而生新。因此罗凌介教授临床喜用蒲公英、白花蛇舌草、垂盆草等药性偏寒凉之品，少用大寒药物，如黄连、黄柏等，以免损伤脾胃阳气。

罗凌介教授在治疗肝硬化中，常在慢迁肝方的基础上加用活血化瘀药物，此法既可扶助脾胃之气，又不会因运用活血化瘀之品而过伤正气。临床中最常用活血药有赤芍、丹参等活血药；而破血之品如三棱、莪术等在临床中则少用，过用易出血，终伤肝脾。即"化瘀不可太破"。另外，罗凌介教授强调的"养阴不可太腻"，肝硬化患者多消化功能低下，过用养阴滋腻药更易影响脾胃运化功能。常用药如玉竹、女贞子、沙苑子、枸杞子等；若有腹胀则加用消导理气之品，如砂仁、莱菔子、山楂、麦芽等，以起到养阴而不滋腻的作用。

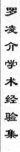

验案举例

杨某，男，54岁，已婚，2004年10月8日初诊。

患者以"腹胀、尿少、尿黄四天"来门诊治疗。患者四天前突然出现腹胀、尿黄、尿少，每日尿量约700mL。

刻下症：腹胀，尿少，尿黄，纳、眠欠佳。PE：面黄偏黧黑，巩膜轻度黄染，颈部、胸部可见数个痴蛛痣，腹部稍隆起，可见腹壁静脉曲张，肝区叩击痛，肝肋下未触及，脾肋下触及1cm，质软，边清，腹水征（±）。舌淡红，苔黄微腻，脉弦滑。既往有慢性乙型肝炎病史30年。肝功能示：TBIL 45.7μmol，ALT 179U/L，AIB 28g/L，A/G 0.8，HBsAg（+）。B超：门脉内径15mm，提示肝硬化并少量腹水，脾大。

诊断：鼓胀（肝硬化失代偿期）。

辨证：肝郁脾虚，瘀浊中阻证。

治法：疏肝健脾，活血利湿。

方选：慢迁肝方加减。

处方：柴胡15g，当归15g，白芍15g，丹参20g，党参20g，白术10g，茯苓15g，甘草10g，神曲15g，半边莲15g，大腹皮15g，薏苡仁20g。7剂，水煎服，每日1剂，分2次温服。嘱调畅情志，优质蛋白饮食。

患者服药后症状明显改善，自行间断守原方继续服用20余剂。

二诊（2005年01月10日）：患者面色暗黄，腹胀明显减轻，尿黄，尿量较前增多，纳、眠较前明显改善，舌淡红，苔黄微腻，脉弦滑。肝功能：TBIL 21μmol，ALT 67U/L，AIB 30g/L，A/G 0.9。B超：门脉内径12mm，提示肝硬化。肝炎后肝硬化失代偿期。

上方去薏苡仁，加用茜草，以加强活血化瘀之力。继服7剂，水煎服，日1剂，早、晚分服。嘱患者坚持治疗，随访1年，患者生活如常。

【按语】本案处于肝硬化失代偿阶段，因肝郁气滞日久，血行不畅，血脉瘀阻，以致气血津液积于肝内形成积块。肝病日久，影响脾胃运化功能，故出现腹胀、尿少等脾失健运的症状，治疗以调理脾胃功能为先导，重点是根据肝的生理功能，顺其性而治之。罗凌介教授用慢迁肝方（柴胡、当归、白芍、丹参、党参、白术、茯苓、甘草、神曲）加减来治疗该患者。慢迁肝方由逍遥散加减而成，方中柴胡系辛散升发之物，疏泄肝气，以顺肝之性，使之不郁；当归、白芍养血柔肝，以涵其肝；木旺克土，肝郁乘脾，"实脾，则肝自愈，此治肝补脾之要妙也"，故加入党参、茯苓、白术、甘草（四君子汤）以补土，以培其本，并以神曲增强健脾益胃消食之功；丹参活血化瘀，现代药理研究证实丹参能抑制或减轻肝细胞变性、坏死及炎症反应，促进肝细胞再生，并有抗肝纤维化作用；并临证加入薏苡仁健脾祛湿，大腹皮利水消肿，半边莲清热解毒；另因患者年老，肝病日久，病久必有血瘀。在二诊用药中，加强了活血化瘀的力量。茜草苦、寒，归肝经，具有活血化瘀之功效，如李时珍《本草纲目》载："茜草，气温行滞，味酸入肝，而咸走血，专于行血活血。"全方共奏疏肝健脾、活血化瘀、清热利湿之功。

本案属肝硬化失代偿期，肝病日久而成虚实夹杂之证，单纯扶正唯恐闭门留寇，单纯祛邪又易伤正。故罗凌介教授在原则上扶正与祛邪并施，治疗上以疏肝健脾为主，补中寓消，刚柔相济，临证加减进退，不仅对改善症状有明显疗效，且对肝功能康复颇有裨益。经罗凌介教授诊治者，大多能遏制病势，带病延年。

四、原发性肝癌

肝癌属中医"癥瘕""积聚"范畴。肝癌病因不外内外两个方面：外因即六淫之邪，根据海南的地域特点，尤以湿热之邪为主因；内因则以饮食、情志、正虚等为主，其中尤以情志与肝癌关系密切，情志过度变化的不良刺激可导致气机不畅、脏腑功能失调。朱丹溪《格致余论》谓："主闭藏者肾也，司疏泄者肝也。"人体脏腑功能的正常运作均有赖于肝疏泄功能的调节。若肝脏失于疏泄，则会出现复杂的病理变化，不但会出现本经病变，且易旁涉诸多脏腑，导致气机紊乱；肝气不舒，气机不畅，血行瘀滞，日久可见血瘀之征；肝气横逆犯脾，脾失健运，水湿内停，与瘀血搏结于腹，可见痰瘀互结之征；气滞、血瘀、痰浊、瘀毒胶结日久而变生积块，则成本病。

罗凌介教授认为，中医应治人而非治瘤，若丢掉中医整体观念与辨证论治的优势，一味利用西医的方法追求肿瘤的缩小，便是舍己之长，就人之短。故在治疗肝癌的过程中，罗凌介教授反复强调治疗应辨清局部与整体的关系，

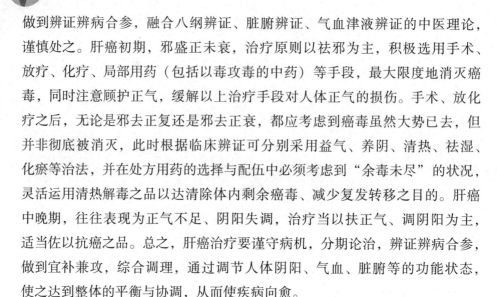

做到辨证辨病合参，融合八纲辨证、脏腑辨证、气血津液辨证的中医理论，谨慎处之。肝癌初期，邪盛正未衰，治疗原则以祛邪为主，积极选用手术、放疗、化疗、局部用药（包括以毒攻毒的中药）等手段，最大限度地消灭癌毒，同时注意顾护正气，缓解以上治疗手段对人体正气的损伤。手术、放化疗之后，无论是邪去正复还是邪去正衰，都应考虑到癌毒虽然大势已去，但并非彻底被消灭，此时根据临床辨证可分别采用益气、养阴、清热、祛湿、化瘀等治法，并在处方用药的选择与配伍中必须考虑到"余毒未尽"的状况，灵活运用清热解毒之品以达清除体内剩余癌毒、减少复发转移之目的。肝癌中晚期，往往表现为正气不足、阴阳失调，治疗当以扶正气、调阴阳为主，适当佐以抗癌之品。总之，肝癌治疗要谨守病机，分期论治，辨证辨病合参，做到宜补兼攻，综合调理，通过调节人体阴阳、气血、脏腑等的功能状态，使之达到整体的平衡与协调，从而使疾病向愈。

　　根据肝病最易传脾，久病多累及肾、胆和三焦的理论，罗凌介教授提出：肝癌的治疗要注重疾病传变，治肝重脾，"防患于未然"。中医自古重视"治未病"的思想，《素问·四气调神大论》曰："是故圣人不治已病治未病，不治已乱治未乱，此之谓也。"罗凌介教授在治疗肝癌时尤其注重将此理论应用于临床，指出肝癌早中期，病即已成，则需防变；肝癌术后，正气已虚，应注重康复，防止复发，根据各阶段特点随证施治。《金匮要略》曰："见肝之病，知肝传脾，当先实脾。"肝癌患者患病日久，每多有情志不畅症状，肝气不疏则脾失健运，脾之升清降浊功能失常，且肝癌放化疗术中，抗癌药物每多在攻伐毒邪过程中耗损正气，患者多出现纳差、乏力、疲倦等症状，此时多以健脾益气扶正为主。故罗凌介教授在治疗肝癌过程中，疏肝健脾贯穿始终。此外，肝为阳脏，主升主动主散，肝病易从火化，故常出现目红颧赤、手足痉挛、狂躁等热盛之象；肝胆相为表里，肝失疏泄则胆汁排泄不利出现黄疸；肝气不疏，三焦不利，水液代谢失常，故晚期肝癌常出现一身上下浮肿、腹大如鼓、小便不利等证候；肝藏血，血属阴，而肝癌日久，入血耗血，毒邪必先伤其阴，先耗肝体，继损其肝，而肝肾同源，肝阴血亏虚易致肾水匮乏，故肝癌晚期治疗上又多注重补益脾肾之气、肝肾之阴。

　　"夫众病积聚，皆起于虚，虚生百病"。罗凌介教授强调肝癌治疗之中，扶正健脾是为关键。在扶正健脾的具体运用中，常以慢迁肝方为主方，常用药如白术、茯苓、山药、太子参、薏苡仁、白扁豆等。他又重视"久病以寝食为要，不必汲汲论病"，故临证时往往加鸡内金、焦山楂、焦神曲等健脾胃、助消化的中药。其中鸡内金尤为消癥积之要药，健脾胃之妙品。另外，肝为刚脏，"宜补肝，不宜伐肝""肝体阴而用阳，忌刚喜柔"，养肝则肝气平而血有所归，伐之则肝体虚不能藏血，而致肝血虚、肝血瘀，故当顺其性而治之。故罗凌介教授治疗肝癌时，在健脾药中多加入阴柔平和的药物以滋养肝阴，遵《黄帝内经》"肝欲酸，急食酸以补之"的思想，临床常用乌梅、五味子、白芍、山茱萸等，同时配以甘润生津之品，如生地黄、太子参、沙参、枸杞子等。

至于兼证，多临证加减。气滞血瘀者，因肝癌患者多有出血倾向，多配伍赤芍、丹皮等凉血活血、化瘀止血的药物，使活血而不动血，鲜用水蛭、虻虫、地鳖虫等破血逐瘀的虫类药，以防活血过于峻烈，反而导致出血；有出血倾向者加仙鹤草、茜草、花蕊石等；湿热内蕴者，可适量加用清热解毒药，如白花蛇舌草、半枝莲、半边莲、土茯苓等；肝区有硬块者，加软坚散结药，如瓦楞子、鳖甲等；肝区痛剧者，加川楝子、枳壳、延胡索、广郁金等；恶心、呕吐加陈皮、竹茹、半夏、生姜、旋覆花等；黄疸加茵陈、山栀子、郁金等；腹水加茯苓皮、大腹皮、车前子、泽泻、薏苡仁等；有骨转移者，加骨碎补、补骨脂、威灵仙等；肝昏迷者，用安宫牛黄丸、紫雪丹等。

《素问·五常政大论》中云："大毒治病，十去其六；常毒治病，十去其七；小毒治病，十去其八；无毒治病，十去其九；谷肉果菜，食养尽之，无使过之，伤其正也。"罗凌介教授在中药的运用过程中尤其注意中病即止，不可过用以防伤正，平时注意饮食调摄。因肝癌患者多有食欲减退、恶心、腹胀等消化不良的症状，故应进食易消化食物，如面条汤、新鲜小米粥等，以助消化。进食切勿过凉、过热、过饱。早期应以高蛋白饮食为主，尤其是优质蛋白质的摄入，如瘦肉、蛋类、豆类、奶类等，以维持白蛋白的正常水平。肝癌晚期，出现肝性脑病的患者，要严格控制蛋白质的摄入，以免诱发或加强肝性脑病。

此外，罗凌介教授在治疗肝癌过程中，尤其注意嘱患者调畅情志。肝癌患者性格多急躁易怒，平日易失眠多梦，这与肝性暴急，体阴用阳，多"气火有余、阴血不足"的生理特性相符。应顺应肝的生理特性，用柔肝缓急之品以敛肝疏木，如白芍、乌梅、酸枣仁等。除药物调整机体气血平衡外，适当辅以心理治疗和精神疏导，鼓励患者疏解郁闷，释情开怀，树立战胜疾病的信心，消除对疾病的恐惧心理，这对疾病的治疗是十分有益的。

验案举例

验案1：原发性肝癌

吴某，男，58岁，已婚，2009年7月30日初诊。

患者因"反复右胁隐痛、乏力、腹泻4月，加重3天"就诊。既往有慢性乙型肝炎病史5年。患者于4月前无明显诱因出现右胁隐痛、乏力、腹泻，在外院多次住院，经检查诊断为原发性肝癌，予护肝降酶及对症、支持治疗（具体用药不详），症状好转后出院，但上述症状每因劳累或情绪不佳时复加重，平素口服固肠止泻丸以改善症状，3天前因劳累后上症再发，遂来我院就诊。就诊时症见：右胁部隐痛，伴腹胀，乏力，时有恶心欲呕，纳、眠欠佳，小便黄，大便稀黄，每天3~4次，近4月体重减轻5kg。查体：神清，精神疲倦。全身皮肤、巩膜轻度黄染，无蜘蛛痣、肝掌及出血点，腹部平软，肝右肋下2cm可触及，质较硬，压痛，脾左肋下3cm可触及，质软边钝，无压痛，无反跳痛，肝区叩击痛（+）。舌淡暗，苔薄黄，脉弦。

2009年7月15日外院腹部CT示：①肝右叶巨块性肝癌，并多发子灶形成，门脉右支癌栓形成。②肝硬化，门脉高压、脾大。肝功能：AST 669U/L，ALT 362U/L，TP 72g/L，ALB 25.76g/L，GLB 46.54g/L，TBIL 120.83μmol/L，DBIL 83.47μmol/L，IBIL 37.36μmol/L。

西医诊断：①原发性肝癌并门脉癌栓；②乙肝后肝硬化（失代偿期）；③门脉高压症；④脾大。

中医诊断：原发性肝癌。

辨证：肝郁脾虚证。

治疗：健脾益气，渗湿止泻。

方选：参苓白术散加减。

处方：党参30g，白术15g，云茯苓15g，木香10g，砂仁10g（后下），甘草5g，怀山药15g，陈皮5g，枳壳10g，川厚朴15g，柴胡10g，薏苡仁30g，防风15g，白芍15g。5剂，水煎服，日1剂。

结合静滴苦参碱氯化钠注射液、硫普罗宁注射液、清开灵注射液以降酶护肝，丹参冻干粉以活血化瘀对症支持治疗。嘱调情志，勿劳累，配合治疗。

二诊（2009年8月7日）：患者神清，精神尚可。右胁部疼痛明显缓解，时有腹胀，少许乏力，纳、眠可，小便调，近两天每日大便1~2次，质稀黄。舌淡暗，苔薄微黄，脉沉弦。辅助检查：AFP 2911.716ng/mL，CA 199 291.20U/mL。血脂：HDLC 0.55mmol/L。肝功：ALB 30.7g/L，GLB 48.8g/L，A/G 0.6，TBIL 87.9μmol/L，DBIL 71.9μmol/L，IBIL 16.6μmol/L，GGT 354U/L，AST 159U/L，ALT 86U/L，TBA 101μmol/L，PA 83mg/L。免疫全项：IgG 33g/L，IgM 3.70g/L，IgA 3.5g/L，补体C 32.06g/L。乙肝六项：HBsAg（+），HBeAb（+），HBcAb（+）。凝血四项：PT 18.7s，INR 1.55，TT 23.1s。血沉：37mm/H。腹部彩超：肝实性占位—肝癌并门脉癌栓形成，胆囊增大并壁毛糙，脾大，腹水。

经治疗，患者较初诊症情改善。治以升阳益气，健脾祛湿，活血化瘀，方选补中益气汤加减治疗。

处方：黄芪12g，白术15g，陈皮10g，升麻5g，炙甘草10g，当归10g，茯苓20g，薏苡仁30g，柴胡5g，泽泻15g，法半夏15g，三棱10g，莪术10g，白花蛇舌草15g，半边莲10g，藿香10g，党参15g。5剂，水煎服，日1剂。

结合静滴苦参碱氯化钠注射液、硫普罗宁注射液、丹参冻干粉，口服肝苏片以降酶护肝、活血化瘀以对症支持治疗。嘱调情志，勿劳累，清淡饮食，配合治疗。

三诊（2009年8月20日）：患者神清，精神一般。右胸部疼痛明显缓解，偶觉腹胀，少许乏力，纳、眠一般，小便调，大便每天1次，质稀黄。舌暗红，苔薄微黄，脉沉弦。

复查肝功能：ALB 27.8g/L，GLB 49.4g/L，A/G 0.6，TBIL 41.8μmol/L，DBIL 30.8μmol/L，GGT 291U/L，AST 51U/L，TBA 23μmol/L，PA 59mg/L，IgG 31.7g/L，IgA 3g/L。凝血功能：PT 17.8s，INR 1.48，TT 22.6s。AFP 900.182μg/mL。

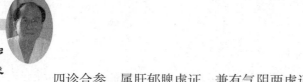

四诊合参，属肝郁脾虚证，兼有气阴两虚证。治以疏肝健脾，益气养阴，方选四逆散加减治疗。

处方：柴胡 10g，枳壳 10g，甘草 5g，枸杞子 15g，当归 15g，麦冬 15g，云茯苓 15g，白术 15g，党参 30g，黄芪 30g，沙参 15g，白花蛇舌草 15g。5 剂，水煎服，日 1 剂。

结合静滴苦参碱氯化钠注射液、硫普罗宁注射液，丹参冻干粉以活血化瘀对症支持治疗。嘱调情志，勿劳累，清淡饮食，配合治疗。

四诊（2009 年 9 月 2 日）：患者一般情况好。右肋部无明显疼痛，无腹胀乏力，纳、眠一般，二便正常。查体：BP 130/75mmHg，心肺正常，腹软无压痛、无叩痛。复查 AFP 301./113μg/mL。肝功能：ALB 30.6g/L，GLB 39.4g/L，A/G 0.8，TBIL 23.4μmol/L，DBIL 19.4μmol/L，GGT 285U/L，AST 39U/L，TBA 25μmol/L，PA 78mg/L。凝血功能：PT 17s，INR 1.40，TT 24s。患者服药后症状明显好转，故守方三诊方继续服用。

【按语】四诊合参，本病当属中医"肝癌"范畴。病因病机：患者不慎感受邪毒，侵袭肝脏，久则致肝的疏泄功能失司，胁肋为肝之分野，故出现胁肋不适，木克土，肝病日久侵犯脾胃，脾之受纳运化失司，水谷精微不能输布，故出现纳差，乏力，脾虚清浊不分故腹泻，舌淡暗，苔薄黄，脉弦亦为肝郁脾虚之象。

综上所述，本病病位于肝，涉及脾胃，以本虚为主。肝癌日久，肝气横逆犯脾，脾失健运，水湿内停，肝气不舒则脾失健运，导致脾之升清降浊功能失常，故患者出现右胁隐痛、乏力、腹泻等症状，根据患者的主症，治疗以健脾为主，疏肝为辅，方选参苓白术散加减：方中党参、白术、云茯苓、薏苡仁、怀山药健脾祛湿；柴胡、枳壳疏肝行气；防风、白芍、白术、陈皮合用有痛泻药方之意：白术苦甘而温，补脾燥湿以治土虚；白芍酸寒，柔肝缓急止痛，与白术相配，于土中泻木；陈皮辛苦而温，理气燥湿，醒脾和胃，配伍防风，具升散之性，与术、芍相伍，辛能散肝郁，香能疏脾气，且有燥湿以助止泻之功；川朴、木香、砂仁芳香行气，使气行则水行。二诊患者腹泻症状较前好转，但乏力症状仍存，考虑阳气虚甚无以行水，故以补中益气汤为主方，并加入清热利湿、活血化瘀之药，全方共奏升阳益气、健脾祛湿、活血化瘀之效。而后选用四逆散加减，方中柴胡入肝胆经，升发阳气，疏肝解郁；枳壳理气解郁，行滞消胀，与柴胡为伍，一升一降，加强舒畅气机之功，并奏升清降浊之效；党参、黄芪、云茯苓、白术健脾益气，枸杞、当归养血柔肝，沙参、麦冬养阴，白花蛇舌草清热解毒；并加入甘草，调和诸药，益脾和中，全方共奏疏肝健脾、益气养阴之功。经治疗效果明显。

验案2：原发性肝癌

吴某，男，58岁，2009年7月30日初诊。

患者于4月前无明显诱因出现右胁隐痛、乏力、腹泻，在外院多次住院，经检查诊断为"原发性肝癌"，予护肝降酶及对症、支持治疗（具体用药不详），症状好转后出院，但上述症状每因劳累或情绪不佳时复加重，平素口服固肠止泻丸以改善腹泻症状，3天前因劳累后上症再发，遂来我院就诊。

症见：右胁部隐痛，伴腹胀，乏力，时有恶心欲呕，纳、眠欠佳，小便黄，大便稀黄，3～4次/日，近4月体重减轻5kg。舌淡红，苔薄黄，脉弦细。辅助检查：2009年7月15日海南医学院附属医院腹部CT示：1. 肝右叶巨块性肝癌，并多发子灶形成，门脉右支癌栓形成。2. 肝硬化，门脉高压、脾大。胸片示：心肺正常。肝功能：AST 669U/L，ALT 362U/L，TP72g/L、ALB 25.76g/L，GLB 46.54g/L，TBIL 120.83μmol/L，DBIL 83.47μmol/L，IBIL 37.36μmol/L。既往有慢性乙型肝炎病史5年。

中医诊断：肝癌——肝郁脾虚证。

西医诊断：①原发性肝癌并门脉癌栓；②乙肝后肝硬化（失代偿期）。

病因病机：患者因不慎感受邪毒，侵袭肝脏，久则致肝的疏泄功能失司，胁肋为肝之分野，故出现胁肋不适。木克土，肝病日久侵犯脾胃，致胃不受纳，脾不运化，故出现纳差、乏力，脾虚清浊不分故腹泻。舌淡红、苔薄黄、脉弦细皆为肝郁脾虚象。

治法：健脾益气，渗湿止泻。

方选：参苓白术散加减。

处方：党参30g，白术15g，云茯苓15g，木香10g，砂仁10g（后下），甘草5g，怀山药15g，陈皮5g，枳壳10g，川厚朴15g，柴胡10g，薏苡仁

30g，防风 15g，白芍 15g。5 剂，水煎服，日 1 剂。

配合静滴苦参碱氯化钠注射液、硫普罗宁注射液、清开灵注射液以降酶护肝，丹参冻干粉以活血化瘀预防肝纤维化等对症支持治疗。

二诊（2009 年 8 月 7 日）：患者神清，精神较前好转，皮肤及巩膜有黄染，患者右胁部疼痛、腹胀较前缓解，时有乏力，纳、眠一般，小便黄，近两天每日解大便 1 ～ 2 次，质稀黄。舌质淡红，苔薄白，脉沉弦。肿瘤指标：AFP 2911.716μg/mL，CA 199 291.20U/mL。血脂：HDLC 0.55mmol/L。肝功能：ALB 30.7g/L，GLB 48.8g/L，A/G 0.6，TBIL 87.9μmol/L，DBIL 71.9μmol/L，IBIL 16.6μmol/L，GGT 354U/L，AST 159U/L，ALT 86U/L，TBA 101μmol/L，PA 83mg/L。免疫全项：IgG 33g/L，IgM 3.70g/L，IgA 3.5g/L，补体 C 32.06g/L。乙肝六项：HBsAg（＋），HBeAb（＋），HBcAb（＋）。凝血四项：PT 18.7s，INR 1.55，TT 23.1s。血沉：37mm/H。腹部彩超：肝实性占位——肝癌并门脉癌栓形成，胆囊增大并壁毛糙，脾大，腹水。经治疗，患者腹泻症状较前好转，但乏力症状仍存，考虑为气虚甚无以行水，故以补中益气汤为主方，并加入清热利湿、活血化瘀之药，全方共奏升阳益气、健脾祛湿、活血化瘀之效。

处方：黄芪 12g，白术 15g，陈皮 10g，升麻 5g，炙甘草 10g，当归 10g，茯苓 20g，薏苡仁 30g，柴胡 5g，泽泻 15g，法半夏 15g，三棱 10g，莪术 10g，白花蛇舌草 15g，半边莲 10g，藿香 10g，党参 15g。5 剂，水煎服，日 1 剂。

配合静滴苦参碱氯化钠注射液、硫普罗宁注射液、清开灵注射液以降酶护肝，丹参冻干粉以活血化瘀预防肝纤维化等对症支持治疗。

三诊（2009 年 8 月 11 日）：患者神清，精神尚可，患者右胁部疼痛明显缓解，时有腹胀，少许乏力，纳、眠可，小便调，近两天每日解大便 1 ～ 2 次、质稀黄。舌暗红，苔薄微黄，脉沉弦。患者服药后不适症状明显好转，故守上方继续服用。

处方：黄芪 12g，白术 15g，陈皮 10g，升麻 5g，炙甘草 10g，当归 10g，茯苓 20g，薏苡仁 30g，柴胡 5g，泽泻 15g，法半夏 15g，三棱 10g，莪术 10g，白花蛇舌草 15g，半边莲 10g，藿香 10g，党参 15g。10 剂，水煎服，日 1 剂。

四诊（2009 年 8 月 20 日）：患者神清，精神一般，患者右胸部疼痛明显缓解，偶觉腹胀，少许乏力，纳、眠一般，小便调，解大便每天 1 次、质稀黄。舌暗红，苔薄微黄，脉沉弦。复查肝功能：ALB 27.8g/L，GLB 49.4g/L，A/G 0.6，TBIL 41.8μmol/L，DBIL 30.8μmol/L，GGT 291U/L，AST 51U/L，TBA 23μmol/L，PA 59mg/L。凝血功能：PT 17.8s，INR 1.48，TT 22.6s。肿瘤指标：AFP 900.182μg/mL。

服药后，患者乏力、腹胀、胁痛等症状基本消失，治疗上以疏肝健脾、益气养阴为主。

处方：柴胡 10g，枳壳 10g，甘草 5g，枸杞子 15g，当归 15g，麦冬 15g，云茯苓 15g，白术 15g，党参 30g，黄芪 30g，沙参 15g，白花蛇舌草 15g。5 剂，水煎服，日 1 剂。服药后，患者自觉无明显不适，纳、眠、二便尚可。守方继服 7 剂。

2009 年 9 月 2 日再诊：患者一般情况好，右肋部无明显疼痛，无腹胀、乏力，纳、眠一般，二便正常。查体：BP 130/75mmHg，心肺正常，腹软无压痛、无叩痛。复查肿瘤指标：AFP 301.113μg/mL。肝功能：ALB 30.6g/L，GLB 39.4g/L，A/G 0.8，TBIL 23.4μmol/L，DBIL 19.4μmol/L，GGT 285U/L，AST 39U/L，TBA 25μmol/L，PA 78mg/L。凝血功能：PT 17s，INR 1.40，TT 24s。随诊半年，复查肝功能：TBIL 23.4μmol/L，DBIL 19.4μmol/L，GGT 285U/L，AST 39U/L，TBA 25μmol/L，PA 78mg/L。凝血功能：PT 17s，INR 1.40，TT 24s。

【按语】肝癌日久，肝气不适，横逆犯脾，脾失健运，水湿内停，脾之升清降浊功能失常，故患者以右胁隐痛、乏力、腹泻等症状，根据患者的主症，治疗以健脾为主，疏肝为辅，方选参苓白术散加减。

方中党参、白术、云茯苓、薏苡仁、怀山药健脾祛湿；防风、白芍、白术、陈皮合用有痛泻药方之意：白术苦甘而温，补脾燥湿以治土虚；白芍酸寒，柔肝缓急止痛，与白术相配，于土中泻木；陈皮辛苦而温，理气燥湿，醒脾和胃，配伍防风，具升散之性，与术、芍相伍，辛能散肝郁，香能疏脾气，且有燥湿以助止泻之功；川厚朴、木香、砂仁芳香行气，使气行则水行。

二诊时患者腹泻症状较前好转，但乏力症状仍存，考虑为气虚甚无以行水，故以补中益气汤为主方，并加入清热利湿、活血化瘀之药，患者服后症

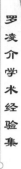

状明显好转，故守方继服。

治疗后期，患者不适症状基本消失，故在前方基础上去清热利湿及活血化瘀的药物，适当加入养阴之药以防阴液耗失。

综上，该病案体现了罗凌介教授在治疗肝癌过程中，始终谨守病机、辨证辨病合参的治疗原则，及在用药上坚持"疏泄不可太过，补脾不可太壅，祛湿不可太燥，清热不可太寒，化瘀不可太破，养阴不可太腻"等用药原则。

五、重型肝炎

重型肝炎是由于大范围的肝细胞坏死或急剧严重的肝功能破坏所致的凶险的临床综合征，是肝炎最严重的临床类型。由于其发病急骤，病情发展迅速，多数患者在短期内合并多脏器功能衰竭，病死率高，占50%～90%。重型肝炎以临床出现高度乏力、严重消化道症状、深度黄疸，以及肝性脑病等为特征，属中医学"急黄""瘟黄""疫黄""血证""鼓胀"等范畴。中医学认为，由于疫毒过盛或久病正气不足，以致邪气进入血分，肝胆瘀滞，毒火攻心，内闭清窍，灼伤血络而成。

重型肝炎的发病机制和临床表现是复杂的、多方面的，目前尚缺乏特效的治疗方法。中医治疗肝病优势突出，在重型肝炎的治疗方面，中医更应发挥辨证优势，抓住病因病机，辨证处方，灵活选择给药途径，以期达到更好的临床疗效。

验案 1：黄疸（急黄）

陈某，男，44 岁，2011 年 2 月 21 日初诊。

患者因神疲、极度乏力、面目俱黄及肝功能异常入院。

入院时肝功能：ALT 411U/L，AST 1285U/L，TBIL 126.40μmol/L，DBIL 83.40μmol/L，IBIL 43.0μmol/L。入院第二天复查肝功能：TBIL 154.80μmol/L，DBIL 101.00μmol/L，IBIL 53.8μmol/L。凝血五项：PT 20.6 秒，INR 1.60，APTT 42.2 秒，AT－Ⅲ 30.8%。入院第三天复查肝功能：TBIL 205.40μmol/L，DBIL 136.70μmol/L，IBIL 68.7μmol/L。临床符合重型肝炎诊断。

症见：精神疲倦，极度乏力，发热而烦，面目一身俱黄，色如橘色。右胁不适明显、口苦、黏腻，纳差，胃有烧灼感、时有泛酸，食入腹胀，眠差，溲赤便秘，舌质红，苔厚黄腻，脉细弦微数。病由脾虚失运、湿热交蒸、蕴蒸肝胆而起，继则胆汁不循常道，浸淫肌肤，下注膀胱，诸症纷起。

中医诊断：黄疸（急黄）。

辨证：湿热内蕴。

治法：清热利湿，通腑退黄。

方选：急肝二方加减。

处方：绵茵陈60g，大黄3包（1包6g，冲服），栀子10g，田基黄20g，鸡骨草30g，半边莲15g，半枝莲15g，车前子15g，泽泻15g，薏米30g，神曲20g，鸡内金10g，白术10g，陈皮5g，甘草10g。水煎服，日1剂。

辅助用药：静滴舒肝宁、能量合剂，以清热解毒，护肝治疗。

治疗36天，患者症情明显好转，复查肝功能：ALT 51U/L，AST 52U/L，TBIL 42.4μmol/L，DBIL 29.5μmol/L，IBIL 12.9μmol/L。

出院后门诊继续治疗1月余，以清热解毒祛湿兼疏肝健脾扶正为法立方，在急肝二方基础上减绵茵陈、大黄等中药用量，加白扁豆、砂仁、麦芽、厚朴等健运脾胃中药。

随访1个月，谷丙转氨酶基本正常，黄疸指数、总胆红素均在正常范围。随访3个月，症情稳定。

验案2：黄疸（急黄）

符某，女，2011年5月5日初诊。

患者因神昏嗜睡、频频呕吐、面目俱黄及肝功能异常入院。

入院时肝功能：ALT 768U/L，AST 775U/L，TBIL 197.10μmol/L，DBIL 109.20μmol/L，IBIL 87.9μmol/L；凝血五项：PT 17.5秒，INR 1.35，AT-Ⅲ 43%。临床诊断为重型肝炎。

症见：神昏嗜睡，呼之可应，极度乏力，身黄、目黄、尿黄，色如橘色。右胁不适明显，腹胀明显，胃脘部胀闷不适，时有泛酸，食纳极差，口干苦，呕吐频频，稍进食或饮水即吐。溲赤便秘，舌质红，苔厚黄腻，脉弦。

中医诊断：黄疸（急黄）。

辨证：湿热内蕴。

治法：清热利湿，通腑退黄。

方选：急肝二方加减。

因患者闻中药即吐，故以止吐为先，并改变给药途径，以中药保留灌肠为主。

口服中药：大黄甘草汤，以清热泻下止呕。大黄4包（1包6g），甘草3包（1包3g），沸水冲服，少量频服。

中药保留灌肠：急肝二方加减。以清热利湿，通腑退黄。

处方：茵陈60g，大黄4包（1包6g，冲），鸡骨草30g，田基黄20g，半边莲15g，半枝莲15g，车前子15g，泽泻15g，栀子10g等。浓煎至100mL，保留灌肠用，1~2次/日。

辅助用药：清开灵、复方氨基酸（15AA）等以清热解毒护肝及支持治疗。

治疗42天，患者症情明显好转，复查肝功能：ALT 87U/L，AST 103U/L，TBIL 52μmol/L，DBIL 33.4μmol/L，IBIL 18.6μmol/L。

出院后门诊继续治疗，以清热利湿、疏肝健脾为法立方，方选急肝二方加减治疗。

随访1个月，谷丙转氨酶基本正常，黄疸指数、总胆红素均在正常范围。

【按语】《金匮要略》曰："诸病黄家，但利其小便。"故治疗上以清热利湿为主，兼通利二便。以上两案均采用急肝二方加减治疗。急肝二方为茵陈蒿汤加减而成。

方中重用茵陈蒿为清热利湿退黄的要药，栀子清泄三焦湿热，大黄降泄胃肠郁热。茵陈配栀子，使湿热从小便而去；茵陈配大黄，使郁热从大便而解，三药相合，使邪有出路，湿热从二便而去。罗凌介教授喜用田基黄，即《中药大辞典》所载之地耳草，产于我国南方田基、沟边潮湿草丛中，性味甘淡，微苦微寒，有清热解毒、渗湿行水、消肿止痛功效，清而不克，乃治肝炎理想药物。鸡骨草亦可增强清热利湿之效，加入鸡内金、神曲固护胃气，甘草调和诸药。

医圣张仲景在《金匮要略》中说："黄疸之病，以十八日为期，治之十日以上瘥，反剧为难治。"可见重型肝炎之难治。重型肝炎发病急，病情重，变化快，病死率高。治疗上应针对不同时期的不同发病机制，力争早期综合治疗和多途径给药，如口服、静脉滴注、灌肠、外敷等。如在发病极期，患者食欲极差、频繁恶心呕吐的情况下，可选择保留灌肠，中药保留灌肠可有效地清除肠源性内毒素，具有保护肠黏膜屏障、稳定内环境、避免肠道菌群失调、取代抗生素、减轻细胞因子及其他炎症介质对肝脏损伤的作用。罗凌介教授经验方——急肝二方，在患者呕吐频频不能口服中药时可灵活改中药口服为中药保留灌肠，可健脾护肠，化瘀解毒。待病情稳定或好转后，以内服药为主，以加速残留黄疸的消退，加快体力的恢复。另外，"见肝之病，知肝传脾，当先实脾"，还应注意根据疾病传变规律，先安未受邪之地，"防患于未然"。

重型肝炎其总的治疗原则应是发挥中西医各自的优势，早期发现，顿挫病势，针对重型肝炎病情发展各个阶段的主要矛盾，抓住重点，兼顾全面的综合治疗，以维持患者的生命，防治各种并发症，阻止肝细胞继续坏死，促进肝细胞的再生，恢复机体内环境的平衡，最大限度地促进病体康复。

肾病论治

罗凌介教授经过近50年的临证实践，对急慢性肾炎有了较深入的研究。结合中医理论，在肾病的治疗方面，总结出了"治疗肾病，调整阴阳，从本论治"及"化瘀"贯穿肾病治疗始终的观点。

罗凌介教授治疗慢性肾病强调以下注意事项。

1. 重视调整阴阳平衡

《素问·生气通天论》云："凡阴阳之要，阳密乃固，两者不和，若春无秋，若冬无夏，因而和之，是谓圣度。故阳强不能密，阴气乃绝，阴平阳秘，精神乃治，阴阳离决，精气乃绝……"故人之阴阳平和调顺，才能保证机体正常的生长发育，反之阴阳失调，则形成病理状态。罗凌介教授认为，中医治疗疾病的过程也就是调整阴阳平衡的过程，使患者机体内部达到平衡。罗凌介教授治疗肾病非常重视肾阴肾阳的平衡，并且善于阴中求阳、阳中求阴，即古人所谓的"善补阴者，必于阳中求阴，则阴得阳升而泉源不竭；善补阳者，必于阴中求阳，则阳得阴助而生化无穷"。罗凌介教授拟定肾一方作为肾病治疗的基本方，方中知母、黄柏、生（熟）地黄、山茱萸、丹皮、泽泻、怀山药、茯苓、淫羊藿各药配伍，蕴含了阴阳互根的思想。

2. 重视感染，祛除诱因

慢性肾病由于病情缠绵，外易受风、寒、湿、热病邪的侵袭，内易受七情、饮食、劳倦或外感入里转化的影响，易发生各种变证。现代医学研究亦发现慢性肾炎患者的免疫能力低下，易于引起各种感染，病原微生物长期存在是导致疾病迁延不愈的重要原因。慢性肾炎出现血尿，临床中常见的有两种情况：一是无任何症状，尿中长期有红细胞，用普通疗法效果不好；二是病情缓解后又出现"反跳"。罗凌介教授认为，这两种情况往往与感染有关。感染可分为显性和隐性感染两种，显性感染显而易见，隐性感染常常被忽视。感染常见有上呼吸道感染，头面部、皮肤、胃肠道、泌尿道、前列腺感染等。尤其是上呼吸道感染（包括感冒、扁桃体炎、咽喉炎）最为常见。《灵枢·经脉》篇指出"足少阴之本……其直者从肾上贯肝膈，入肺中，循喉咙，夹舌本"，可见咽喉为外邪循经入肾的主要门户。外邪侵袭，风热邪毒搏结咽喉或邪气留恋不解，可循足少阴经脉侵犯至肾。罗凌介教授认为，善治肾炎者当先治疗感染，感染不除，血尿、蛋白尿就不消。对于肾炎兼有上呼吸道感染者，罗凌介教授常用肾一方加金银花、连翘、千层纸、射干、桔梗等；夹有鼻炎者用肾一方加薄荷、蝉衣、路路通等；夹有前列腺炎者用肾一方加白花蛇舌草、牛膝、半枝莲、萆薢等。

3. 用药平和，慎用温补

罗凌介教授认为，慢性肾病的治疗用药应平和，虽有邪实但不可攻伐过甚，即使有本虚也要慎用温补，忌用大温大补、大寒大下之品，否则攻甚则伤正，补甚则恋邪。例如，肾性血尿病程较久，往往致阴阳气血均有不足，涉及五脏六腑虽有标实，但治疗时要顾及本虚。特别是无症状的血尿，更不可滥用温补之品，以免病情反复。

慢性肾病临床上多见气阴两虚证。罗凌介教授认为其因有三：一者素体气虚或阴虚；二者病久耗气伤阴；三者因肾病治疗中，西药糖皮质激素、消炎痛、雷公藤、利尿剂等广泛应用，其耗气伤阴的特点十分突出。慢性肾炎病变的主要脏腑在脾肾，以肾为主。病理变化初期多见脾肾气虚证，出现腰膝酸痛、疲倦乏力、水肿、食欲减退、头晕、脉缓弱、舌淡、苔白润等症状，随着病情发展，阴精亏耗，出现咽燥口干、头晕耳鸣、心悸失眠、手足心热、舌红、脉细数等症，这是慢性肾炎病变的一般发展规律。脾肾气化机能衰弱，则人体精微物质的化生、转化与代谢、排泄的生理机能出现障碍，而使机体气化不足，复因患病日久，长期蛋白尿和低蛋白血症或药物损伤，从而阴精日损，导致气阴两虚证；也有素体阴虚，病起即表现为阴伤者，若进一步发展则可阴损及阳或气虚及阳而致阴阳两虚，久而成虚劳，出现水毒潴留等变证。

罗凌介教授以六味地黄丸为补肾平补之剂，以六味地黄丸为主化裁治疗各种证型的慢性肾病，并结合该病病性特点，区分出以气虚为主还是以阴虚为主，或气阴两虚，或兼夹其他病邪。以气虚为主加黄芪、太子参；阴虚为主加女贞子、旱莲草；夹有热毒加白花蛇舌草、半边莲；夹瘀血加益母草、琥珀、牛膝；夹外感加荆芥、防风等。尤其对慢性肾炎血尿，罗凌介教授认为以阴虚血热、损伤血络者居多，临床喜用六味地黄丸"壮水之主，以制阳光"，加侧柏叶、仙鹤草、地榆等以凉血止血；伴有蛋白尿者常选用黄芪、芡实、金樱子、蝉衣、海藻、昆布、萆薢等以固肾摄精。

4. 坚持用药，重视调摄

慢性肾病为沉疴顽疾，非短时间治疗就能显效和向愈。罗凌介教授在临床中强调，如通过治疗收到较好疗效，主要理化检查指标已接近正常或已达到正常的患者，仍不能放松继续治疗；而治疗一时达不到理想效果的患者，更不能丧失信心，要有坚持用药的充分心理准备。罗凌介教授常嘱咐慢性肾病患者，治疗后血尿、蛋白尿消失 1 年无复发，方谓之治愈。否则应根据患者的病情、体质，分析其邪正消长之势，采取亦调亦补的办法继续治疗。如病邪虽衰而未尽者，可继续用轻量的祛邪之法，以祛邪务尽；若正气虚损未全复者，可视何脏腑之阴阳气血不足，选用补而不滞，滋而不腻，温而不燥，凉而不冰凝之品，与祛邪之品合用，久服效彰，方能起沉疴而延寿。

同时，罗凌介教授强调慢性肾病的患者要注意情绪的调节、饮食起居的调养及劳逸适度的控制，这对病情的好转、向愈非常重要。比如饮食方面肾小球疾病患者忌多食盐，并适当控制高蛋白、高热量饮食，忌发物之品。尤其在疾病急性发作、病变活动期或属湿热证时，饮食宜忌更为重要。对慢性肾病尤其是肾衰患者，提倡低蛋白饮食，同时主张适量食用植物蛋白，如大豆蛋白，适量食用蔬菜、水果（除含钾较高的橘子、香蕉之外）。罗凌介教授常常告诫肾病患者要注重自我调摄，成年患者要控制房事，忌劳累。

5. 中西结合，各取所长

罗凌介教授认为，慢性肾病病因病机复杂，病情变化多端，提倡中西医结合取长补短，提高疗效。在治疗慢性肾病时，应以中医为主，但当肾病发展到一定阶段，要考虑中西医结合治疗。罗凌介教授治疗慢性肾小球肾炎在运用中医的同时，常配合西药以抗凝、扩张肾血管，增加肾血流量、改善肾血液循环，他常选用阿魏酸钠注射液、潘生丁、654－2等。肾病综合征中西结合治疗方面，罗凌介教授重视西药使用激素，并且强调激素使用要"首始量足、减药要慢、持续要长"。慢性肾病尿检出现白细胞或有感染征象时，可配合选用对肾功能影响较小的抗生素，如青霉素类。

慢性肾病治疗过程中，患者久病阴津耗伤，致阴虚火旺，予滋阴清热之法用药后，血证之症消失，应及时减知母、黄柏等滋阴清热之凉药，防止服用过久损伤中阳，加用由女贞子、旱莲草组成的二至丸以滋阴补肾。

一、慢性肾小球肾炎

慢性肾小球肾炎，简称慢性肾炎，指各种病因引起的不同病理类型的双侧肾小球弥漫性或局灶性炎症改变，临床起病隐匿，病程冗长，病情多发展缓慢的一组原发性肾小球疾病的总称。罗凌介教授认为慢性肾炎病因有内外两端，内因多为禀赋不足，饮食起居失调，以及七情过用，身劳过度或病后体衰等损伤人体正气，尤易损及脾、肺、肾三脏，致其阴阳失衡，机能失调；外邪乃风、寒、湿、热及疮毒等，每易乘虚侵袭人体，内外相引，阻塞气机，阻碍气化而发为此病。一般外邪致病，多数初发为风水，常因病情迁延，邪气羁留，使正气日渐伤残；亦可因病邪乘虚侵袭，伏藏体内，未立即发病，久致正气损伤，肺脾肾功能严重失调，方显现水肿、腰痛等临床表现，甚至出现关格、溺毒等危重证候。罗凌介教授根据慢性肾炎的病因病机，临床中不断总结，创制肾一方为治疗慢性肾炎的基础方。

组成：知母 12g，黄柏 12g，生地黄 20g，丹皮 15g，泽泻 15g，怀山药 15g，山茱萸 10g，茯苓 20g，淫羊藿 12g。本方具有滋阴益肾、化气利水功效。

肾一方由《医方考》知柏地黄丸化裁而来。方中生地黄为君药，《本草疏注》谓生地黄"乃补肾之要药，养阴血之上品"。山茱萸滋养肝肾，并能涩精；怀山药补脾益气而固精，二者共为臣药。君臣三味药相配，共同发挥补益肝、脾、肾的作用，效力全面，且以补肾阴为主，补其不足，可谓治"本"。泽泻泄肾利湿；丹皮能够清泻肝火，同时可以制约山茱萸的收敛作用；茯苓健脾治湿，助怀山药健运脾胃。这三味药物为"泻"药，泻湿浊，平其偏盛，为佐药，是谓治"标"。加入淫羊藿，是取"阳中求阴"之意。诸药相合，共奏滋阴益肾、化气利水之功。临床上广泛用于眼睑浮肿、疲乏无力、腰酸腰痛、小便量少、蛋白尿等辨证属于肾阴亏虚证的慢性肾炎等肾系疾病。

临证中，罗凌介教授根据患者的具体病情不同而加减用药。若出现血尿，尿常规潜血阳性等阴虚火旺、灼伤脉络者，以生地黄易熟地黄并加用旱莲草、女贞子组成的二至丸以补益肝肾、滋阴止血，或加入小蓟、白茅根、茜草根凉血止血；若治疗过程中尿蛋白量较前明显减少，应去知母、黄柏，防止过于苦寒损伤中阳；夹有热毒者加白花蛇舌草、半边莲等以加强清热利湿解毒作用；夹外感加荆芥、防风等以解表；久病必瘀，临证常加用益母草、琥珀、牛膝等有活血化瘀作用的药物。

二、肾病综合征

肾病综合征是指由多种病因导致肾小球基底膜通透性增高，从而大量血浆蛋白由尿中丢失而导致的一种综合征，以大量蛋白尿、低蛋白血症、高脂血症及不同程度的水肿为主要临床表现。该病初发时均存在着水肿、尿少、乏力、畏寒、面色无华、舌淡等一系列阳虚之候，提示肺、脾、肾三脏阳气不足，阳虚不能温化水湿，致津液运行停滞而成水肿，其根本原因为肾阳虚不能制约阴水。蛋白尿亦是肾病综合征的特征之一，该病往往以脾肾气虚为主，久病则肺气亦虚，脾气不足，运化失常，气机不利，清气不升，尿漏精微物质而见蛋白尿。《素问·金匮真言论》云："夫精者，身之本也。"《素问·阴阳应象大论》云："阳化气，阴成形。"长期蛋白尿使精微物质进一步减少，加重肾阴不足，如若迁延恶化，必阴损及阳，又"湿胜则阳微"，水停日久，进一步加重肾阳虚衰，最终导致阴阳俱虚。因此肾病综合征的本质应是阳本不足而致阴亦无余。

罗凌介教授对该病的诊疗，首重辨证。辨证要点为以下三点。

1. 辨脏腑之虚：脾虚湿困、脾肾阳虚、肝肾阴虚。

2. 辨邪实：邪实指水肿明显或兼有外邪，邪实重者当以治标为先。

3. 辨血瘀：本证病程长，关键为本虚。久病必伤络，气虚易致血瘀，故本病常表现出面色晦暗，口唇紫暗，舌质紫暗等血瘀症状，故治疗中重视化瘀法的运用。

治疗方面，以扶正祛邪、健脾益气、温阳利水、滋养肝肾、活血化瘀为法。治疗过程若复感外邪，治当按"急则治其标"的原则而以祛邪为先，兼顾其本。出现危重变证时，宜审因立法，组织抢救。

临床上，罗凌介教授灵活辨证用药，以自拟方肾一方为主方，注重调整肾之阴阳，据病情变化加减用药。肝肾阴虚者，症见浮肿不明显，但常伴有头晕头痛，面色潮红，神态兴奋，手足心热或有潮热，腰酸腿软，舌红、舌体瘦长，少苔或剥苔，脉弦细数，当治以养阴滋肾，平肝潜阳，可在方中加入女贞子、旱莲草、郁金。脾虚湿困明显者，症见面色苍白，神疲肢冷，疲倦乏力，肢体浮肿，尿少便溏，舌淡红，苔白浊，脉沉缓或滑，当治以健脾益气，利湿消肿，可在方中加入党参、北黄芪、茯苓、陈皮、大腹皮、桃仁等。脾肾阳虚明显者，症见全身明显浮肿，以腰腹以下为甚，指压深陷难起，常伴有胸水与腹水，形寒肢冷，精神不振，面色㿠白，舌淡胖边有齿印，苔白，脉沉细无力，其偏于脾虚者，大便多溏，神疲纳呆，偏于肾阳虚者，多见腰酸肢冷，小便清长，夜尿多，临证可在方中加入熟附子、茯苓、白芍、生姜、白术、补骨脂、丹参等。

另外，该病患者多见血瘀症状，或面色晦暗，唇色紫暗，或皮肤干燥无光泽，有瘀点瘀斑，伴舌质紫暗，苔少，脉涩或弦等。罗凌介教授在瘀血辨证治疗上，气虚血瘀多用北芪、党参、当归、川芎、丹参、鸡血藤等健脾益气、养血活血药；阴虚血瘀或曾有出血者，多用鳖甲、白茅根、丹皮、赤芍、红花、田七、益母草等活血化瘀药；瘀血阻络者多用元胡、地龙、水蛭、乳香、没药、血竭等攻瘀散血药；瘀血内结者多用三棱、莪术、穿山甲、刘寄奴、桃仁、昆布、土鳖虫、血竭等破血散结药。上述活血化瘀药中，以益母草最为常用，一般用量较大，至少60g以上，用至120g以上者也不少见。益母草有活血化瘀、解毒、利尿的功用，实为治疗肾病之良药。

三、肾炎蛋白尿

蛋白尿是诊断肾炎指标之一，也是肾炎治愈评定标准之一。肾炎蛋白尿，特别是隐匿型肾炎单纯性蛋白尿长期不消，治疗上十分棘手。西医用激素、环磷酰胺治疗，由于激素、环磷酰胺的副作用及毒性大，使患者畏惧，因此，寻求有效的中药治疗成为医家探索的课题。

（一）病因病机

人体中的蛋白质靠从食物中摄取。张介宾曰："精、食物之精华也。"人体中的蛋白质属中医所说的"精微"。精微的丧失是因外邪侵袭，脾肾肺肝功能失调亏损所致。再由病理产物痰、湿的作用，使蛋白质的丢失加重。急性肾炎或慢性肾炎急性发作产生蛋白尿，多由外邪引起。外邪为风热、风寒、湿热。因风寒而致的反复感冒；因风热而引起的咽痛、乳蛾肿大等；因湿热而致的皮肤痛疖、脓疱疮等均极易引起本病。其机理是外邪侵袭，内应于肺，"肺为水上之源"，因肺失宣降，影响宣通玄府、通利三焦的功能而引起水湿内停、湿热郁结，精微随湿热下注。慢性肾炎或隐匿型肾炎主要是脾肾功能失调或亏损，致脾失"升清"，肾失"封藏"则精微下流。

"邪之所凑，其气必虚"。临床观察脾肾气虚或阳虚者比较容易患肾炎，而以肾虚者比较重，脾虚者比较轻。部分脾肾阳虚的病例可以阳损及阴，肾病及肝，而表现为肝肾阴虚、肝阳上亢的症状，最后导致阴阳俱虚，肝、脾、肾三脏由虚入损，逐渐使肾的分清泌浊功能丧失，脾的运化输布机能衰退，从而使机体整个气化功能逐渐衰惫，则表现为正虚邪实的症状。

"久病入络非痰则瘀"。蛋白尿的产生与病理产物痰、瘀关系密切。特别是与瘀血关系密切。西医学认为，肾炎是一种变态性疾病，除肾小球毛细血管基底膜变态反应损害引起选择性通透性异常外，肾小球毛细血管痉挛、炎性细胞浸润，以及毛细血管内凝血与血栓形成等病理改变亦可导致毛细血管闭塞、肾血流受阻。肾小管缺血等病理变化与中医"瘀血"机理相同。肾炎引起的肾区疼痛、浮肿、出血倾向都属中医"瘀血"范畴。瘀血内阻，肾脏受损，肾失藏精则精微下流。

肾炎日久，湿浊内生，湿热交阻煎液成痰，则出现呕恶、痞闷、口苦、苔腻等痰湿交阻病变。

（二）临床分型

1. 肺型

肺型可分为风热和风寒两大类，见于急性肾炎或慢性肾炎急性发作期。

（1）风热

症状：面目浮肿，恶风发热，头痛，咽痛或咳嗽，小便赤短或血尿，舌尖红，苔薄黄，脉浮数。

治法：疏风清热、宣肺利水。

方药：麻黄连翘赤小豆汤合五苓散加减。

组成：麻黄、连翘、菊花、蒲公英、蝉蜕、杏仁、桑白皮、白茅根、石韦、茯苓、猪苓、车前子等。

（2）风寒

症状：全身浮肿，头面尤甚、小便不利，咳嗽气促，痰稀白，稍有发热。舌淡，苔白腻，脉浮紧。

治法：发散风寒、宣肺利水。

方药：越婢汤合五皮饮加减。

组成：麻黄、白术、茯苓、桑白皮、大腹皮、生姜皮、陈皮等。

2. 脾型

脾型多见于慢性肾炎普通型或肾病型轻度水肿者。

症状：尿中蛋白增多，面色微黄，倦怠乏力，脘闷纳呆，下肢浮肿。舌淡，苔薄白，脉缓弱或细弱。

治法：健脾利湿。

方药：参苓白术散合防己黄芪汤加减。

组成：黄芪、党参、白术、茯苓、防己、怀山药、白扁豆、赤小豆、益母草等。其中北芪健脾利水，增强免疫功能，消除蛋白尿，改善肾功能及整个机体功能，为本病正虚期良药。

3. 肾型

（1）脾肾阳虚型（相当于肾病型）

症状：明显凹陷性水肿，亦包括无浮肿者，面色苍白，神疲纳差，形寒肢冷。舌质淡胖，苔白滑、薄白。或薄腻，脉虚软、沉细或濡数。

治法：温肾健脾利水，佐以活血化瘀。肿消后以健脾补肾固涩为法。

方药：真武汤、济生肾气汤、金锁固精汤加减。

组成：熟地黄、吴茱萸、党参、黄芪、当归、肉桂、炮附子、仙灵脾、胡芦巴、鸡血藤、益母草、丹参、怀牛膝、石韦、玉米须、土茯苓、车前子、金樱子、芡实、莲须等。

（2）肝肾阴虚型（相当于高血压病、肾病型或长期服激素者）

症状：头晕头痛，腰膝酸软，心烦失眠，手足心热，口干，大便干，尿黄赤或尿时有灼热感。舌质红，苔少，脉细数。

治法：滋补肝肾、活血化瘀，佐以清热利湿。

方药：知柏地黄汤、大补元煎、羚角钩藤汤加减。

组成：生地黄、熟地黄、首乌、茱萸、龟板、黄柏、知母、当归、丹参、红花、黄芪、党参、泽泻、怀山药、益母草、石韦、白茅根、钩藤、夏枯草、怀牛膝等。

4. 血瘀型

本型可见于各型，尤其是高血压型及具有酚红排泄功能障碍者。故在治疗上无论哪一型都须加入活血化瘀药物，方能取得较好的疗效。活血化瘀有解除平滑肌痉挛，减少毛细血管阻力，扩张血管增加血流量，对抗组织缺血缺氧，抑制血小板凝集，增加纤维蛋白溶解活性的作用。活血化瘀法实为治疗肾炎一大要则。尤其是高血压型以头晕腰酸疲乏为主要症状不能用肝风眩晕来解释，更不能用平肝息风剂治疗者，应把血压升高这一客观指标当作中医瘀血内阻的一个诊断依据，在辨证施治的基础上投入大剂量活血化瘀药物，方能取效。

主症：常有各型主症的同时，兼有面色晦暗，皮肤有瘀点或瘀斑，腰痛固定不移，舌质紫或有瘀点。尿中常有红细胞，脉沉细无力或沉。

治法：益气活血。

常用药可分为四大类。

（1）养血活血类：当归、赤芍、丹参、鸡血藤、黄芪、党参（脾虚型多用）。

（2）活血化瘀类：川芎、红花、蒲黄、田七、益母草、鳖甲、白茅根、丹皮、姜黄、薏苡仁、山楂（适用于病程较长或曾出血者）。

（3）攻瘀散血类：延胡索、地龙、水蛭、赤小豆、苏木、郁金、乳香、没药、血竭（用于病程长者）。

（4）破血散结类：三棱、莪术、穿山甲、刘寄奴、桃仁、昆布、土鳖虫、血竭（适用于病程长、病重者）。

上述活血化瘀药中，以益母草最为常用，一般用量较大，至少60g以上，用至120g以上者也不鲜见，益母草功能活血化瘀、解毒、利尿，具有治疗肾炎蛋白尿的三大功效，实为治疗肾炎之良药。

5. 湿热型

本型常在各型中出现。多见于体内有感染病灶或使用皮质激素的患者，肾炎患者尿中有白细胞都应按湿热论治。若尿中没有白细胞，但尿液混浊也是湿热标志，在补肾健脾药物中适当加入清利药物，效果较为满意。

症状：口黏口苦，心烦失眠，口干饮水不多，小便赤短，大便秘结不畅。舌质红，苔黄腻，脉滑数。

治法：清热利湿。

方药：三仁汤、龙胆泻肝汤加减。

组成：金银花、连翘、蒲公英、地丁、黄芩、柴胡、萹蓄、石韦、竹叶、茅根、生地黄、知母、黄柏、夏枯草、栀子、龙胆草、土茯苓等。

以上分型只适用于肾功能未衰竭者，至于肾衰出现的湿浊内生、化热、成痰、动风的危重症，则当另行辨证施治。

登革热论治

1980 年，海南岛发生登革热大流行，几乎遍及全岛，患者达 40 多万人。本病由病毒引起，当时尚未有特效的药物治疗，对就诊者大多数是用中医辨证施治，或中西医结合治疗。由于本病在海南是有文献记载以来的第一次大流行，就全国也很少有报道，所以对本病的认识不足，加上临床表现复杂，因此，开始中医对本病的认识不一致，用药也混乱。后经过临床实践，对本病有了一定的认识。

（一）诊断依据

登革热病属中医学温病范围，但属何种温病，因临床表现复杂确非一言可定，须根据临床特点进行分析，才能定其病名。

登革热的中医临床特点：突起恶寒、发热，之后则但热不寒，头痛、身骨痛、腰痛，有汗或无汗，口渴或不渴，或口干不欲饮，呕恶或腹胀，腹泻或便干，面赤，或出现斑疹，甚则衄血、咯血、便血、子宫出血等。脉多浮数、数大、滑数、濡数或脉缓。舌质多红、淡红或绛，苔多黄白、黄薄或黄腻。

根据有壮热、烦渴、多汗的症状，又起于夏天，故可称为暑温。暑多夹湿，临床上出现发热、恶寒、头痛、身痛、无汗（或微汗）、心烦脘闷、渴不多饮、腹泻、小便赤短等症状，这是暑湿为患的见症；有部分患者有热自里发倾向，如初期类似感冒，但里有暑湿见症，最初出现恶寒，以后但热不寒，入夜尤甚，及汗稍减，便溏不爽，脘痞，苔腻，脉濡数，而本病于 8~9 月份达到高峰，也可称之为伏暑；本病传染性强，"一人受之谓之温，一方受之谓之疫"，故本病尚可称之为疫证；有部分患者出现身大热，头痛如劈、腰如被杖、骨节烦疼，或吐衄发斑，舌绛，脉数的症状，称之为"暑疫"；部分患者初起憎寒壮热，继则但热不寒，日晡益甚，头痛、身痛，脉数、苔厚，舌红绛，可称之为"湿热疫"。

总之，中医对本病的诊断，或称暑温，或称伏暑，或称瘟疫之名。

（二）病因病机

本病是由于感受"暑热疫疠"之病邪，当人体正气内虚，不能抗邪时便会得病，或先感受暑湿病邪，后为秋冬时令之邪所诱发。

"暑热疫疠"之病邪有它的特点：一是有明显的季节性；二是起病急骤，传变迅速。本病的全过程同其他温病一样，由表入里，沿卫、气、营、血的转变规律进展。但由于病邪比较猛烈，一般卫分症状刚出现便很快传入气分，甚至气血两燔，或热毒充斥里外而呈现表里俱热。临床所见很多病例，患者刚一出现微恶寒或不恶寒，很快就出现高热。

暑热夹湿或伏邪内发，临床出现恶寒、发热、身痛、无汗、心烦、口干不渴的病例也不少。因湿遏卫分，邪正交争而出现恶寒、发热、身骨疼痛、身重、乏力等卫分表证。病至气分，因湿郁成热或湿热郁争而见身热汗出，口渴而不喜饮；湿阻中焦则呕恶、纳呆；化湿热火迫血妄行则鼻衄、衄血、子宫出血等；热降心包则出现神昏谵语甚至昏迷。

总之，对本病的分析须着重于"暑""湿"两方面，注意"暑湿疫疠"为患，取其伏暑、暑温、瘟疫之病名，按卫、气、营、血进行辨证施治。病名虽多，但治病有明确病机为旨，不可为病名所扣定。

（三）分型与治疗

1. 暑湿伤卫型（相当于轻型登革热）

主症：突起发热、恶寒，头痛、身痛，无汗，苔薄白，脉濡数。

治法：清暑透表，清热解表。

方药：新加香薷饮加大青叶 15g，板蓝根 15g。

用法：水煎服，每日 2 剂，早、晚各 1 剂。

2. 气分热盛型

（1）气分兼表（相当于轻型登革热）

主症：恶寒，头痛、身痛，发热无汗，心烦、口渴，小便赤短，脘痞。苔腻，脉浮数。

治法：辛凉透表，清利暑湿。

方药：银翘散加杏仁 10g，滑石 30g，薏苡仁 30g，通草 15g。

用法：水煎服，每日 2 剂，早、晚各 1 剂。

（2）胃热亢盛

主症：高热，头痛，多汗，面赤，身重骨痛，烦渴或斑疹隐隐，便干尿赤。舌红苔黄，脉数大。

治法：清气泄热，佐以养阴生津。

方药：白虎汤加大青叶 15g，板蓝根 15g，花粉 15g，麦冬 15g。高热加紫雪丹；斑疹隐隐加丹皮 10g，生地黄 20g，元参 10g，紫草 15g。

用法：水煎服，每日 3 剂，早、中、晚各 1 剂。

（3）湿热蔓延

主症：高热，面赤，头痛、身痛，脘痞腹泻，小便赤短，渴不喜饮，甚或咳痰带血。舌红，苔黄滑，脉数或脉缓。

治法：清热，解毒，利湿。

方药：三石汤加苍术 10g。

本方适用于偏热脉数，如偏湿脉缓、口不渴，可酌情加减用药。

用法：水煎服，每日 2 剂，早、晚各 1 剂。

3. 邪遏膜原型（相当于轻型登革热）

主症：初起憎寒壮热，继后但热不寒，日晡益甚，头痛、身痛。苔白厚，舌质红绛，脉数。

治法：疏利透达。

方药：达原饮加柴胡 10g，连翘 15g，板蓝根 15g，桑叶 10g，葛根 20g，菊花 10g。

用法：水煎服，每日 2 剂，早、晚各 1 剂。

4. 温热疫毒充斥表里型（相当于典型登革热）

主症：身大热，头痛如劈，或狂躁谵语，口干、咽痛，全身骨痛，腰如被杖，或衄血发斑。舌红，脉浮大而数。

治法：清热，泻火，解毒。

方药：清瘟败毒饮加减。

用法：水煎服，每日 3 剂。

本型在此次流行中多见，石膏用量宜大，一般用 60g，需频频急服才能遏

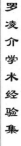

其凶猛之势。

5. 热灼营阴型

主症：身热夜甚，口不渴，心烦不寐，斑疹隐现。舌红绛，无苔，脉细数。

治法：清营泄热。

方药：清营汤。

用法：水煎服，每日 2 剂，早、晚各 1 剂。

6. 热盛迫血型（相当于登革热出血型）

主症：身热夜甚，夜热早凉，躁扰神昏，斑疹透露及各种出血症状。舌质深绛，脉沉数或细数。

治法：清热凉血，解毒透疹。

方药：以斑疹为主要症状者用化斑汤加减。

用法：水煎服，每日 2 剂，早、晚各 1 剂。

以各种出血为主症者，用犀角地黄汤加侧柏炭 10g，栀子炭 10g，白茅根 30g，并同时吞服云南白药（犀角用水牛角 60g 代替）。

用法：水煎服，每日 3 剂，早、中、晚各 1 剂。

7. 邪陷心包、热动肝风型（相当登革热脑型）

主症：身热，剧烈头痛，频频呕吐，烦躁不安，或神昏谵语，手足抽搐，四肢厥冷。舌质红绛，苔白或黄，脉沉数。

治法：清心开窍，镇肝息风。

方药：清心用清营汤，开窍用安宫牛黄丸，或至宝丹，或紫雪丹。息风用羚角钩藤汤。

用法：水煎服，每日 3 剂，早、中、晚各 1 剂。

本型病情凶险，发展迅速，死亡率高，必须中西医结合抢救。

8. 瘥后证治

（1）余热未清，气阴两伤。

主症：微热，神疲，口干不思饮食，斑疹渐退，小便赤短，大便干。舌干，脉细数。

治法：清泄余热，益气生津。

方药：竹叶石膏汤加减。

用法：水煎服，每日1剂。

（2）气血虚弱，脾胃不健。

主症：热退，神疲，头晕目眩，四肢乏力，食欲不振，少数有脱发，大便溏薄。苔薄白，脉虚弱。

治法：补气血，健脾胃。

方药：补中益气汤合参苓白术散加减。发脱者，加首乌20g，枸杞子15g，菟丝子20g，桑葚20g。并常服首乌片。

用法：水煎服，每日1剂。

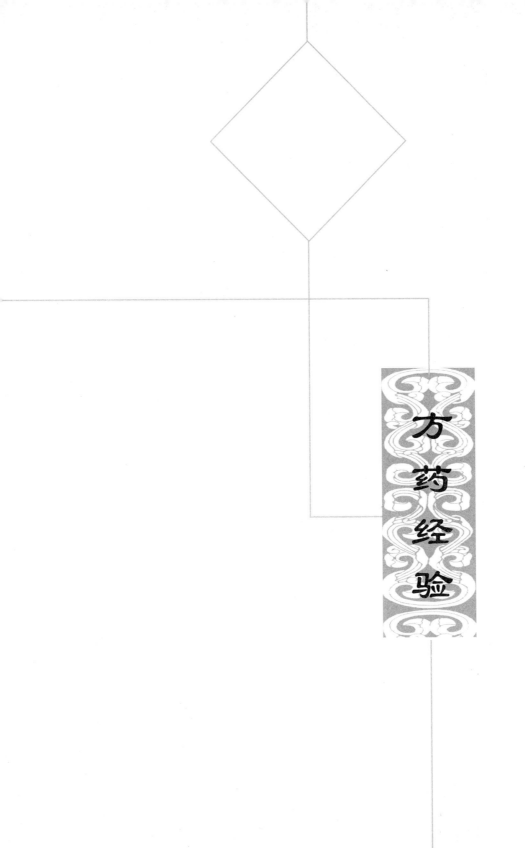

方药经验

急肝二方

急肝二方由《伤寒论》茵陈蒿汤化裁而来。

【组成】绵茵陈60g，大黄10g，栀子12g，神曲20g，鸡内金10g，鸡骨草30g，田基黄30g，甘草10g。

【功用】清热，利湿，退黄。

【方解】《金匮要略》曰："诸病黄家，但利其小便。"故治疗上以清热利湿为主，兼通利二便。急肝二方由茵陈蒿汤加减而成。方中重用茵陈蒿，因其为清热利湿退黄之要药；栀子清泄三焦湿热；大黄降泄胃肠郁热；茵陈配栀子，使湿热从小便而去；茵陈配大黄，使郁热从大便而解，三药相合，使邪有出路，湿热从二便而去。罗凌介教授喜用田基黄，即《中药大辞典》所载之"地耳草"，产于我国南方田基、沟边潮湿草丛中，性味甘淡微苦微寒，有清热解毒、渗湿行水、消肿止痛功效，清而不克，乃治肝炎理想药物。鸡骨草亦可增强清热利湿之效，加入鸡内金、神曲固护胃气，甘草调和诸药。

【主治】急性及亚急性黄疸型肝炎、慢性活动性乙型肝炎辨证属肝胆湿热、湿热熏蒸者。症见身目俱黄，肢体乏力，两胁作痛，口苦口干明显，腹胀，纳差，小便黄，大便黏滞不爽，舌红，苔黄腻，脉弦滑。

【临床应用与加减化裁】急肝二方主要用于急性及亚急性黄疸型肝炎、慢性活动性乙型肝炎辨证属肝胆湿热、湿热熏蒸者。

临床加减化裁：若见口干、小便量少等热重于湿者，加入蒲公英、半枝莲、半边莲等以清热利湿解毒；湿易遏阻阳气，湿热胶滞不解，脾胃受阻易致气机壅滞，气机壅滞则湿热愈阻，如患者出现腹胀明显，不欲饮食等湿热阻滞中焦、影响气机运行者，可加茯苓健脾益气利水，黄芩清利中焦湿热，厚朴、大腹皮理气消滞、利水消肿，则气行则水行；重症肝炎患者多有不同程度之血脉瘀滞不畅、气滞血瘀的征象，如患者在疾病后期，黄疸消退不明显，出现心烦、口干、舌暗红有瘀斑、脉弦细等血瘀征象者，可加郁金、丹参等活血化瘀兼有清心解郁退黄之品；如在疾病后期出现口干、渴欲饮水等湿热熏蒸伤阴者，可加沙参、麦冬、生地黄以滋阴生津。

验案1：黄疸（重型肝炎）

兰某，男，46岁，2008年4月9日初诊。

患者1周前因感冒自行服用大量感冒类药用（具体不详）后，开始出现身黄、目黄、尿黄及疲乏等症，伴恶心、欲吐、上腹部胀痛、便秘、纳、眠欠佳。曾到当地医院就诊，查肝功能异常，遂住院治疗，经治疗后症状改善不明显（诊断及具体用药不详），遂来诊。外院查肝功：ALT 5010U/L，AST 3320U/L，ALP 340U/L，r-GT 300U/L，TBA 330.5μmol/L，TBIL 173.7μmol/L，DBIL 104.2μmol/L，IBIL 69.5μmol/L。乙肝两对半正常。

症见：身黄、目黄、尿黄，疲乏，纳呆，恶心欲呕，腹胀腹痛，便秘，睡眠欠佳。全身皮肤黏膜和巩膜黄染明显，心、肺听诊无异常。腹软，肝脏肋下未触及，脾肋下两指。舌质暗红，苔黄薄腻，脉弦滑。

诊断：黄疸——阳黄（重型肝炎）。

辨证：湿热内蕴证。

病因病机：缘于药毒所伤，脾胃受损，湿浊内生，蕴久化热，湿热中阻，胆汁不循常道溢于肌肤和目睛，则见身目发黄；湿热下注则见尿黄；脾胃虚弱，气血生化乏源则见疲乏；脾胃功能受损则见纳呆、恶心呕吐。

本病病在肝、胆、脾、胃，病性属本虚标实。

治法：清热利湿，通腑退黄。

方选：急肝二方加减。

处方：茵陈50g，大黄30g（后下），山栀子15g，甘草10g，板蓝根15g，白花蛇舌草30g，半边莲20g，半枝莲20g，车前草30g，生地黄15g，沙参15g，田基黄30g，柴胡10g，白芍15g。4剂，水煎服，日1剂。

配合静滴甘草酸二铵、多烯磷脂酰胆碱、肝安注射液以护肝降酶等。属患者清淡饮食，卧床休息。

二诊（2008年4月13日）：患者神清，精神疲倦，全身皮肤黏膜及巩膜重度黄染。身黄、目黄、尿黄、肢体疲乏、胃纳较前稍好转，恶心欲呕，腹胀，少许腹痛，大便溏薄，日5~6次，睡眠欠佳。舌暗红，苔黄厚腻，脉弦。4月12日查肝功能：ALT 1680U/L，AST 700U/L，ALP 193U/L，r－GT 82U/L，TBA 284μmol/L，TBIL 355.6μmol/L，DBIL 264.6μmol/L，IBIL 91μmol/L。

效不更方，继予上方5剂，水煎服，日1剂。配合达乐欣静滴抗病毒。嘱患者清淡饮食，卧床休息。

三诊（2008年4月18日）：患者神清，精神疲倦，全身皮肤黏膜及巩膜重度黄染。身黄、目黄、尿黄，胃纳较前好转，乏力感减轻，无明显恶心欲呕，腹胀，少许腹痛，大便溏薄，日3~4次，睡眠一般。舌暗红，苔黄腻，脉弦。复查肝功能：ALT 247U/L，AST 69U/L，ALP 147U/L，r－GT 262U/L，TBA 65μmol/L，TBIL 225.4μmol/L，DBIL 180.5μmol/L，IBIL 44.9μmol/L。

患者症状及理化指标较前好转，治疗上遵前法，以清热利湿退黄为主。

方选：急肝二方加减，去前方之半边莲、半枝莲、板蓝根等苦寒之品，以防苦寒伤阴。

处方：茵陈50g，大黄30g（后下），山栀子15g，甘草10g，白花蛇舌草30g，生地黄15g，田基黄30g，沙参15g。7剂，水煎服，日1剂。

配合静滴甘草酸二铵、多烯磷脂酰胆碱、还原型谷胱甘肽护肝降酶，西咪替丁护胃。

服中药7剂之后，2008年4月25日复查肝功：ALT 159U/L，AST 72U/L，ALP 135U/L，r－GT 375U/L，TBA 20μmol/L，TBIL 167.8μmol/L，DBIL 137.7μmol/L，IBIL 30.1μmol/L。

四诊（2008年4月30日）：患者神清，精神尚可，全身皮肤黏膜及巩膜黄染较前减退。身黄、目黄、小便黄较前明显减轻，胃纳一般，偶有口干口苦，睡眠欠佳，大便调。舌暗红，苔薄黄腻，脉弦。复查肝功能：ALT 68U/L，AST 46U/L，ALP 153U/L，r－GT 353U/L，TBIL 54μmol/L，DBIL 48μmol/L。经治疗后症状及理化指标均明显改善，治疗方案仍以清热利湿为主，患者目前湿热之象较前减轻，故治疗在守前方的基础上减清热利湿药药量，并加入神曲以健脾护胃。

处方：茵陈30g，大黄15g（后下），山栀子15g，甘草10g，白花蛇舌草15g，生地黄15g，田基黄15g，沙参15g，神曲15g。10剂，水煎服，日1剂。

服药后症状基本消失，1月后复查肝功能基本正常。

【按语】由药物引起肝组织损害而发生的肝炎称药物性肝炎。临床表现类似一般病毒性肝炎，黄疸出现前1~2天有乏力、胃纳减退、上腹不适、恶心、呕吐、尿色深等前驱症状。但病程中无发热，肝脏肿大。严重病例可呈肝衰竭表现，可并发肝昏迷而死亡。生化检查ALT、AST明显增高。综合患者的各方面情况，可明确诊断。《素问·平人气象论》曰："溺黄赤，安卧者，黄疸。""目黄者，皆黄疸。"本病外因乃药毒所伤，内因正气不足，导致湿热内蕴，肝失疏泄，脾失健运所成。治疗上遵循"黄疸之证，皆湿热而成"之理，方选急肝二方加减，并时时注意顾护脾胃及阴液，体现了罗凌介教授"治肝不忘健脾"、时时顾护脾胃的学术思想，以及"疏泄不可太过，祛湿不可太燥，清热不可太寒"的用药原则。

验案2：黄疸（慢性活动性乙型肝炎）

陈某，男，42岁，2009年4月10日初诊。

患者于10天前无明显诱因下开始出现身目黄染，并迅速加深，精神不振，食少，纳呆，恶心欲呕，口苦、咽干，大便量少，未经处理，今日自觉黄疸重，遂来诊。

症见：食少，纳呆，恶心欲呕，口苦咽干，尿如浓茶，大便量少。舌红、苔黄腻，脉弦。查肝功能：ALT 739U/L，AST 621U/L，TBIL 250.8μmol/L，DBIL 224μmol/L，IBIL 26.8μmol/L。既往有乙肝病史20余年。

诊断：黄疸——阳黄（慢性活动性乙型肝炎）。

辨证：湿热并重证。

病因病机：患者不慎感受疫毒，导致湿热蕴结于中焦，脾胃运化失常，湿热交争于肝胆，肝失疏泄，胆汁不循常道，浸淫肌肤，下注膀胱，故身目、小便俱黄；湿为阴邪，阻遏气机，故乏力、纳差；胃气上逆故见恶心欲呕；湿热蕴结中焦，津不上承故口干。舌红、苔黄腻、脉弦均为湿热并重之征。

治法：清热利湿，通腑退黄。

方选：急肝二方加减。

处方：绵茵陈60g，大黄10g（后下），栀子12g，神曲20g，鸡内金15g，鸡骨草30g，田基黄30g，甘草10g，竹茹15g，砂仁6g（后下）。3剂，水煎服，日1剂。

配合静滴促肝细胞生长素、甘草酸二胺及能量合剂护肝降酶，清开灵清热利湿。

二诊（2009年4月13日）：患者神清，精神稍好转，全身皮肤及黏膜重度黄染。胃纳稍好转，时有恶心，口苦、咽干，尿如浓茶，大便2~3次/日，质稀烂，量多。舌淡暗，苔黄腻，脉弦。

原方加丹参、郁金以行气活血化瘀，清心解郁退黄。因重症肝炎患者多有不同程度之血脉瘀滞不畅、气滞血瘀的征象，故在使用大剂量清热解毒、利湿退黄药中，罗凌介教授常适当辅用此类活血化瘀药。

方药经验

处方：绵茵陈60g，大黄10g（后下），栀子12g，神曲20g，鸡内金15g，鸡骨草30g，田基黄30g，甘草10g，竹茹15g，砂仁6g（后下），丹参30g，郁金15g。3剂，水煎服，日1剂。

配合静滴促肝细胞生长素、甘草酸二胺及能量合剂护肝降酶，清开灵清热利湿。

三诊（2009年4月15日）：患者神清，精神较前明显好转，全身皮肤黏膜及巩膜黄染较前减退。食欲明显好转，无恶心欲呕，小便色较前变浅，大便稍烂，日1~2次。舌淡暗，苔黄微腻，脉弦。复查肝功能：ALT 390U/L，AST 304U/L，TBIL 96.3μmol/L，DBIL 55.2μmol/L，IBIL 41.1μmol/L。

上方去砂仁、竹茹，加半边莲、半枝莲以增强清热利湿解毒之力。

处方：绵茵陈60g，大黄10g（后下），栀子12g，神曲20g，鸡内金15g，鸡骨草30g，田基黄30g，甘草10g，丹参30g，郁金15g，半边莲15g，半枝莲15g。5剂，水煎服，日1剂。

配合静滴促肝细胞生长素、甘草酸二胺及能量合剂护肝降酶，清开灵清热利湿，口服肝苏颗粒降酶保肝、退黄健脾。

四诊（2009年4月20日）：患者神清，精神良好，全身皮肤黏膜及巩膜轻度黄染。食欲好，小便色淡黄，大便质稍烂，日1~2次。舌淡红，苔薄黄，脉弦。复查肝功能：ALT 187U/L，AST 134U/L，TBIL 48.7μmol/L，DBIL 28.5μmol/L，IBIL 20.2μmol/L。患者病情较前稳定，故治疗上守前法，寒凉之药不可过用，减绵茵陈、鸡骨草、田基黄用量，去半边莲、半枝莲以减清热利湿之力，加入沙参、生地黄滋阴生津，以防寒凉之药苦寒伤阴。

处方：绵茵陈30g，大黄10g（后下），栀子12g，神曲20g，鸡内金15g，鸡骨草15g，田基黄15g，甘草10g，丹参30g，郁金15g，沙参30g，生地黄15g。12剂，水煎服，日1剂。

配合静滴促肝细胞生长素、甘草酸二胺及能量合剂护肝降酶，清开灵清热利湿，口服肝苏颗粒降酶保肝、退黄健脾。

服药后症状基本消失，守方服用12剂，配合口服肝苏颗粒。

5月2日复查肝功能：ALT 67U/L。

守方继续治疗2周，症状无反复，复查肝功能正常。

验案3：黄疸（慢性活动性乙型肝炎）

谢某，女，24岁，2008年12月25日初诊。

既往"小三阳"多年。两周前出现皮肤、黏膜及巩膜中度黄染，疲乏，尿黄，纳差，肝区不适，腹胀，大便正常。

症见：神清，神疲，全身皮肤黏膜及巩膜中度黄染，肝区不适，腹胀，纳呆，小便黄，大便尚调。舌红，苔黄腻，脉弦滑。

诊断：黄疸——阳黄（慢性活动性乙型肝炎）。

辨证：湿热并重证。

治法：清热利湿，通腑退黄。

方选：急肝二方加减。

处方：绵茵陈60g，大黄10g（后下），栀子12g，神曲20g，鸡内金10g，鸡骨草30g，田基黄30g，甘草10g，半边莲30g，半枝莲30g，砂仁6g（后下），厚朴15g。3剂，水煎服，日1剂。

该方是在急肝二方基础上，加半边莲以增强清热利湿抗病毒之效；加厚朴、砂仁行气和胃以消腹胀；加鸡内金、神曲健脾消食和胃。

配合静滴硫普罗宁护肝、清开灵清热利湿及能量合剂对症支持治疗。

二诊：服药后，患者神清，精神稍好转，全身皮肤、黏膜及巩膜中度黄染。肝区不适缓解，腹胀缓解，小便色黄量多，大便稀烂，日3~4次。舌暗红，苔黄腻，脉弦滑。

守方继用 5 剂。配合静滴硫普罗宁护肝、清开灵清热利湿及能量合剂对症支持治疗。

三诊：药后患者神清，精神较前好转。肝区无明显不适，食后偶有腹胀，小便色淡，大便稀烂，日 2 次。舌脉同前。复查肝功能：AST 326U/L，ALT 212U/L，TBIL 24.7μmol/L，DBIL 17μmol/L。

守前方，减半绵茵陈、半边莲、鸡骨草、田基黄等清热利湿药用量，中病即止，以防苦寒伤阴。

处方：绵茵陈 30g，大黄 10g（后下），栀子 12g，神曲 20g，鸡内金 10g，鸡骨草 15g，田基黄 15g，甘草 10g，半边莲 15g，半枝莲 30g，砂仁 6g（后下），厚朴 15g。6 剂，水煎服，日 1 剂。

四诊：药后患者神清，精神良好。偶有腹胀，少许口干，大便质稀烂，日 1 次。舌红，苔黄稍腻，脉弦。复查肝功能：DBIL 8μmol/L，AST 52U/L，ALT 94U/L。患者少许口干，提示有伤阴之象，故去前方栀子，厚朴、砂仁等行气之品，加入白茅根清热生津，又可利尿。

处方：绵茵陈 15g，大黄 10g（后下），神曲 20g，鸡骨草 15g，田基黄 15g，鸡内金 10g，甘草 10g，白茅根 15g，半边莲 15g，半枝莲 15g。7 剂，水煎服，日 1 剂。

患者服药后无特殊不适，门诊随诊两周，复查肝功能基本正常。

验案 4：黄疸（慢性活动性乙型肝炎）

陈某，女，50 岁，2009 年 4 月 27 日初诊。

患者于半月前劳累后出现身黄、目黄、尿黄，伴腹胀、乏力，曾在外院门诊就诊，诊为"慢性乙型肝炎"，予口服药物治疗（具体用药不详），症状未见改善，黄疸进行性加重。遂于今日来诊。就诊时症见：身黄，目黄，尿黄、量多，腹胀，乏力，口干，纳差，眠欠佳，陶土样大便，3~4 次/日。舌红，苔厚偏黄，脉弦数。

查乙肝两对半提示："小三阳"；肝功能：TBIL 139.5μmol/L，DBIL 105.1μmol/L，IBIL 34.4μmol/L，AST 1342U/L，ALT 1561U/L。既往有慢性

乙型肝炎病史约 10 年，慢性胆囊炎 1 年。嗜烟酒多年。

诊断：黄疸——阳黄（慢性活动性乙型肝炎）。

辨证：热重于湿证。

病因病机：患者长期嗜食烟酒，时邪疫毒自口而入，蕴结于中焦，脾胃运化失常，湿热交蒸于肝胆，肝失疏泄，胆汁不循常道，浸淫肌肤，下注膀胱，故见身、目、小便俱黄；湿邪为阴邪，阻遏气机，故见腹胀、乏力、纳差。舌红，苔厚偏黄，脉弦数皆为热重于湿之佐证。

治法：清热利湿，通腑退黄。

方选：急肝二方加减。

处方：大黄 20g（后下），山栀子 10g，绵茵陈 60g，茯苓 20g，甘草 10g，车前子 15g，沙参 15g，泽泻 15g，蒲公英 20g，白花蛇舌草 30g，半边莲 20g，半枝莲 20g。4 剂，水煎服，日 1 剂。

配合静滴苦参碱、硫普罗宁护肝降酶、利胆退黄，清开灵清热利湿。

二诊（2009 年 5 月 2 日）：患者神清，精神疲倦，全身皮肤及黏膜黄染稍减退。身黄、目黄较前稍减轻，尿黄量多，腹胀，乏力，口干，纳差，眠欠佳，大便稀烂，日 5～6 次。舌红苔厚偏黄，脉弦。复查肝功能：TBIL 126μmol/L，DBIL 88μmol/L，IBIL 38μmol/L，AST 676U/L，ALT 803U/L。

服用上方后黄疸消退明显，继予上方。

三诊（2009 年 5 月 7 日）：患者神清，精神疲倦，全身皮肤及巩膜中度黄染。身黄、目黄明显减轻，稍腹胀、乏力、纳差，眠欠佳，小便量多，大便稀烂，日 3～4 次。舌质红，苔黄腻，脉弦。复查肝功能：TBIL 72μmol/L，DBIL 48μmol/L，IBIL 24μmol/L，AST 215U/L，ALT 164U/L。

治疗上以清热利湿退黄为主，前方去沙参、车前子，加神曲、鸡内金健脾护胃，以防诸药伤胃。7 剂，水煎服，日 1 剂。

四诊（2009 年 5 月 14 日）：患者神清，精神疲倦，全身皮肤及巩膜中度黄染，无腹胀、乏力，胃纳较前好转，眠一般，二便调。舌红，苔薄黄，脉弦。复查肝功能：TBIL 56μmol/L，DBIL 38μmol/L，IBIL 18μmol/L，AST 72U/L，ALT 64U/L。

守前方，减大黄、茵陈用量。

处方：大黄10g（后下），山栀子10g，绵茵陈20g，茯苓20g，甘草10g，神曲15g，鸡内金15g，泽泻15g，蒲公英20g，白花蛇舌草30g，半边莲20g，半枝莲20g。7剂，水煎服，日1剂。

五诊（2009年5月21日）：患者神清，精神良好，全身皮肤及巩膜轻度黄染，胃纳可，眠一般，二便调。舌红苔薄黄，脉弦。复查肝功能：TBIL 38μmol/L，DBIL 21μmol/L，IBIL 16μmol/L，AST 56U/L，ALT 48U/L。

病情明显好转，故守方不变，去白花蛇舌草、蒲公英；加白茅根清热利尿，白术健运脾胃。

处方：大黄10g（后下），山栀子10g，绵茵陈20g，茯苓20g，甘草10g，白术20g，神曲15g，鸡内金15g，泽泻15g，白茅根15g，半边莲20g，半枝莲20g。7剂，水煎服，日1剂。

2009年5月28日复查肝功能：TBIL 25.2μmol/L，DBIL 18.9μmol/L，GGT 65U/L。

2009年6月3日来诊，症状基本消失，复查肝功能基本正常。

验案5：黄疸（慢性活动性乙型肝炎）

符某，男，27岁，2005年7月15日初诊。

既往有乙肝病史多年，有左踝关节骨肉瘤病史1年。患者发现左踝关节骨肉瘤1年，在外院长期服用甲氨蝶呤等化疗药物，近3天来发现全身皮肤巩膜黄染明显，时有恶心欲呕，胃纳差，四肢乏力，小便色黄，症状未见缓解，遂来诊。

症见：神清，神疲，全身皮肤及巩膜重度黄染，乏力明显，胃纳差，时有恶心欲呕，腹胀，小便黄，大便黏滞不爽。舌红，苔黄腻，脉弦滑。

查肝功能示：TBIL 431.22mol/L，TBIL 244.28μmol/L，IBIL 186.94μmol/L，ALT 197U/L，AST 107U/L。肝脏B超：肝大，胆囊体积增大。

西医诊断：①慢性活动性乙型肝炎；②药物性肝炎。

中医诊断：黄疸——阳黄。

辨证：湿热内蕴证。

治法：通腑泄浊，清热解毒。

方药经验

89

方选：急肝二方加减。

处方：绵茵陈60g，大黄10g（后下），栀子12g，神曲20g，鸡内金10g，鸡骨草30g，田基黄30g，甘草10g，半边莲30g。7剂，水煎服，日1剂。

配合西药达乐欣护肝。

服药后，患者神清，精神较前好转，全身皮肤及巩膜轻度黄染减退较明显。乏力感减轻，胃纳较前好转，无恶心呕吐，无腹胀，小便淡黄，大便溏薄，量多，日4次。舌红，苔黄腻，脉弦滑。复查肝功能：TBIL 180.20mol/L，DBIL 111.08μmol/L，IBIL 69.12μmol/L，ALT 86U/L，AST 67U/L。患者症状好转，既效守方，并加入白茅根30g以导热下行，性寒而不碍胃，利水而不伤阴，合之全方以增强清热利湿之效。服该方14剂复查肝功基本正常，随访1月，病情无反复。

【按语】罗凌介教授认为，黄疸主要是由湿热之毒所致，病变早期是以湿热蕴遏脾胃为因。湿热熏蒸肝胆则形成湿热中阻证；随着病程的延长，失治、误治或身体素质差等因素，导致脏腑功能失调，湿热留滞肝经，致使肝的疏泄功能失职，则形成肝气郁滞证；久之郁而化火，内外之热（火）结合，使肝经湿热蕴结成毒，导致肝阴耗损，终损及肾阴，形成肝肾阴虚证；根据肝病传脾的理论，肝病久必传脾，表现为土虚木贼之象，则形成肝郁脾虚证；湿热之毒内侵气分，留恋不化，正气渐伤，正不胜邪，邪入血分，血行不畅而成瘀，则形成肝血瘀滞证。所以肝经湿热之邪是形成本病的主要原因，瘀和毒也是导致本病的主要病因，湿为阴邪，其性黏滞，故本病复杂多变，病程迁延。

《素问·平人气象论》曰："溺黄赤，安卧者，黄疸。""目黄者皆黄疸。"本病外因乃湿热之毒，内因为正气不足，致湿热内蕴，肝失疏泄，脾失健运，最终形成本病。治疗上遵循"黄疸之证，皆湿热而成"之理，罗凌介教授自拟急肝二方为基础方，加入清热利湿解毒退黄之品，并时时注意顾护脾胃及阴液，体现了罗凌介教授"治肝不忘健脾"、时时顾护脾胃的学术思想以及"疏泄不可太过，祛湿不可太燥，清热不可太寒"的用药原则。

验案6：黄疸（慢性活动性乙型肝炎）

陈某，女，50 岁，2009 年 4 月 27 日初诊。

患者于半月前因劳累后出现身黄、目黄、尿黄，伴腹胀、乏力，曾在外院门诊就诊，诊断为"慢性活动性乙型肝炎"，予口服药物治疗（具体用药不详），症状未见改善，黄疸进行性加重。遂于今日来诊。

症见：身黄，目黄，尿黄、量多，腹胀，乏力，口干，纳差，眠欠佳，陶土样大便，3~4 次/日。舌红，苔厚偏黄，脉弦数。查肝功能：乙肝两对半提示："小三阳"。肝功能：TBIL 139.5μmol/L，DBIL 105.1μmol/L，IBIL 34.4μmol/L，AST 1342U/L，ALT 1561U/L。既往有慢性乙型肝炎病史约 10 年，慢性胆囊炎 1 年。嗜烟酒多年。

诊断：黄疸——阳黄（慢性活动性乙型肝炎）。

辨证：热重于湿。

病因病机：患者长期嗜食烟酒，时邪疫毒自口而入，蕴结于中焦，脾胃运化失常，湿热交蒸于肝胆，肝失疏泄，胆汁不循常道，浸淫肌肤，下注膀胱，故见身、目、小便俱黄；湿邪为阴邪，阻遏气机，故见腹胀、乏力、纳差。舌红，苔厚偏黄，脉弦数皆为热重于湿之佐证。

治法：清热利湿，通腑退黄。

方选：急肝二方加减。

处方：大黄 20g（后下），山栀子 10g，绵茵陈 60g，茯苓 20g，甘草 10g，车前子 15g，沙参 15g，泽泻 15g，蒲公英 20g，白花蛇舌草 30g，半边莲 20g，半枝莲 20g。4 剂，水煎服，日 1 剂。

配合静滴苦参碱、硫普罗宁护肝降酶、利胆退黄，清开灵清热利湿。

二诊（2009 年 5 月 2 日）：患者神清，精神疲倦，全身皮肤及黏膜黄染稍减退。身黄、目黄较前稍减轻，尿黄量多，腹胀，乏力，口干，纳差，眠欠佳，大便稀烂，日 5~6 次。舌红苔厚偏黄，脉弦。复查肝功能：TBIL 126μmol/L，DBIL 88μmol/L，IBIL 38μmol/L，AST 676U/L，ALT 803U/L。

继服上方 5 剂，服法同前。

三诊（2009 年 5 月 7 日）：患者神清，精神疲倦，全身皮肤及巩膜中度黄染。身黄、目黄明显减轻，稍腹胀、乏力，纳差，眠欠佳，小便量多，大便稀烂，日3～4次。舌质红，苔黄腻，脉弦。复查肝功能：TBIL 72μmol/L，DBIL 48μmol/L，IBIL 24μmol/L，AST 215U/L，ALT 164U/L。

治疗上仍以清热利湿退黄为主，前方去沙参、车前子，加神曲、鸡内金健脾护胃，以防诸药伤胃。7剂，水煎服，日1剂。

四诊（2009年5月14日）：患者神清，精神疲倦，全身皮肤及巩膜轻度黄染，无腹胀、乏力，胃纳较前好转，眠一般，二便调。舌红，苔薄黄，脉弦。复查肝功能：TBIL 56μmol/L，DBIL 38μmol/L，IBIL 18μmol/L，AST 72U/L，ALT 64U/L。

患者经治疗，症状及实验室指标明显改善，治疗遵前法，守前方，减大黄、茵陈用量。

处方：大黄10g（后下），山栀子10g，绵茵陈20g，茯苓20g，甘草10g，神曲15g，鸡内金15g，泽泻15g，蒲公英20g，白花蛇舌草30g，半边莲20g，半枝莲20g。7剂，水煎服，日1剂。

五诊（2009年5月21日）：患者神清，精神良好，全身皮肤及巩膜无黄染。全身皮肤及巩膜轻度黄染，胃纳可，眠一般，二便调。舌红，苔薄黄，脉弦。复查肝功能：TBIL 38μmol/L，DBIL 21μmol/L，IBIL 16μmol/L，AST 56U/L，ALT 48U/L。患者病情明显好转，治法不变。上方去白花蛇舌草、蒲公英，加入白茅根以清热利尿，加白术健运脾胃。

处方：大黄10g（后下），山栀子10g，绵茵陈20g，茯苓20g，甘草10g，白术20g，神曲15g，鸡内金15g，泽泻15g，白茅根15g，半边莲20g，半枝莲20g。7剂，水煎服，日1剂。

患者2009年5月28日复查肝功能：TBIL 25.2μmol/L，DBIL 18.9μmol/L，GGT 65U/L。

2009年6月3日来诊，症状基本消失，复查肝功能基本正常。

【按语】本案为慢性活动性肝炎急性发作，临床表现为起病急，食欲减退，厌油，乏力，上腹部不适，肝区隐痛，恶心，呕吐，部分患者见畏寒发热，继而尿色加深，巩膜、皮肤等出现黄疸。

四诊合参，本病当属中医学之"黄疸——阳黄"范畴，辨证属"湿热内蕴（热重于湿）"，治疗上，《金匮要略》曰："诸病黄家，但利其小便。"故治疗上以清热利湿为主，兼通利二便，方拟罗凌介教授经验方急肝二方加减，以达清热利湿、通腑退黄之目的。

验案 7：黄疸（慢性活动性乙型肝炎）

叶某，女，52 岁，2009 年 4 月 14 日初诊。

患者于两月前恣食腻后身黄、目黄、小便黄，纳呆，恶心，肢体乏力，曾到外院就诊，查 B 超提示：肝内囊肿（具体不详），给予多烯磷脂酰胆碱、肝安片等治疗后症状稍好转，但仍反复。遂来诊。

症见：身黄、目黄、小便黄，纳呆，恶心，肢体乏力，眠差，大便正常。查肝功能：ALT 122U/L，AST 106U/L，TBIL 90.8μmol/L，DBIL 59.6μmol/L，IBIL 31.2μmol/L。舌暗红，苔黄薄腻，脉弦滑。既往有慢性乙型肝炎病史 10 余年。

诊断：黄疸——阳黄（慢性活动性乙型肝炎）。

辨证：湿热瘀互结。

病因病机：患者罹患肝病，日久影响气机，气滞不行，加上饮食不慎导致湿热蕴结于中焦，脾胃运化失常，湿热交蒸于肝胆，肝失疏泄，胆汁不循常道，浸淫肌肤，下注膀胱，故见身、目、小便俱黄；湿邪为阴邪，阻遏气机，故见乏力、纳差；肝胃不和，影响脾胃升降，故见恶心。舌暗红、苔黄薄腻、脉弦滑亦为湿热瘀互结之征。

治法：清热利湿，活血化瘀。

方选：急肝二方加减。

处方：茵陈 20g，大黄 10g（后下），山栀子 15g，沙苑子 15g，沙参 15g，麦冬 15g，益母草 15g，丹参 15g，泽兰 10g，茜草 15g，郁金 10g，甘草 5g，乌药 10g。5 剂，水煎服，日 1 剂。

配合静滴甘草酸二铵针护肝及能量合剂对症治疗。

二诊（2009 年 4 月 19 日）：患者神清，精神一般，全身皮肤及巩膜中度黄染。身黄、目黄、小便黄，纳呆，肢体乏力，眠差，大便 3~4 次/日，无恶心。舌暗红，苔黄腻，脉弦滑。肝功能：ALB 30.9g/L，GLB 47.1g/L，A/G 0.7，TBIL 92.8μmol/L，DBIL 65.5μmol/L，IBIL 32.3μmol/L，GGT 144U/L，ALT

29U/L，TBA 92μmol//L，PA 38mg/L。

治疗上，单祛邪恐伤正气，单扶正又恐闭门留寇，故扶正祛邪并用。

处方：茵陈30g，大黄30g（后下），山栀子15g，田七5g（冲），党参30g，炙甘草5g，柴胡10g，丹参15g，白芍15g，白花蛇舌草30g，半枝莲20g，半边莲20g，黄芪60g，白术15g，鸡内金15g，山楂15g。4剂，水煎服，日1剂。

三诊：服药后，患者自觉不适症状好转，守方继续服用5剂，服法同前。

四诊（2009年4月29日）：患者神清，精神尚可，皮肤及黏膜无明显黄染。胃纳明显好转，少许肢体乏力，睡眠一般，大便2次/日。舌淡红，苔薄黄，脉弦。肝功能：TBIL 45μmol/L，DBIL 32μmol/L，GGT 56U/L，TBA 20μmol//L。

服药后患者不适症状明显减轻，实验室指标较前明显改善，治法同前，因目前湿热之象不显，故减大黄、茵陈、栀子、白花蛇舌草、半枝莲、半边莲等用量。

患者2009年5月6日复查肝功能基本正常，继服中药14剂，症状基本消失。

【按语】本案为慢性活动性肝炎急性发作，中医学之"黄疸——阳黄"范畴，辨证属湿热瘀互结，一诊时以邪盛为主要矛盾，故治疗上以清热利湿退黄为主，活血化瘀理气为辅，并顾护津液；二诊时患者邪气盛，而正气亦虚，故应扶正祛邪并用，清热利湿之中加重扶正祛邪之药；三诊时患者症状明显好转，守方不变；四诊时患者症情改善明显，罗凌介教授治疗黄疸时注重清热利湿应中病即止，故在上方基础上减清热利湿药用量。

验案8：黄疸（慢性活动性乙型肝炎）

韩某，男，65岁，2009年8月28日初诊。

患者于1周前因劳累后开始出现皮肤黏膜、巩膜黄染，小便色黄如茶色，时有恶心欲呕、纳呆、乏力等症，自行服用消炎药物（具体用药不详），症状未见缓解。遂于昨日至广州某医院就诊，查乙肝两对半：HBsAg（+），HBeAg（+）HBcAb（+），甲肝抗体（-），丙肝抗体（-）；肝功能：ALT

1630U/L，AST 1550U/L，TBIL 233.8μmol/L，DBIL 166.3μmol/L，IBIL 67.5μmol/L，GGT 111U/L，TBA 195.9μmol/L。消化系统彩超：肝胆脾胰未见异常。

症见：神疲，身黄，目黄，尿黄，厌油腻，时有恶心，腹胀，纳呆，乏力，寐可，大便1次/日，质偏干。舌红，苔黄腻，脉弦。既往有慢性乙型肝炎13年。

诊断：黄疸——阳黄（慢性活动性乙型肝炎）。

辨证：湿热并重证。

病因病机：患者劳累、饮食不节日久伤及脾胃，脾虚生湿，湿浊日久化热，湿热蕴结于中焦，交蒸于肝胆，肝失疏泄，胆汁不循常道，或浸淫肌肤，或上蒸头面，或下注膀胱，故见身、目、小便俱黄；湿邪为阴邪，阻遏气机，故见乏力、纳呆、腹胀。舌红、苔黄腻、脉弦皆为热湿蕴结于中焦之佐证。

治法：清热利湿退黄。

方选：急肝二方加减。

处方：绵茵陈30g，栀子15g，大黄20g（后下），鸡骨草15g，丹参10g，田基黄20g，郁金10g，甘草10g，半枝莲15g。5剂，水煎服，日1剂。

配合静滴促肝细胞生长素、复方甘草酸苷、还原性谷胱甘肽、双虎清肝颗粒护肝降酶，清热解毒，改善肝脏代谢。

二诊（2009年9月3日）：患者神清，精神较前好转，全身皮肤及巩膜黄染较前减轻，乏力，偶有恶心、腹胀，胃纳较前好转，寐可，大便3~4次/日，量多、质溏。舌红，苔淡黄厚腻，脉弦滑。复查肝功能：GLB 33.5g/L，TBIL 156.8μmol/L，DBIL 118.6μmol/L，GGT 96.0U/L，AST 624U/L，ALT 877U/L、TBA 114μmol/L，PA 87mg/L。

辨证属湿重于热，故前方去栀子、鸡骨草以减清热利湿之力，加茯苓、薏苡仁、石菖蒲、陈皮、猪苓以利水健脾和胃。

处方：绵茵陈30g，大黄10g，猪苓15g，丹参10g，田基黄20g，郁金10g，陈皮10g，甘草15g，茯苓15g，薏苡仁15g，石菖蒲10g，半枝莲15g。5剂，水煎服，日1剂。

配合促肝细胞生长素、复方甘草酸苷、还原性谷胱甘肽、口服双虎清肝颗粒护肝降酶、清热解毒，改善肝脏代谢。

三诊（2009年9月8日）：患者神清，精神良好，全身皮肤及巩膜轻度黄染。小便量多，无乏力腹胀，眠、纳可，大便量多，3～4次/日。舌红，苔薄黄，脉弦。复查肝功能：GLB 33.5g/L，TBIL 53.3μmol/L，DBIL 44.6μmol/L，GGT 139.0U/L，AST 71.0U/L，ALT 81.0U/L，TBA 28μmol/L，AFU 39U/L。

患者目前症情稳定，守上方继服3剂，配合促肝细胞生长素、复方甘草酸苷、口服双虎清肝颗粒护肝降酶、清热解毒，改善肝脏代谢。

2009年9月11日复查肝功能：TBIL 36.1μmol/L，DBIL 31.4μmol/L，GGT 129U/L，AST 61U/L，ALT 49U/L，TBA 13μmol/L，AFU 39U/L。

患者病情好转较为明显。随诊治疗两周，复查肝功能基本正常。

【按语】本案为慢性活动性肝炎急性发作。四诊合参，本病当属中医学之"黄疸——阳黄"范畴，辨证属湿热并重证。治疗上以清热利湿退黄为主，拟急肝二方加减。

方中绵茵陈为清热利湿退黄之要药，栀子有清泄三焦湿热之功，大黄有降泄胃肠郁热之效。茵陈配栀子，使湿热从小便而去；茵陈配大黄，使郁热从大便而解。三药相合，共奏清利降泄之功。罗凌介教授在治疗黄疸时喜加入活血化瘀之品，瘀血祛除，血脉流畅，气机宣通则水湿易消；水湿得利，气机畅达，血脉和调则瘀血易散，故加入丹参、郁金。郁金性辛、苦、寒，既可利胆退黄，又可行气化瘀，清心解郁；丹参化瘀止痛，还可清心除烦，养血安神以治佐证。鸡骨草、田基黄、半枝莲以清热利湿，甘草调和诸药为佐使。二诊患者辨证属湿重于热，故治疗在守前方基础上去栀子、鸡骨草以减清热利湿之力，加入茯苓、薏苡、石菖蒲、陈皮、猪苓以利水健脾和胃。三诊患者症情稳定，故守方用药同前。

验案9：黄疸（重症肝炎）

叶某，男，55岁，2009年3月4日初诊。

患者于20天前因劳累后出现身黄、目黄、尿黄，伴腹胀、乏力，曾在外院就诊，查肝功能：TBIL 403.89μmol/L，DBIL 293.23μmol/L，IBIL 110.66μmol/L，AST 260U/L，ALT 87U/L。上腹 MRCP：①肝管及胆总管内

多发结石并胆系扩张。肝内弥散分布大小不等结节影，考虑感染性病灶。②脾脏轻度增大。③双侧胸腹腔少量积液。诊断"重症肝炎"，予对症治疗（具体用药不详），症状未见改善，为进一步系统治疗，收入我院。

入院时症见：身黄，目黄，尿黄，腹胀，纳差，乏力，恶心欲呕，双下肢浮肿，口干，便干难解，眠欠佳。舌红，苔黄稍厚腻，脉弦数。既往有因胆囊结石行胆囊切除术后病史多年。

诊断：黄疸——阳黄（重症肝炎）。

辨证：热重于湿。

病因病机：患者长期嗜食肥甘之品，湿热蕴结于中焦，脾胃运化失常，湿热交蒸于肝胆，肝失疏泄，胆汁不循常道，浸淫肌肤，下注膀胱，故见身、目、小便俱黄；湿邪为阴邪，阻遏气机，故见腹胀、乏力、纳差。舌红、苔黄稍厚腻、脉弦数皆为热重于湿之佐证。

治法：清热利湿，通腑退黄，活血化瘀。

方选：急肝二方加减。

处方：绵茵陈30g，生大黄20g（后下），山栀子10g，黄芪30g，鸡骨草20g，田基黄20g，赤芍30g，虎杖20g，丹皮10g，茯苓20g，大腹皮15g，厚朴10g，猪苓20g，鸡内金10g。5剂，水煎服，日1剂。

配合清开灵及丹参静滴以清热利湿、活血化瘀；静滴门冬氨酸鸟氨酸、头孢哌酮舒巴坦、能量合剂以护肝降酶、抗炎、营养支持治疗。并用生大黄灌肠以通腑泻浊。

二诊（2009年3月10日）：患者神清，精神稍好转，全身皮肤、巩膜黄染明显。腹胀，纳差乏力，无恶心欲呕，小便黄，大便4~5次/日，色棕黄，质稀烂。舌质红，苔黄稍厚腻，脉弦数。复查肝功能：TBIL 131.5μmol/L，DBIL 115.3μmol/L，IBIL 16.2μmol/L，AST 38U/L。症状及实验室指标较入院前好转，故守方不变，继用7剂。

三诊（2009年3月18日）：患者神清，精神稍好转，全身皮肤及巩膜黄染。腹胀症状改善，无头晕、乏力，纳、眠一般，大便3~4次/日、色棕黄、质稀烂。舌质红，苔薄黄微腻，脉弦数。复查肝功能：TBIL 83.4μmol/L，DBIL 78.8μmol/L，IBIL 4.6μmol/L，AST 53U/L。

方药经验

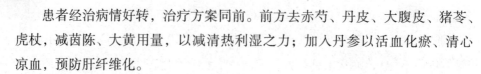

患者经治病情好转，治疗方案同前。前方去赤芍、丹皮、大腹皮、猪苓、虎杖，减茵陈、大黄用量，以减清热利湿之力；加入丹参以活血化瘀、清心凉血，预防肝纤维化。

处方：绵茵陈20g，生大黄15g（后下），山栀子10g，黄芪30g，鸡骨草20g，田基黄20g，丹参20g，茯苓20g，厚朴10g，鸡内金10g。7剂，水煎服，日1剂。

配合静滴清开灵清热利湿，静滴门冬氨酸鸟氨酸、能量合剂护肝降酶、营养支持治疗，并继续用生大黄灌肠。

四诊（2009年3月26日）：患者神清，精神稍好转，全身皮肤及巩膜黄染。无腹胀，无头晕乏力，纳、眠一般，大便1~2次/日、质稍烂，小便量中。舌红，苔薄黄，脉弦。3月24日复查肝功能：TBIL 149.6μmol/L，DBIL 134.1μmol/L，IBIL 15.5μmol/L，AST 88U/L，ALT 77U/L。

患者黄疸指数有反弹迹象，故在二诊方基础上加入丹皮、赤芍以增强活血化瘀、利胆退黄之力。

处方：绵茵陈20g，生大黄15g（后下），山栀子10g，黄芪30g，鸡骨草20g，田基黄20g，丹参20g，茯苓20g，厚朴10g，鸡内金10g 丹皮15g，赤芍15g。7剂，水煎服，日1剂。

配合清开灵清热利湿，门冬氨酸鸟氨酸、能量合剂护肝降酶、营养支持治疗。

3月31日复查肝功能：TBIL 82.4μmol/L，DBIL 76.7μmol/L，IBIL 5.7μmol/L，AST 71U/L，ALT 63U/L。

患者临床不适症状消失后出院，守方服用20余剂。门诊随诊。

4月7日复查肝功能：TBIL 32.1μmol/L，DBIL 21.3μmol/L。

4月20日复查肝功能正常。

【按语】本案患者既往有胆囊切除病史，现因肝管及胆总管内多发结石阻塞导致胆汁排泄不畅而成此病。根据患者的病史、症状、体征及辅助检查情况，诊断明确。四诊合参，本病当属中医学之"黄疸——阳黄"范畴，辨证属热重于湿。治疗上以清热利湿退黄为主，拟急肝二方加减治疗。方中茵陈清热利湿退黄，栀子清泄三焦湿热，大黄降泄胃肠郁热，茵陈配栀子，使湿热从小便而去，茵陈配大黄，使郁热从大便而解，三药相合，共奏清热利湿、通腑退黄之功。并加入猪苓、茯苓淡渗利湿，鸡骨草、田基黄、虎杖清热利湿。赤芍、丹皮活血化瘀，瘀血祛除，血脉流畅，气机宣通则水湿易消。大腹皮既可下气宽中，又可利水，厚朴理气和中，使气行则水行，黄芪补益肺脾之气，共奏行气利水之功。另加入鸡内金消食和胃以顾护胃气。回顾本病案，黄疸后期久病必瘀，瘀血与湿热互结而成瘀黄，故加入丹皮、赤芍等既可活血化瘀退黄，又可预防因肝细胞坏死而形成的肝纤维化。

验案10：黄疸（慢性活动性乙型肝炎）

苏某，男，35岁，2009年2月27日初诊。

患者于2009年2月13日因劳累后出现身黄、目黄、小便黄，伴腹胀、乏力，曾在外院门诊就诊，诊断为慢性活动性乙型肝炎，给予口服药物治疗（具体用药不详），症状未见改善，黄疸进行性加重，遂来诊。查乙肝两对半："小三阳"。肝功能：TBIL 139.5μmol/L，DBIL 105.1μmol/L，IBIL 34.4μmol/L，AST 1342U/L，ALT 1561U/L。B超：肝实质回声稍增粗，胆囊壁增厚、毛糙，门静脉增宽，脾脏肿大。

症见：身黄、目黄、小便黄，量多，伴腹胀，乏力，口干，纳差，眠欠佳，陶土样大便，3~4次/日。舌红、苔厚偏黄，脉弦。既往慢性乙型肝炎病史约10年，慢性胆囊炎病史1年。

诊断：黄疸——阳黄（慢性活动性乙型肝炎）。

辨证：热重于湿。

病因病机：患者长期嗜食烟酒，时邪疫毒自口而入，蕴结于中焦，脾胃运化失常，湿热交争于肝胆，肝失疏泄，胆汁不循常道，浸淫肌肤，下注膀胱，故见身、目、小便俱黄；湿为阴邪，阻遏气机，故见腹胀、乏力、纳差。舌红、苔厚偏黄、脉弦均为热重于湿之征。

治法：清热利湿，通腑退黄。

方选：急肝二方加减。

处方：大黄20g（后下），山栀子10g，甘草10g，茯苓20g，绵茵陈60g，车前子15g，沙参15g，泽泻15g，蒲公英20g，白花蛇舌草30g，半边莲20g，半枝莲20g。4剂，水煎服，日1剂。

配合静滴苦参碱、硫普罗宁、能量合剂以护肝降酶，清开灵清热利湿。

二诊（2009年3月3日）：患者神清，精神一般，全身皮肤及巩膜黄染明显。身黄、目黄、尿黄，量多，轻微腹胀，乏力好转，口干改善，胃纳改善，眠可。舌红、苔薄黄，脉弦。

经治疗，患者病情有改善，故守前方，5剂，水煎服，日1剂。

配合静滴苦参碱、硫普罗宁、能量合剂以护肝降酶，清开灵清热利湿。

三诊（2009年3月8日）：患者神清，精神一般，全身皮肤黏膜及巩膜黄染明显。目黄、身黄、小便黄，量多，轻微腹胀，无乏力，口干口苦，无恶心呕吐，胃纳可，眠可，近三日平均每日解稀烂便4次，呈棕黄色，舌红，苔薄黄，脉弦。复查肝功能：TBIL 177.6μmol/L，DBIL 135.7μmol/L，IBIL 41.9μmol/L，AST 394U/L，ALT 1538U/L。

患者黄疸症状无继续加重征象，目前口干口苦明显，提示有伤阴现象，故治疗上方选一贯煎加减，方中沙参、生地黄、麦冬、玉竹合用以加大滋阴生津之力。大黄清热利湿退黄；泽泻、车前子、蒲公英、白花蛇舌草、半边莲、半枝莲清热利湿；茯苓淡渗，既可健脾利湿。又可诸药相合，可滋阴生津，清热利湿退黄。

处方：沙参15g，生地黄15g，麦冬15g，玉竹15g，大黄20g（后下），茯苓20g，车前子15g，泽泻15g，蒲公英20g，白花蛇舌草30g，半边莲20g，半枝莲20g。5剂，水煎服，日1剂。

配合静滴苦参碱、硫普罗宁、能量合剂以护肝降酶，清开灵清热利湿。

四诊（2009年3月18日）：患者神清，精神可，全身皮肤及巩膜轻度黄染。尿黄量多，时有腹胀，无口干口苦，每日解稀烂便1次，呈棕黄色。舌红，苔薄白，脉弦。复查肝功能：TBIL 50.1μmol/L，DBIL 41μmol/L，AST 147U/L，ALT 478U/L。

经治疗，患者临床不适症状及实验室指标明显改善，治疗上守前方5剂。

五诊（2009年3月22日）：患者神清，精神可，全身皮肤及巩膜轻度黄染。尿色清白，量多，偶有腹胀，无口干口苦，无乏力，胃纳及睡眠可，每日解稀烂便1次。舌红，苔薄白，脉弦。

患者目前湿热之象不显，辨证为湿热之邪未清，用药上尤其注意攻伐之药中病即止，故去前方半枝莲、半边莲、白花蛇舌草以减清热利湿药物之力、防其寒凉伤胃。并加用大剂量白术健脾，加甘草调和诸药。

处方：沙参15g，生地黄15g，麦冬15g，玉竹15g，大黄20g（后下），茯苓20g，车前子15g，泽泻15g，蒲公英20g，白术90g，甘草5g。6剂，水煎服，日1剂。

2009年3月25日复查肝功能：TBIL 34.7μmol/L，DBIL 24.7μmol/L，ALT 103U/L。

六诊（2009年3月29日）：患者神清，精神可，无身目黄染，无尿黄，纳、眠可，二便调。舌质淡红，苔薄微黄，脉弦。

患者目前各方面情况稳定，治疗上减前方大黄用量。

处方：沙参15g，生地黄15g，麦冬15g，玉竹15g，大黄10g（后下），茯苓20g，车前子15g，泽泻15g，蒲公英20g，白术90g，甘草5g。5剂，

2009年3月31日复查肝功能：TBIL 25.2μmol/L，DBIL 18.9μmol/L，ALT 47U/L。

2009年4月3日，患者临床不适症状基本消失。

2009年4月15日，复查肝功能基本正常。

随访1月，症状无反复。

【按语】本案诊断明确。程钟龄曰："黄疸者……湿热郁蒸所致，如氤氲相似，湿蒸热郁而成黄已。"《金匮要略》云："诸病黄家，但利其小便。"故治疗上以清热利湿为主，兼通利二便，方拟急肝二方加减。急肝二方乃以茵陈蒿汤为方底，加入清热利湿解毒退黄之药，并时时注意顾护脾胃及阴液，体现了罗凌介教授"治肝不忘健脾"，时时顾护脾胃的学术思想，以及"疏泄不可太过，祛湿不可太燥，清热不可太寒"的用药原则。

验案11：黄疸（重型肝炎）

陈某，男，2009年7月30日初诊。

患者1个月前因工作疲劳，休息欠佳后出现周身酸痛、纳呆、乏力等症，未经诊治，逐渐出现身黄、目黄、尿黄，近7天来上症加重，并伴纳呆、乏

力等症状明显，遂于今日来诊。

症见：身黄，目黄，尿黄，纳呆，乏力，咽干不适，时有上腹部胀痛，肝区隐痛，全身关节、腰部酸痛，睡眠差，大便可。舌红，苔黄稍厚腻，脉弦数。查肝功能：TBIL 181.9μmol/L，DBIL 117.2μmol/L，IBIL 64.7μmol/L，AST 889.0U/L，ALT 1481.0U/L，TBA 210μmol/L。乙肝六项：乙肝表面抗原（＋），乙肝 E 抗体（＋），乙肝核心抗体（＋），前 S1 抗原（＋）。HBV-DNA：2.183×10^5/mL。既往有慢性肝炎病史 20 余年。

诊断：黄疸——阳黄（重型肝炎）。

辨证：热重于湿。

病因病机：患者劳累、饮食不节日久，伤及脾胃，脾虚生湿，湿浊日久化热，湿热蕴结于中焦，交蒸于肝胆，肝失疏泄，胆汁不循常道，浸淫肌肤，下注膀胱，故身、目、小便俱黄；湿邪为阴邪，阻遏气机，故见乏力、纳呆；热盛伤津，故见咽干。舌红，苔黄稍厚腻，脉弦数皆为湿热蕴结于中焦之佐证。

治法：清热利湿，通腑退黄。

方选：急肝二方加减。

处方：绵茵陈 30g，生大黄 20g（后下），山栀子 15g，半边莲 20g，蒲公英 20g，半枝莲 20g，茯苓 15g，沙参 15g，麦冬 15g，甘草 6g，厚朴 15g，大腹皮 15g。4 剂，水煎服，日 1 剂。

配合甘草酸苷护肝降酶，门冬氨酸鸟氨酸营养肝脏、改善肝脏代谢，苦参碱抗病毒，结合能量合剂营养支持等。嘱患者清淡饮食，卧床休息。

二诊（2009 年 8 月 3 日）：患者神清，精神一般，全身皮肤黏膜及巩膜黄染较前减轻。身黄、目黄、尿黄较前减轻，纳呆，乏力，少许咽干，时有上腹部胀痛，肝区疼痛稍缓解，睡眠差，大便 2~3 次/日，色棕黄，质稀烂，量中。舌红，苔黄稍腻，脉弦。

患者服药后症状缓解，故守方继用 5 剂，并加入麦芽、神曲以健脾消食和胃。

处方：绵茵陈 30g，生大黄 20g（后下），山栀子 15g，半边莲 20g，蒲公英 20g，半枝莲 20g，茯苓 15g，沙参 15g，麦冬 15g，甘草 6g，厚朴 15g，大腹皮 15g，神曲 15g，麦芽 15g。5 剂，水煎服，日 1 剂。

配合甘草酸苷护肝降酶，门冬氨酸鸟氨酸营养肝脏、改善肝脏代谢，苦参碱抗病毒，结合能量合剂营养支持等。

三诊（2009 年 8 月 9 日）：患者神清，精神尚可，全身皮肤黏膜及巩膜黄染。身黄、目黄明显减轻，尿淡黄，纳呆，乏力，偶有口干，偶有上腹部胀痛，肝区隐痛，睡眠可，大便 3 ~ 4 次/日，质稀烂，量中。舌红，苔薄黄微腻，脉弦。腹部彩超示：肝实质改变，类似脂肪肝声像，胆囊壁水肿；复查肝功能：TBIL 62.6μmol/L，DBIL 50.9μmol/L，ALP 129.0U/L，GGT 157.0U/L，AST 117.0U/L，ALT 369.0U/L。服药后，患者不适症状明显减轻，既效守方。

8 月 11 日复查肝功能：TBIL 31.1μmol/L，DBIL 20.0μmol/L，GGT 143.0U/L，AST 77.0U/L，ALT 163.0U/L，TBA 26μmol/L。

8 月 17 日患者不适症状基本消失。复查肝功能：TBIL 25.9μmol/L，DBIL 21.4μmol/L，GGT 136.0U/L，AST 63.0U/L，TBA 14μmol/L。守方随诊治疗 1 月，8 月 25 日复查肝功能基本正常，症情无反复。

【按语】重症肝炎是肝炎的严重临床类型，病情危重，本案患者由病毒性肝炎引起，根据患者的病史、症状、体征及辅助检查情况，可明确诊断。本案当属中医黄疸之阳黄范畴，辨证属热重于湿。

《金匮要略》曰："诸病黄家，但利其小便。"故治疗上以清热利湿为主，兼通利二便，方选罗凌介教授经验方急肝二方加减。方中重用茵陈，茵陈为清热利湿退黄的要药，栀子清泄三焦湿热，大黄降泄胃肠郁热。茵陈配栀子，使湿热从小便而去；茵陈配大黄，使郁热从大便而解，三药相合，使邪有出路，湿热从二便而去，并加入蒲公英、半枝莲、半边莲清热利湿解毒。热邪伤阴，故可见咽干，故加入沙参、麦冬滋阴生津；湿热阻滞中焦，气滞不行，故可见腹胀，故加入茯苓健脾利水，大腹皮、厚朴理气消滞。加入甘草调和诸药。患者服药后症状缓解，故二诊时守方继用 5 剂，并加入麦芽、神曲以健脾消食和胃，顾护胃气。

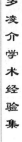

验案 12：黄疸（重型肝炎）

陈某，男，42 岁，2009 年 4 月 10 日初诊。

患者于 10 天前无明显诱因下开始出现身目黄染，并迅速加深，精神不振，食少，纳呆，恶心、欲呕，口苦咽干，大便量少，未经处理，今日自觉黄疸重，遂来诊。

症见：食少，纳呆，恶心欲呕，口苦、咽干，尿如浓茶，大便量少。舌红、苔黄腻，脉弦。查肝功能：ALT 739U/L，AST 621U/L，TBIL 250.8μmol/L，DBIL 224μmol/L，IBIL 26.8μmol/L。既往有乙肝病史 20 余年。

诊断：黄疸——阳黄（重型肝炎）。

辨证：湿热并重。

病因病机：患者不慎感受疫毒，导致湿热蕴结于中焦，脾胃运化失常，湿热交争于肝胆，肝失疏泄，胆汁不循常道，浸淫肌肤，下注膀胱，故见身、目、小便俱黄；湿为阴邪，阻遏气机，故见乏力、纳差，胃气上逆故可见恶心欲呕；湿热蕴结中焦，津不上承故见口干。舌红、苔黄腻、脉弦均为湿热并重之征。

治法：清热利湿，通腑退黄。

方选：急肝二方加味。

处方：绵茵陈 60g，大黄 10g（后下），栀子 12g，神曲 20g，鸡内金 15g，鸡骨草 30g，田基黄 30g，甘草 10g，竹茹 15g，砂仁 6g（后下）。3 剂，水煎服，日 1 剂。

配合静滴促肝细胞生长素、甘草酸二胺及能量合剂护肝降酶，清开灵清热利湿。

二诊（2009 年 4 月 13 日）：患者神清，精神稍好转，全身皮肤及黏膜重度黄染。胃纳稍好转，时有恶心，口苦、咽干，尿如浓茶，大便 2～3 次/日，质稀烂，量多。舌淡暗，苔黄腻，脉弦。

经治疗，患者不适症状稍好转，守原方基础上，加入丹参、郁金以行气活血化瘀，清心解郁退黄。此因重症肝炎患者多有不同程度之血脉瘀滞不畅、气滞血瘀的征象，故在使用大剂量清热解毒、利湿退黄药中，罗凌介教授常适当辅用此类活血化瘀药。

处方：绵茵陈60g，大黄10g（后下），栀子12g，神曲20g，鸡内金15g，鸡骨草30g，田基黄30g，甘草10g，竹茹15g，砂仁6g（后下），丹参30g，郁金15g。3剂，水煎服，日1剂。

配合静滴促肝细胞生长素、甘草酸二胺及能量合剂护肝降酶、清开灵清热利湿。

三诊（2009年4月15日）：患者神清，精神较前明显好转，全身皮肤黏膜及巩膜黄染较前减退。食欲明显好转，无恶心欲呕，小便色较前变浅，大便稍烂，日1~2次。舌淡暗，苔黄微腻，脉弦。复查肝功能：ALT 390U/L，AST 304U/L，TBIL 96.3μmol/L，DBIL 55.2μmol/L，IBIL 41.1μmol/L。

患者服药后不适症状及理化指标均明显改善，无恶心欲呕等症状，故上方去砂仁、竹茹。

加入半边莲、半枝莲以增强清热利湿解毒之力。

处方：绵茵陈60g，大黄10g（后下），栀子12g，神曲20g，鸡内金15g，鸡骨草30g，田基黄30g，甘草10g，丹参30g，郁金15g，半边莲15g，半枝莲15g。5剂，水煎服，日1剂。

配合静滴促肝细胞生长素、甘草酸二胺及能量合剂护肝降酶，清开灵清热利湿。

四诊（2009年4月20日）：患者神清，精神良好，全身皮肤黏膜及巩膜黄染。食欲好，小便色淡黄，大便质稍烂，日1~2次。舌淡红，苔薄黄，脉弦。复查肝功能：ALT 187U/L，AST 134U/L，TBIL 48.7μmol/L，DBIL 28.5μmol/L，IBIL 20.2μmol/L。

患者目前病情较前稳定，故治疗上守前法，寒凉之药不可过用，减绵茵陈、鸡骨草、田基黄用量，去半边莲、半枝莲以减清热利湿之力，并加入沙参、生地黄滋阴生津以防寒凉之药苦寒伤阴。

处方：绵茵陈30g，大黄10g（后下），栀子12g，神曲20g，鸡内金15g，鸡骨草15g，田基黄15g，甘草10g，丹参30g，郁金15g，沙参30g，生地黄15g。12剂，水煎服，日1剂。

配合静滴促肝细胞生长素、甘草酸二胺及能量合剂护肝降酶，清开灵清热利湿。

方药经验

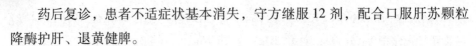

药后复诊，患者不适症状基本消失，守方继服 12 剂，配合口服肝苏颗粒降酶护肝、退黄健脾。

5 月 2 日复查肝功能：ALT 67U/L。守方继续治疗 2 周，患者不适症状无反复，复查肝功能正常。

【按语】本案为病毒性肝炎引发的重型肝炎，中医辨证为"黄疸——阳黄"之湿热并重证，治疗上遵循"黄疸之证，皆湿热而成"之理，拟急肝二方加减治疗。

急肝二方乃茵陈蒿汤化裁而来，多为清热利湿、解毒退黄之药，并时时注意顾护脾胃及阴液，体现了罗凌介教授"治肝不忘健脾"，时时顾护脾胃的学术思想以及"疏泄不可太过，祛湿不可太燥，清热不可太寒"的用药原则。

验案 13：黄疸（急性黄疸型肝炎）

曹某，男，41 岁，2009 年 6 月 9 日初诊。

患者于 7 天前无明显诱因出现全身皮肤黄染、尿黄、乏力、纳差、腹胀、肝区疼痛等症状，6 月 2 日在外院检查乙肝六项提示："大三阳"。肝功能示：ALT 1181U/L，AST 1736U/L，TBIL 83.3μmol/L，DBIL 38.2μmol/L，IBIL 45.1μmol/L。予肝安、能量合剂等对症支持治疗，自觉病情无明显改善，遂于今日来诊。

症见：皮肤、巩膜黄染，乏力，纳差，腹胀，恶心，小便色黄，大便尚调。舌红、苔薄黄微腻，脉弦。既往有乙肝病史多年。

诊断：黄疸——阳黄（急性黄疸型肝炎）。

辨证：热重于湿。

病因病机：患者不慎感受疫毒，导致湿热蕴结于中焦，脾胃运化失常，湿热交争于肝胆，肝失疏泄，胆汁不循常道，浸淫肌肤，下注膀胱，故见身目小便俱黄；湿为阴邪，阻遏气机，故见乏力、纳差、腹胀。舌红、苔薄黄微腻、脉弦均为热重于湿之征。

治法：清热利湿，通腑退黄。

方选：急肝二方加减。

处方：大黄 15g（后下），绵茵陈 60g，山栀子 10g，神曲 15g，鸡骨草

20g，田基黄20g，竹茹12g，藿香10g，薏苡仁30g，莱菔子20g，甘草6g，砂仁10g（后下）。3剂，水煎服，日1剂。

配合静滴肝安注射液、甘利欣、促肝细胞生长素、清开灵及能量以对症支持治疗。

二诊（2009年6月12日）：患者神清，精神稍好转，全身皮肤黏膜及巩膜黄染。乏力感稍减轻，仍纳差、食后腹胀，偶有恶心，小便色黄，大便稀烂，日3～4次。舌质红，苔薄黄微腻，脉弦。复查肝功能：ALT 866U/L，AST 530U/L，TBIL 121.5μmol/L，DBIL 101.7μmol/L，IBIL 19.8μmol/L。B超：弥漫性肝病变，胆囊壁毛糙增厚。

服药后，患者纳差无改善，故守一诊方，并加入鸡内金、麦芽。以增强健脾消食和胃之功。

处方：大黄15g（后下），绵茵陈60g，山栀子10g，神曲15g，鸡骨草20g，田基黄20g，竹茹12g，藿香10g，薏苡仁30g，莱菔子20g，甘草6g，砂仁10g（后下），鸡内金10g，麦芽15g。3剂，水煎服，日1剂。

配合静滴肝安注射液、甘利欣、促肝细胞生长素、清开灵及能量以对症支持治疗。

三诊（2009年6月15日）：患者神清，精神尚可，皮肤黏膜及巩膜黄染。腹胀、乏力感减轻，胃纳改善，偶有恶心，小便色黄，大便稀烂，日2次。舌质红，苔薄黄，脉弦。复查肝功能：ALT 384U/L，AST 141U/L，TBIL 94.8μmol/L，DBIL 76.6μmol/L，IBIL 18.2μmol/L。

患者不适症状及理化指标明显改善，故治疗上守前方，5剂，水煎服，日1剂。

经治疗，配合静滴肝安注射液、甘利欣、促肝细胞生长素、清开灵及能量以对症支持治疗。

四诊（2009年6月20日）：患者神清，精神一般，皮肤、巩膜黄染症状改善。腹胀明显改善，无恶心，食欲好转，小便淡黄，大便日1～2次、质稍烂。舌质红，苔薄黄，脉弦。复查肝功能：ALT 210U/L，AST 80U/L，TBIL 66.4μmol/L，DBIL 46.7μmol/L，IBIL 19.7μmol/L。效不更方，守上方4剂，水煎服，日1剂。

配合静滴清开灵及能量以对症支持治疗。

五诊（2009年6月24日）：患者神清，精神良好，皮肤无明显黄染，巩膜轻度黄染。无腹胀，小便色略黄，大便1天2次、质稀烂，余无特殊不适。舌质红，苔薄微黄，脉弦。复查肝功能：ALT 144U/L，AST 78U/L，TBIL 46.4μmol/L，DBIL 31.1μmol/L，IBIL 15.3μmol/L。

患者服药后，不适症状明显改善，故减茵陈用量，去竹茹、藿香、莱菔子，加入半边莲、半枝莲增强清热解毒之力，使湿热之邪祛除殆尽。

处方：大黄15g（后下），绵茵陈30g，山栀子10g，神曲15g，鸡骨草20g，田基黄20g，甘草6g，砂仁10g（后下），茯苓15g，鸡内金10g，麦芽15g，神曲12g，半边莲15g，半枝莲15g。7剂，水煎服，日1剂。

配合静滴清开灵及能量以对症支持治疗。

患者服药后不适症状消失，2009年7月12日复查肝功能提示：ALT 56U/L，TBIL 21.5μmol/L。

效不更方，守上方继续服用14剂，水煎服，日1剂。经治疗，患者不适症状消失无反复，理化指标正常。

【按语】《素问·平人气象论》曰："溺黄赤，安卧者，黄疸。""目黄者，皆黄疸。"本案诊断明确，治疗上遵循"黄疸之证，皆湿热而成"之理，拟急肝二方加减。方中茵陈为清热利湿退黄之要药，栀子有清泄三焦湿热之功，大黄有降泄胃肠郁热之效。茵陈配栀子，使湿热从小便而去；茵陈配大黄，使郁热从大便而解，三药相合，共奏清利降泄之功。配合田基黄、鸡骨草增强清热利湿退黄之效。薏苡仁健脾利水，莱菔子、砂仁行气和胃，竹茹清热止呕、藿香芳香化湿止呕共治佐证，并加入甘草调和诸药。

二诊时患者纳差无改善，故守一诊方并加入鸡内金、麦芽以增强健脾消食和胃之功。

治疗后期，患者症状明显改善，故减茵陈用量，去竹茹、藿香、莱菔子，加入半边莲、半枝莲增强清热解毒之力，使湿热之邪祛降殆尽。

回顾本病例，黄疸早期湿热之象明显，故以祛邪为主，以清热利湿、通腑退黄为法，并注意顾护脾胃；后期邪去正衰之时，应中病即止，以防正气更伤。

慢迁肝方

慢迁肝方由《太平惠民和剂局方》逍遥散化裁而来。

【组成】柴胡 10g，当归 15g，白芍 15g，丹参 20g，党参 20g，白术 10g，茯苓 15g，神曲 20g，甘草 10g。

【功用】疏肝健脾。

【方解】慢迁肝方为逍遥散加减而成，方中柴胡系辛散升发之物，疏肝理气，以顺肝之性，使之不郁；当归、白芍养血柔肝，以涵其肝；木旺克土，肝郁乘脾，"实脾，则肝自愈，此治肝补脾之要妙也"，故加入党参、茯苓、白术、甘草等健脾之品，以培其本，并以神曲增强健脾益胃之功；加入丹参活血化瘀，现代药理研究证实丹参能抑制或减轻肝细胞变性、坏死及炎症反应，促进肝细胞再生，并有抗纤维化的作用。全方共奏疏肝健脾之功。

【主治】肝郁脾虚证。症见两胁胀痛，腹胀，疲乏，纳差，小便黄，大便溏结不调，苔薄白或腻，脉弦。

【临床应用与加减化裁】主要用于慢性乙型肝炎属肝郁脾虚证的患者。

临床加减化裁：若胃纳较差、恶心、食后腹胀等脾虚运化失常明显者，加鸡内金、麦芽以健脾消食，砂仁、厚朴以行气和胃；若出现小便黄、大便溏等肝病日久及脾，脾虚无以运化水湿、水湿内停、湿久化热者，可配合应用参苓白术散以健脾益气，或加入绵茵陈、半枝莲、白花蛇舌草、蒲公英、鸡骨草、田基黄等清热利湿；若见右胁部疼痛明显，舌暗红，有瘀斑等久病入络、瘀血内停者，可加入桃仁、红花、赤芍等活血化瘀之品；若夜寐差，乏力、口干等耗伤肝肾之阴，阴虚症状明显者，可配合一贯煎、二至丸以滋阴柔肝。

验案 1：肝着（慢性活动性乙型肝炎）

符某，男，38 岁，2009 年 6 月 14 日初诊。

既往有乙肝病史 8 年。患者近半个月来因生活失节，休息欠佳后出现右胁肋隐痛不适，乏力，门诊给予护肝等治疗，但症状改善不明显，遂来诊。

症见：乏力，右胁肋隐痛，口干微苦，胃纳尚可，大便调，小便黄，舌红，苔黄腻，脉弦滑。

诊断：肝着（慢性活动性乙型肝炎）。

辨证：肝郁脾虚，湿热内蕴。

方选：慢迁肝方加半边莲、虎杖以疏肝健脾，清热利湿。4剂，水煎服，日1剂。

二诊：药后患者精神较前好转，时感右胁肋隐痛，乏力，时有口干、口苦，无恶心呕吐，睡眠一般，尿黄，大便调，舌红，苔黄腻，脉弦滑。患者症状好转，既效守方7剂，服法同前。

三诊：药后患者精神良好，右胁肋不适缓解，少许乏力，胃纳尚可，睡眠一般，小便淡黄，大便调。舌红，苔薄黄，脉弦滑。复查肝功能：ALT 51U/L，AST 41U/L。

守方去虎杖服用7剂，症状消失。

验案2：肝着（慢性活动性乙型肝炎）

李某，男，43岁，2006年2月14日初诊。

患者于6个月前无明显诱因下出现右胁隐痛、乏力、纳差，外院查乙肝两对半提示"大三阳"，肝功能异常（具体不详），诊断为慢性乙型肝炎，给予达乐欣、促肝细胞生长素等对症治疗后，症状缓解，但病情反复。3天前因劳累后上述症状再发，遂来诊。

症见：右胁隐痛，纳差，乏力，恶心欲呕，二便尚调，舌淡，苔薄黄，脉弦。

诊断：肝着（慢性活动性乙型肝炎）。

辨证：肝郁脾虚证。

治法：疏肝健脾。

方选：慢迁肝方加味。

处方：柴胡10g，当归15g，白芍15g，丹参20g，党参20g，白术10g，茯苓15g，神曲20g，甘草10g，垂盆草15g，白花蛇舌草15g，蒲公英15g。4

剂，水煎服，日1剂。

二诊：药后患者右胁疼痛较前稍缓解，胃纳稍改善，乏力，眠差，无恶心欲呕，二便尚调。舌淡，苔薄黄，脉弦。

上方加夜交藤、酸枣仁，以养心安神。

处方：柴胡10g，当归15g，白芍15g，丹参20g，党参20g，白术10g，茯苓15g，神曲20g，甘草10g，垂盆草15g，白花蛇舌草15g，蒲公英15g，夜交藤15g，酸枣仁15g。7剂，水煎服，日1剂。

三诊：药后患者右胁部疼痛明显缓解，但仍纳少，乏力，眠差，大便稍溏，小便调，舌脉同前。因主要以乏力、纳差、睡眠不佳等气血两虚等症状为主，湿热之象不显，故治疗上以益气补血、健脾养心为主，方选归脾汤加减。

处方：黄芪30g，白术15g，陈皮10g，升麻5g，炙甘草6g，当归10g，丹参15g，党参15g，薏苡仁15g，酸枣仁15g，木香10g。7剂，水煎服，日1剂。

药后患者于2006年3月6日复查肝功能：ALT 48U/L。

继服中药14剂，症状基本消失，复查肝功能正常。

随访1个月，症状无反复。

验案3：肝着（慢性活动性乙型肝炎）

王某，男，43岁，2005年8月1日初诊。

患者于12年前诊断为"乙肝大三阳"，给予抗病毒、护肝降酶等对症支持治疗，但症状反复。近5天上述症状加重，伴恶心欲呕，右胁部胀痛不适、乏力，胃纳差，时有恶心欲呕，小便色黄，大便调，舌淡红，苔黄腻，脉弦滑。

诊断：肝着（慢性活动性乙型肝炎）。

辨证：肝郁脾虚，兼夹湿热。

治法：疏肝健脾，兼清湿热。

方选：慢迁肝方加味。

处方：柴胡10g，当归15g，白芍15g，丹参20g，党参20g，白术10g，

111

茯苓 15g，神曲 20g，甘草 10g，茵陈 30g，藿香 15g，薏苡仁 15g。7 剂，水煎服，日 1 剂。

二诊（2005 年 8 月 7 日）：药后患者右胁部胀痛缓解，少许乏力，胃纳差，无恶心呕吐，二便调，舌淡，苔薄黄，脉弦。肝功能：AST 115U/L，ALT 102U/L。患者湿热之象已去大半，故前方清热利湿之茵陈。加当归 15g，以养血活血柔肝；加鸡内金 15g，加强健脾和胃之功；并加蒲公英以清热解毒，抗病毒，以巩固治疗。

全方共奏疏肝健脾、清湿热兼活血柔肝之功。患者服药后症状好转。

继服 14 剂，复查肝功能：AST 40U/L，ALT 42U/L。

【按语】慢性乙型肝炎属中医"胁痛""黄疸""积聚"等范畴。其发病以湿热毒邪为其致病外因，正气亏损为致病内因。病机为本虚标实，以肝、脾、肾三脏虚损为主，而湿热中阻、肝气郁滞、脾失健运、肝肾亏虚、瘀血阻络为其主要病理变化。临床中，罗凌介教授采用慢迁肝方为基础方治疗该病，总以扶正祛邪为主，具体为疏肝健脾兼有活血化瘀、清热化湿等。针对慢性乙型肝炎，做到标本同治，并兼顾脾胃之气。根据患者病情变化随症加减，用药上坚持"疏泄不可太过，补脾不可太壅，祛湿不可太燥，清热不可太寒，化瘀不可太破，养阴不可太腻"的原则，并注意因人、因地制宜，临床疗效显著。

验案 4：肝着（慢性活动性乙型肝炎）

方某，男，24 岁，2005 年 7 月 1 日初诊。

患者 1 月前开始出现腹胀、疲乏、纳差，无恶心呕吐，无发热恶寒，无腹泻，自诉 3 年前发现乙肝"大三阳"。查肝功能：ALT 92U/L，AST 84U/L，GGT 80U/L。遂于今日来我院就诊。

症见：患者时感腹胀，疲乏，纳差，无恶心呕吐，无发热恶寒，眠差，小便黄，大便溏薄。查体：生命体征平稳，全身皮肤及黏膜无黄染，心肺查体无特殊，腹软，无压痛及反跳痛，肝脾肋下未及。舌红，苔薄黄，脉弦。既往有乙肝"大三阳"病史 3 年。

诊断：肝着（慢性活动性乙型肝炎）。

辨证：肝郁脾虚证。

病因病机：患者长期患慢性肝病，久治不愈，多有情志不畅的情况，或暴怒伤肝，肝失调达，疏泄不利，而成肝郁，肝病日久及脾，导致肝郁脾虚，故见脘腹胀闷，纳差，乏力诸症；肝郁乘脾，脾虚不能运化水湿，故大便溏薄。

治法：疏肝健脾。

方选：慢迁肝方加减。

处方：柴胡 10g，当归 15g，白芍 15g，丹参 20g，党参 20g，白术 10g，茯苓 15g，神曲 20g，甘草 10g，郁金 12g，北芪 10g，女贞子 10g，沙苑子 10g，旱莲草 10g，夜交藤 10g。7 剂，水煎服，日 1 剂。

同时予肝得治、益肝乐护肝。并嘱调情志，清淡饮食，注意休息。

二诊（2005 年 7 月 15 日）：患者神清，精神较前好转，乏力感较前减轻，胃纳改善，眠可，二便调。舌红、苔薄白，脉弦。复查肝功能：ALT 56U/L，AST 48U/L，GGT 62U/L。减前方滋阴及安神药，加田七末、赤芍活血化瘀。

处方：柴胡 10g，当归 15g，白芍 15g，丹参 20g，党参 20g，白术 10g，茯苓 15g，神曲 20g，甘草 10g，郁金 10g，北芪 30g，女贞子 20g，赤芍 15g，田七末 5g（冲服）。7 剂，水煎服，日 1 剂。配合口服肝得治、益肝乐。

三诊（2005 年 8 月 12 日）：患者神清，精神良好，无明显不适，纳、眠可，二便调。舌红、苔薄白，脉弦。复查肝功能：ALT 42U/L，GGT 52U/L。效不更方，继予上方 14 剂。

患者服药后，复查肝功能正常，随访两个月，症状无反复。

【按语】由于乙型肝炎病毒感染机体，病毒在体内复制活跃，表面抗原（HBsAg），E 抗原（HBeAg），核心抗体（抗 - HBc），均为阳性，俗称"大三阳"，属于慢性活动性乙型肝炎的一种。主要表现为劳动能力逐渐减退，乏力，纳差，厌油腻，腹胀持续且明显，常有齿龈出血及鼻出血。结合患者的病史、症状、体征及辅助检查情况，可明确诊断。

四诊合参，本病当属中医学"肝着"范畴，辨证属肝郁脾虚证。"夫肝属木，乃生气所寓，为藏血之地，其性刚介，而喜条达，必须水以涵之，土以培之，然后得遂其生长之意"。故治疗上以疏肝健脾为主，方选慢迁肝方加减

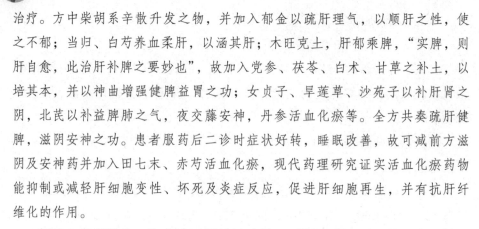

治疗。方中柴胡系辛散升发之物，并加入郁金以疏肝理气，以顺肝之性，使之不郁；当归、白芍养血柔肝，以涵其肝；木旺克土，肝郁乘脾，"实脾，则肝自愈，此治肝补脾之要妙也"，故加入党参、茯苓、白术、甘草之补土，以培其本，并以神曲增强健脾益胃之功；女贞子、旱莲草、沙苑子以补肝肾之阴，北芪以补益脾肺之气，夜交藤安神，丹参活血化瘀等。全方共奏疏肝健脾，滋阴安神之功。患者服药后二诊时症状好转，睡眠改善，故可减前方滋阴及安神药并加入田七末、赤芍活血化瘀，现代药理研究证实活血化瘀药物能抑制或减轻肝细胞变性、坏死及炎症反应，促进肝细胞再生，并有抗肝纤维化的作用。

罗凌介教授认为，海南地区慢性活动性乙型肝炎常由湿、热、瘀互结而成，故在清热利湿之药中，常加入活血化瘀之品。

验案 5：肝着（慢性活动性乙型肝炎）

洪某，男，54 岁，2002 年 11 月 7 日初诊。

患者 1 月前体检时查乙肝两对半提示 HBsAg（＋），HBeAg（＋），HB-cAb（＋），诊断为乙肝"大三阳"，时感腹胀，疲乏，纳差，无恶心呕吐，无发热恶寒，无腹泻，小便黄，大便较烂，遂来诊。

症见：腹胀，疲乏，纳差，小便黄，大便较烂。舌质红，苔薄黄，脉弦滑。今日查肝功能：ALT 577U/L，AST 429U/L，GGT 180U/L。

诊断：肝着（慢性活动性乙型肝炎）。

辨证：肝郁脾虚，湿热中阻。

病因病机：患者因慢性肝病、久治不愈，多有情志不畅的情况，情志抑郁，或暴怒伤肝，肝失调达，疏泄不利，而成肝郁，肝病日久及脾，导致肝郁脾虚，故见脘腹胀闷，纳谷不香，乏力诸症；脾虚不能运化水湿，故大便不实。小便色黄、舌红、苔薄黄、脉弦滑皆为肝郁脾虚、湿热中阻之征。

治法：疏肝健脾，清热化湿。

方选：慢迁肝方加减。

处方：柴胡 10g，当归 15g，白芍 15g，丹参 20g，党参 20g，白术 10g，茯苓 15g，神曲 20g，甘草 10g，郁金 10g，蒲公英 30g，半枝莲 15g，绵茵陈

20g，蚤休 15g，虎杖 15g。7 剂，水煎服，日 1 剂。嘱患者注意休息，清淡饮食。

二诊（2002 年 11 月 29 日）：患者神清，精神一般，腹胀，时感乏力，胃纳一般，二便调，面色萎黄。舌淡红，苔薄黄，脉弦。复查肝功能：AST 237U/L，ALT 258U/L，GGT 80U/L。患者症状较前好转，湿热之象较前减轻，守方去绵茵陈、蚤休、虎杖，加麦芽、鸡内金、山楂以增强健脾益胃之效。

处方：柴胡 10g，当归 15g，白芍 15g，丹参 20g，党参 20g，白术 10g，茯苓 15g，神曲 20g，甘草 10g，郁金 12g，蒲公英 30g，半枝莲 15g，麦芽 30g，山楂 15g，鸡内金 10g。7 剂，水煎服，日 1 剂。

三诊（2002 年 12 月 13 日）：患者神清，精神一般，腹胀及乏力感减轻，胃纳较前好转，二便调。面色较前好转。舌淡红，苔薄黄，脉弦。患者症状好转，故守前方，并加虎杖、蚤休以加强清热利湿，活血化瘀之力，以达祛邪不留寇之目的。

处方：柴胡 10g，当归 15g，白芍 15g，丹参 20g，党参 20g，白术 10g，茯苓 15g，神曲 20g，甘草 10g，郁金 12g，蒲公英 30g，半枝莲 15g，蚤休 12g，山楂 15g，鸡内金 10g，虎杖 15g。7 剂，水煎服，日 1 剂。

四诊（2002 年 12 月 20 日）：患者神清，精神良好。少许乏力，无腹胀，胃纳一般，二便调。舌淡红，苔薄黄，脉弦。肝功能：AST 120U/L，ALT 118U/L，GGT 65U/L。湿热日久，易耗伤阴液，故加入女贞子、沙苑子以滋补肝肾之阴，使清热而不伤阴。

处方：柴胡 10g，当归 15g，白芍 15g，丹参 20g，党参 20g，白术 10g，茯苓 15g，神曲 20g，甘草 10g，郁金 12g，板蓝根 15g，山楂 15g，虎杖 15g，鸡内金 10g，女贞子 20g，沙苑子 20g。7 剂，水煎服，日 1 剂。

五诊（2002 年 12 月 27）：患者神清，精神一般，面色萎黄，口干口苦，少许乏力，胃纳一般，小便色黄，大便调。舌淡红，苔薄黄，脉弦滑。肝病日久及脾，导致肝郁脾虚，脾虚湿阻，湿性黏滞，不易祛除，湿郁久易化热，患者口干口苦、小便黄明显。上方加黄芩、绵茵陈、半边莲，以增强清热利湿之力。

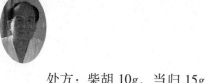

处方：柴胡 10g，当归 15g，白芍 15g，丹参 20g，党参 20g，白术 10g，茯苓 15g，神曲 20g，甘草 10g，郁金 10g，黄芩 10g，半边莲 15g，绵茵陈 30g，沙苑子 20g，枸杞子 15g，女贞子 15g。14 剂，水煎服，日 1 剂。

药后复查肝功能正常。

【按语】四诊合参，本病当属中医学"肝着"范畴，辨证属肝郁脾虚，湿热中阻。"夫肝属木，乃生气所寓，为藏血之地，其性刚介，而喜条达，必须水以涵之，土以培之，然后得遂其生长之意"。故治疗上以疏肝健脾为主，方选慢迁肝方加减治疗。慢迁肝方源自《太平惠民和剂局方》之逍遥散，是取其疏肝养血健脾之意。方中柴胡系辛散升发之物，以顺肝之性，使之不郁，配合郁金疏肝理气解郁；当归、白芍养血，以涵其肝；"实脾，则肝自愈，此治肝补脾之要妙也"，故加入党参、茯苓、白术、甘草以补土，以培其本，并加入神曲增强健脾益胃之功；久病入络，丹参可活血化瘀、抗肝纤维化；因慢性乙肝多夹杂湿热之邪，故罗凌介教授喜用清热解毒、又能抗乙肝病毒的药物，如蒲公英、半枝莲、绵茵陈、蚤休、虎杖之类。

验案 6：肝着（慢性活动性乙型肝炎）

杨某，男，19 岁，2005 年 1 月 7 日初诊。

患者 1 周前开始出现腹胀、疲乏、纳差，大便溏薄，每日 1 次，无恶心呕吐，无发热恶寒，未经处理，症状未见缓解，遂于今日来我院就诊。

症见：腹胀、疲乏、纳差，大便溏薄，每日 1 次，时有心慌，眠差。舌红，苔薄黄，脉弦。今日查肝功能：ALT 82U/L，AST 78U/L，GGT56U/L。既往有乙肝"大三阳"病史 5 年。

诊断：肝着（慢性活动性乙型肝炎）。

辨证：肝郁脾虚证。

病因病机：患者平素性格抑郁，肝失调达，疏泄不利，而成肝郁，肝病日久及脾，导致肝郁脾虚，脾虚无以升清降浊，故见纳谷不香，乏力、便溏诸症；肝藏血、心主血，气滞则血行不畅，脾虚则气血生化乏源，阴血不足，无以养心可见心慌、夜寐差。

治法：疏肝解郁，养血健脾。

方选：慢迁肝方加减。

处方：柴胡 10g，当归 15g，白芍 15g，丹参 20g，党参 20g，白术 10g，茯苓 15g，神曲 20g，甘草 10g，鸡内金 10g，山楂 15g，夜交藤 30g，柏子仁 12g，麦芽 30g，女贞子 20g，旱莲草 30g。7 剂，水煎服，日 1 剂。

配合静滴达乐欣，口服益肝乐护肝。嘱清淡饮食等。

二诊（2005 年 1 月 14 日）：患者神清，精神一般。少许疲乏、纳差，眠差，二便尚调。舌质红，苔薄黄，脉弦。肝功能：AST 41U/L。患者症状稍好转，仍感乏力，故守上方去鸡内金、山楂、麦芽等消食健胃之品，加入黄芪以补脾肺之气，加郁金、砂仁以加强行气之功。

处方：柴胡 10g，当归 15g，白芍 15g，丹参 20g，党参 20g，白术 10g，茯苓 15g，神曲 20g，甘草 10g，郁金 10g，黄芪 30g，砂仁 10g（后下），柏子仁 12g，夜交藤 30g，女贞子 20g。3 剂，水煎服，日 1 剂。

嘱患者调情志，慎饮食，注意休息。

三诊（2005 年 1 月 18 日）：患者神清，精神良好。少许口干乏力，胃纳、睡眠较前好转，二便尚调。舌红，苔薄黄，脉弦。肝功能正常。症状明显减轻。

上方去黄芪、砂仁，加玄参、麦冬养阴生津，改善口干症状；并加白花蛇舌草、半边莲等清热解毒、抗病毒之药。

处方：柴胡 10g，当归 15g，白芍 15g，丹参 20g，党参 20g，白术 10g，茯苓 15g，神曲 20g，甘草 10g，郁金 10g，玄参 20g，麦冬 15g，白花蛇舌草 20g，半边莲 20g，夜交藤 20g。20 剂，水煎服，日 1 剂。症状消失无反复。

【按语】四诊合参，本病当属中医学"肝着"范畴，辨证属肝郁脾虚证。"夫肝属木，乃生气所寓，为藏血之地，其性刚介，而喜条达，必须水以涵之，土以培之，然后得遂其生长之意"。故治疗上以疏肝健脾为主，方选慢迁肝方加减治疗。

方中柴胡系辛散升发之物，以顺肝之性，使之不郁；当归、白芍养血柔肝，以涵其肝；木旺克土，肝郁乘脾，"实脾，则肝自愈，此治肝补脾之要妙也"，故加入党参、茯苓、白术、甘草（四君子汤）以补土，以培其本。并以神曲、麦芽、山楂、鸡内金增强健脾益胃之功，女贞子、旱莲草滋阴益肾，夜交藤、柏子仁养血安神以治佐证。另外，罗凌介教授在治疗慢性乙型肝炎过程中每加入丹参等活血化瘀之品，现代药理研究证实丹参能抑制或减轻肝细胞变性、坏死及炎症反应，促进肝细胞再生，并有抗肝纤维化的作用。二诊患者症状稍好转，仍感乏力，故守方去鸡内金、山楂、麦芽等消食健胃之品，加入黄芪以补脾肺之气，加郁金、砂仁以加强行气之功。三诊患者症状明显减轻，守方去黄芪、砂仁，加入玄参、麦冬养阴生津以改善口干症状，并加入白花蛇舌草、半边莲等清热解毒、抗病毒之药。守方服用 20 余剂，症状消失无反复。

验案 7：肝着（慢性活动性乙型肝炎）

吴某，男，55 岁。2005 年 8 月 14 日初诊。

患者 6 个月前因劳累后开始出现右胁隐痛，伴胃纳差，四肢乏力，曾在外院查乙肝两对半，提示为："小三阳"，门诊服用联苯双酯等治疗，症状未见好转，遂今日来诊。

症见：右胁隐痛，胃纳差，肢体乏力，颈部酸痛，双上肢麻木，无恶心呕吐，无发热恶寒，二便调。舌质红、苔薄白、脉弦。肝功能：GGT 180U/L，ALT 170U/L，AST 152U/L。既往有乙肝病史 20 年。颈椎病病史多年。

诊断：肝着（慢性活动性乙型肝炎）。

辨证：肝郁脾虚，寒湿阻滞证。

病因病机：患者长期患慢性肝病，久治不愈，多有情志不畅，而成肝郁，胁肋为肝络所布，肝失调达，疏泄不利故见肝区隐痛；肝病日久及脾，导致肝郁脾虚，纳差，乏力诸症；寒湿阻滞经络，故可见肢体麻木，颈部酸胀，舌质红、苔薄白、脉弦均为肝郁脾虚、寒湿阻滞之征。

治法：疏肝解郁，散寒祛湿。

方选：慢迁肝方加减。

处方：柴胡 10g，当归 15g，白芍 10g，炙甘草 6g，党参 15g，白术 15g，茯苓 15g，神曲 15g，鸡内金 15g，桂枝 10g，细辛 3g。7 剂，水煎服，日 1 剂；配合达乐欣抗病毒。

二诊（2005 年 8 月 24 日）：患者神清，精神一般。右胁隐痛缓解，胃纳一般，肢体少许乏力，颈部酸痛，双上肢麻木。舌红苔薄白，脉弦。复查肝功能：GGT 156U/L，ALT 129U/L，AST 102U/L。二诊患者症状较前好转，继予上方治疗，并加入麻黄、葛根以辛温通阳，解肌和营。

处方：柴胡 10g，当归 15g，白芍 10g，炙甘草 6g，党参 15g，白术 15g，茯苓 15g，神曲 15g，鸡内金 15g，桂枝 10g，细辛 3g，炙麻黄 10g，葛根 20g。7 剂，水煎服，日 1 剂。配合达乐欣静滴抗病毒。

三诊（2005 年 8 月 30 日）：患者神清，精神较前好转。右胁部偶有疼痛，少许肢体乏力，颈部酸痛缓解，双上肢感少许麻木，胃纳一般。舌红，苔薄白，脉弦。复查肝功能 GGT 56U/L，ALT 65U/L，AST 55U/L。患者感颈部不适，此为寒淫于内，治以甘热，故守方加姜、附大热之剂，升发阳气，以散寒邪。

处方：柴胡 10g，当归 15g，白芍 10g，炙甘草 6g，党参 15g，白术 15g，茯苓 15g，神曲 15g，鸡内金 15g，桂枝 10g，细辛 3g，炙麻黄 6g，葛根 15g，干姜 6g，熟附子 10g。14 剂，水煎服，日 1 剂。症状消失，肝功能基本正常。

【按语】所谓乙肝"小三阳"是指在乙肝的"两对半"检查的五项指标中，表面抗原（HBsAg）、E－抗体（HBeAb）和核心抗体（HBcAb）检测均是阳性。临床以慢性肝炎的临床表现为主，乏力、食欲减退、恶心、呕吐、厌油、腹泻及腹胀，部分患者有发热、黄疸，约有半数患者起病隐匿，多在检查中发现。根据患者的病史、症状、体征及辅助检查情况可确诊。

本病当属中医学"肝着"范畴，辨证属肝郁脾虚，寒湿阻滞。治疗上以疏肝健脾为主，方选慢迁肝方加减治疗。慢迁肝方为罗凌介教授根据多年临床经验加减而成，以逍遥散为基本方，全方共奏疏肝健脾之功。本案中患者出现寒湿阻滞，脉络不通之症，"不通则痛"，治之以辛温通阳，选桂枝、细辛、干姜、熟附子以散寒邪，配方以茯苓、白术健脾祛湿，使寒湿之邪无留驻之地。

验案 8：肝着（慢性活动性乙型肝炎）

吴某，男，42 岁，2004 年 9 月 23 日初诊。

患者于 8 月前开始出现右胁部隐痛不适，伴纳差，乏力，无恶心呕吐，无发热恶寒等，无皮肤黄染，未经处理，症状未见缓解，遂于今日来诊。

症见：右胁部隐痛不适，胃纳差，肢体乏力，少许口苦，大便稍溏，小便调。舌红，苔薄白腻，脉弦。肝功能：GLB 40U/L，A/G 1.0，GGT 76U/L，ALT 213U/L，AST 257U/L。既往有慢性乙型肝炎病史多年，发现"大三阳"2年余。

诊断：肝着（慢性活动性乙型肝炎）。

辨证：肝郁脾虚证。

病因病机：患者长期患肝病，久治不愈，多有情志不畅，而成肝郁，胁肋为肝络所布，肝失调达，疏泄不利故见肝区隐痛；肝病日久及脾，导致肝郁脾虚，纳差，乏力诸症。

治法：疏肝健脾。

方选：慢迁肝方加减。

处方：党参 30g，丹参 20g，郁金 15g，白术 30g，当归 12g，赤芍 30g，茯苓 30g，炙甘草 10g，柴胡 10g，薄荷 10g，绵茵陈 20g，神曲 20g，黄芪 60g，蚕沙 10g。7 剂，水煎服，日 1 剂。

配合静滴凯西莱、促肝细胞生长素以护肝降酶。

二诊（2004 年 10 月 11 日）：患者神清，精神尚可。右胁部隐痛稍缓解，胃纳差，肢体乏力，少许口苦口干，大便溏。舌质红，苔薄黄腻，脉弦。复查肝功能：GLB 39U/L，A/G 1.07，GGT 65U/L，ALT 167U/L，AST 183U/L。患者胃纳仍差，便溏，脾虚症状突出，治疗上以健脾为主。方选参苓白术散加减治疗。

处方：茯苓 20g，白术 20g，炙甘草 10g，白扁豆 15g，怀山药 15g，绵茵陈 15g，薏苡仁 30g，熟地黄 15g，女贞子 20g，砂仁 10g（后下），当归 8g，党参 30g。7 剂，水煎服，日 1 剂。

配合静滴凯西莱、促肝细胞生长素以护肝降酶。

三诊（2004 年 12 月 1 日）：患者神清，精神可。右胁部偶有不适，胃纳较前好转，少许肢体乏力，大便时干时溏。舌质红，苔薄黄腻，脉弦。复查肝功能：GLB 40U/L，A/G 0.96，GGT 48U/L，ALT 186U/L，AST 131U/L。

守方继服，7 剂，水煎服，日 1 剂。

服药后复查肝功能：ALT 91U/L，AST 45U/L。

守方加减治疗两周，肝功能基本正常。

【按语】四诊合参，本病当属中医学"肝着"范畴，辨证属肝郁脾虚证。一诊治疗以疏肝健脾为主，方选慢迁肝方加减。方中柴胡系辛散升发之物，并加入郁金以疏肝理气，以顺肝之性，使之不郁；当归养血柔肝；木旺克土，肝郁乘脾，故加入党参、茯苓、白术、甘草（四君子汤）以补土，黄芪以补肺脾之气，以培其本，并以神曲增强健脾益胃之功；赤芍、丹参活血化瘀，现代药理研究证实活血化瘀药物能抑制或减轻肝细胞变性、坏死及炎症反应，促进肝细胞再生，并有抗肝纤维化的作用；加入薄荷可配合柴胡以疏肝，绵茵陈以清热利湿、蚕沙以和胃化浊以治佐证。

二诊患者胃纳仍差，便溏，脾虚症状突出，故治疗上以健脾为主，"实脾，则肝自愈，此治肝补脾之要妙也"。故方选参苓白术散加减。方中以四君子汤补脾胃之气为主，配以白扁豆、薏苡仁、怀山药之甘淡，辅助白术，既可健脾，又可渗湿而止泻。加入砂仁芳香醒脾；当归养血柔肝；熟地黄、女贞子滋补肝肾之阴；绵茵陈清热利湿。全方共奏健脾益气化湿之功，体现了罗凌介教授在治疗肝着时，"健脾"贯穿始终的思想。

验案 9：肝着（慢性活动性乙型肝炎）

颜某，男，53 岁，2006 年 1 月 17 日初诊。

患者于 8 年前无明显诱因下开始出现右胁隐痛、乏力、纳差，曾至外院就诊，诊断为慢性乙型活动性肝炎，给予对症治疗（具体不详），症状时好时坏。1 周前劳累过度症状再发，在外院查 HBsAg（＋），HBeAb（＋），HBcAb（＋），ALT 179.3U/L，AST 64.8U/L。经治疗后症状未见改善，遂来诊。

症见：右胁部隐痛，肢体乏力、纳差，二便调。舌淡暗，苔薄黄腻，脉弦。既往有 HBV 携带史 10 余年。

诊断：肝着（慢性活动性乙型肝炎）。

辨证：肝郁脾虚证。

病因病机：患者肝病日久，常日久难愈，情志不畅，而成肝郁，胁肋为肝络所布，肝失调达，疏泄不利故见肝区不适，肝区隐痛；肝病日久及脾，导致肝郁脾虚，故见纳差、乏力诸症。

治法：疏肝解郁健脾。

方选：慢迁肝方加减。

处方：柴胡10g，当归15g，白芍15g，半枝莲20g，丹参30g，神曲20g，虎杖15g，白术10g，茯苓15g，甘草10g，郁金10g，白花蛇舌草20g，党参20g，板蓝根15g，山楂12g。4剂，水煎服，日1剂；配合静滴达乐欣、香丹、清开灵，口服联苯双酯、肝苏冲剂以护肝降酶、清热解毒。

二诊（2006年1月22日）：患者神清，精神好转，右胁部疼痛缓解，仍感肢体乏力、纳差，小便调，大便稍烂。舌淡暗，苔薄黄腻，脉弦。复查肝功能：AST 57U/L，ALT 74U/L。

患者临床不适症状改善明显。上方继服5剂，水煎服，日1剂。配合静滴达乐欣、清开灵，口服联苯双酯、肝苏冲剂以护肝降酶，清热解毒。

三诊（2006年1月27日）：患者神清，精神可，右胁部偶有疼痛，少许肢体乏力、纳差，大便稍溏。舌淡暗，苔薄黄腻，脉弦。复查肝功能：AST 50U/L，ALT 64U/L。

守前方去虎杖、白花蛇舌草，加入茵陈、半边莲继续化湿解毒。

处方：柴胡10g，当归15g，白芍15g，半枝莲20g，丹参30g，神曲20g，白术10g，茯苓15g，炙甘草10g，郁金10g，白花蛇舌草20g，半边莲20g，党参20g，山楂12g，茵陈15g。10剂，水煎服，日1剂。

患者服药之后，不适症状基本消失，2006年2月6日复查肝功能正常。

【按语】患者HBsAg（＋），HBeAb（＋），抗－HBc（＋），俗称"小三阳"，属于慢性活动性乙型肝炎的一种。临床主要表现为劳动能力逐渐减退，乏力、纳差，厌油腻，腹胀持续且明显，常有齿龈出血及鼻出血。结合患者的病史、症状、体征及辅助检查情况，可明确诊断。四诊合参，本病当属中医学"肝着"范畴，辨证属肝郁脾虚师。治疗上选罗凌介教授经验方慢迁肝方加减治疗，方中柴胡系辛散升发之物，并加入郁金以疏肝理气，以顺肝之性，使之不郁；白芍、当归养肝柔肝；半枝莲、虎杖、白花蛇舌草、板蓝根清热解毒；木旺克土，肝郁乘脾，故加入党参、茯苓、白术、炙甘草（四君子汤）以补土，山楂、神曲健脾益胃，体现了罗凌介教授治肝不忘健脾、时时顾护胃气的学术思想；丹参活血化瘀，并可抗肝纤维化。罗凌介教授认为，海南地区慢性乙型肝炎患者以湿热疫毒为主要病因，因此治疗中多选用既能清热解毒、又能抗乙肝病毒的药物，体现了辨证与辨病相结合，及因地制宜的特点。

验案10：肝着（慢性活动性乙型肝炎）

李某，男，43岁，2006年2月14日初诊。

患者于6月前无明显诱因下出现右胁隐痛、乏力、纳差，外院查乙肝两对半提示"大三阳"，肝功能异常（具体不详），诊断为"慢性乙型活动性肝炎"给予达乐欣、促肝细胞生长素等对症治疗后症情缓解，但病情时有反复。3天前因劳累后上述症状再发，遂来诊。

症见：右胁隐痛，纳差，乏力，恶心欲呕，二便尚调。舌淡红、苔薄黄、脉弦。肝功能：ALT 171U/L，AST 132U/L。既往有慢性乙型肝炎病史多年，发现"大三阳"半年。

诊断：肝着（慢性活动性乙型肝炎）。

辨证：肝郁脾虚证。

病因病机：患者长期患慢性肝病，久治不愈，多有情志不畅，而成肝郁，胁肋为肝络所布，肝失调达，疏泄不利故见肝区隐痛；肝病日久及脾，导致肝郁脾虚，故见纳差、乏力诸症；肝横逆犯胃，影响胃之升降，故见恶心欲呕。舌淡红、苔薄黄、脉弦亦为肝郁脾虚之征。

治法：疏肝健脾。

方选：慢迁肝方加减。

处方：柴胡15g，当归10g，白芍10g，丹参15g，茯苓15g，白术15g，炙甘草6g，薄荷6g，枳壳10g，垂盆草15g，白花蛇舌草15g，川楝子10g，蒲公英15g。4剂，水煎服，日1剂。

配合口服肝苏冲剂、大黄蟅虫胶囊以护肝、活血化瘀治疗。嘱患者清淡饮食，注意休息。

二诊（2006年2月19日）：患者神清，精神一般。右胁疼痛较前稍缓解，胃纳稍改善，乏力，眠差，无恶心欲呕，二便尚调。舌淡红，苔薄黄，脉弦。

方药经验

123

患者近日眠差，上方基础上加入夜交藤、酸枣仁，以养心安神。

处方：柴胡 15g，当归 10g，白芍 10g，丹参 15g，茯苓 15g，白术 15g，炙甘草 6g，薄荷 6g，枳壳 10g，垂盆草 15g，白花蛇舌草 15g，川楝子 10g，蒲公英 15g，酸枣仁 12g，夜交藤 15g。7 剂，水煎服，日 1 剂；配合口服肝苏冲剂、大黄䗪虫胶囊以护肝、活血化瘀治疗。嘱患者清淡饮食，注意休息。

三诊（2006 年 2 月 27）：患者神清，精神一般。右胁部疼痛明显缓解，纳少，乏力，眠差，大便稍溏，小便调。舌淡红，苔薄白，脉弦细。

本次就诊，患者乏力、纳差、睡眠不佳等气血两虚症状明显，湿热之象不显，治疗上以益气补血、健脾养心为主。方选归脾汤加减。

处方：黄芪 30g，白术 15g，陈皮 10g，升麻 5g，炙甘草 6g，当归 10g，丹参 15g，党参 15g，薏苡仁 15g，酸枣仁 15g，木香 10g。7 剂，水煎服，日 1 剂。配合口服肝苏冲剂、大黄䗪虫胶囊以护肝、活血化瘀治疗。嘱患者清淡饮食，注意休息。

四诊（2006 年 3 月 6 日）：患者不适，症状明显好转，复查肝功能：ALT 48U/L。

继服中药 14 剂，症状基本消失，复查肝功能正常。

随访 1 月，症状无反复。

【按语】本病当属中医学之"肝着"范畴，辨证属肝郁脾虚证，方选慢迁肝方加减治疗。本方既有柴胡疏肝解郁，又有当归、白芍养血柔肝。尤其当归之芳香可以行气，味甘可以缓急，更是肝郁血虚之要药。白术、茯苓健脾祛湿，使运化有权，气血有源。久病入络，加入丹参活血化瘀，炙甘草益气补中，缓肝之急，虽为佐使之品，却有襄赞之功。另根据佐证灵活加减用药，临床疗效方显。

验案 11：肝着（慢性活动性乙型肝炎）

陈某，男，41 岁，2006 年 2 月 17 日初诊。

患者 1 余年前开始出现右胁隐痛不适，伴纳差、乏力，曾在外院就诊，诊断为"小三阳"，给予对症治疗后缓解，但症状反复。5 天前症状再发，伴恶心欲呕，遂来诊。

症见：右胁疼痛，纳差、乏力，恶心欲呕，二便调。舌质淡红、苔薄黄腻、脉弦。肝功能：AST 125U/L，ALT 97U/L。既往发现乙肝"小三阳"1年余。

诊断：肝着（慢性活动性乙型肝炎）。

辨证：肝郁脾虚，湿热未清。

病因病机：患者久患肝病，导致肝气不舒，肝气郁结，胁肋为肝之所布，气滞不行，不通则痛，故可见区隐痛；肝郁乘脾，脾虚运化无力，水谷肌肤无以充养肢体，故可见纳差、乏力；胃气上逆故可见恶心欲呕。舌质淡红、苔薄黄腻、脉弦亦为肝郁脾虚、湿热未清之征。

治法：疏肝健脾，清热化湿。

方选：慢迁肝方加减。

处方：柴胡10g，当归15g，白芍15g，丹参20g，党参20g，白术10g，茯苓15g，神曲20g，甘草10g，郁金10g，板蓝根15g，白花蛇舌草20g，半枝莲10g，麦芽20g，鸡内金10g，山楂12g，虎杖12g。4剂，水煎服，日1剂。

配合达乐欣静滴，肝苏颗粒、大黄䗪虫胶囊口服。

二诊（2006年2月22日）：患者神清，精神较前好转。右胁疼痛稍缓解，纳差、乏力、恶心欲呕稍缓解，食后偶有腹胀，二便调。舌质淡红，苔薄黄腻，脉弦。复查肝功能：GGT 82U/L，AST 60U/L，ALT 82U/L。患者服药后症状缓解，食后偶有腹胀，前方去麦芽、鸡内金、山楂等健脾之品，加砂仁、槟榔理气和胃消胀。

处方：柴胡10g，当归15g，白芍15g，丹参20g，党参20g，白术10g，茯苓15g，神曲20g，甘草10g，郁金10g，板蓝根15g，白花蛇舌草20g，半枝莲10g，砂仁6g（后下），槟榔12g，虎杖12g。7剂，水煎服，日1剂。

配合静滴达乐欣，口服肝苏颗粒、大黄䗪虫胶囊。

三诊（2006年3月3日）：患者神清，精神良好。右胁部疼痛明显缓解，偶有纳差、乏力、无恶心欲呕，食后偶有腹胀，二便调。舌淡红，苔薄黄腻，脉弦。患者目前不适症状改善较明显，治疗仍以疏肝健脾、清热化湿为主，在二诊方酌减清热利湿药（虎杖、板蓝根），以防苦寒伤阴。

处方：柴胡 10g，当归 15g，白芍 15g，丹参 20g，党参 20g，白术 10g，茯苓 15g，神曲 20g，甘草 10g，郁金 10g，砂仁 6g（后下），槟榔 12g，半枝莲 10g，白花蛇舌草 15g。7 剂，水煎服，日 1 剂。

配合口服肝苏颗粒、大黄䗪虫胶囊。

四诊（2006 年 3 月 10 日）：患者神清，精神一般。右胁偶有疼痛，夜寐差，口干，少许乏力，无恶心欲呕，二便调。舌淡红，苔薄微黄腻，脉弦。2006 年 3 月 9 日复查肝功能：GGT 62U/L，ALT 41U/L。失眠、口干乃虚热内扰之象，故在三诊方基础上加女贞子、旱莲草以滋阴，加夜交藤养心安神。

处方：柴胡 10g，当归 15g，白芍 15g，丹参 20g，党参 20g，白术 10g，茯苓 15g，神曲 20g，甘草 10g，郁金 10g，白花蛇舌草 15g，夜交藤 20g，女贞子 20g，旱莲草 15g，鸡内金 10g，砂仁 10g（后下）。7 剂，水煎服，日 1 剂。

药后患者临床不适症状基本消失，2006 年 3 月 24 日复查肝功能，基本恢复正常。

【按语】表面抗原（HBsAg），E 抗体（HBeAb），核心抗体（抗－HBc），均为阳性，俗称"小三阳"，属于慢性活动性乙型肝炎的一种，结合患者的病史、症状、体征及辅助检查情况，可明确诊断。

四诊合参，本病当属中医学"肝着"范畴，辨证属肝郁脾虚，湿热未清证。治疗上方选罗凌介教授经验方慢迁肝方加减。慢迁肝方为逍遥散化裁而成，方中柴胡系辛散升发之物，并加入郁金以疏肝理气，以顺肝之性，使之不郁；当归、白芍养血柔肝，以涵其肝；木旺克土，肝郁乘脾，"实脾，则肝自愈，此治肝补脾之要妙也"，故加入党参、茯苓、白术、甘草（四君子汤）以补土，以培其本，并以神曲、麦芽、鸡内金、山楂增强健脾益胃之功；丹参活血化瘀，现代药理研究证实丹参能抑制或减轻肝细胞变性、坏死及炎症反应，促进肝细胞再生，并有抗肝纤维化作用；并加入半枝莲、白花蛇舌草、板蓝根、虎杖等既能清热解毒、又能抗乙肝病毒的药物。全方共奏疏肝健脾、清热化湿之功。

二诊时患者症状缓解，食后偶有腹胀，故在前方基础上去麦芽、鸡内金、山楂等，加入砂仁、槟榔以理气和胃消胀。

三诊患者经治疗后症状明显改善，故治疗仍以疏肝健脾，清热化湿为主，在二诊方基础上酌减清热利湿药（虎杖、板蓝根）以防苦寒伤阴。

四诊患者出现失眠、口干等虚热内扰之象，故在三诊方基础上加入女贞子、旱莲草以滋阴，加夜交藤以养心安神。

回顾本病例，本案患者辨证属肝郁脾虚证，故方选慢迁肝方加减。另外，罗凌介教授根据海南地区肝病以湿热疫毒为主因，方中每加入半枝莲、半边莲、白花蛇舌草等清热解毒药之品。在治疗过程中，他还强调应时时顾护津液，以防苦寒伤阴。

验案 12：肝着（慢性活动性乙型肝炎）

韩某，女，46 岁，2009 年 3 月 14 日初诊。

患者 20 年前无明显诱因下开始出现右胁肋不适、纳差、乏力等症状，在外院检查乙肝六项示：乙肝"大三阳"，肝功能异常，经护肝降酶对症治疗后症情好转，但上述症状每因劳累或情绪不佳时复加重，20 年来症状反复，时轻时重。曾多次在外院及我院住院治疗。近 1 周来因劳累症状加重，遂来诊。

症见：右胁肋不适、腹胀、纳差、乏力，二便调。舌淡红，苔薄腻黄，脉弦滑。查肝功能：AST 112U/L，ALT 106U/L。既往有慢性乙肝病史 20 年。

诊断：肝着（慢性活动性乙型肝炎）。

辨证：肝郁脾虚，湿热内蕴。

病因病机：患者不慎感受邪毒，侵袭肝脏，久则致肝的疏泄功能失司，胁肋为肝之分野，故出现胁肋不适。木克土，肝病日久侵犯脾，影响脾胃运化功能，水谷精微不能输布，故见纳差、乏力；肝胃不和，气机不利，故见腹胀。舌淡红，苔黄薄腻，脉弦滑亦为肝郁脾虚、湿热内蕴之征。

治法：疏肝健脾，清热利湿。

方选：慢迁肝方加减。

处方：柴胡 10g，枳实 10g，白芍 10g，甘草 10g，紫河车 10g，黄芪 20g，白术 15g，茯苓 15g，丹参 15g，郁金 10g，鸡骨草 15g，蒲公英 20g，藿香 5g（后下），沙参 15g，生地黄 15g。4 剂，水煎服，日 1 剂。

配合硫普罗宁护肝降酶，苦参素注射液抗病毒，口服肝苏片清热和温护肝。

二诊（2009年3月18日）：患者神清，精神较前好转。右胁肋不适缓解，少许腹胀、乏力、纳差，二便调。舌淡红，苔黄薄腻，脉弦滑。

患者临床症状缓解明显。上方继服6剂，水煎服。

三诊（2009年3月24日）：患者神清，精神一般。右胁仍有隐痛，少许乏力，无腹胀，纳差，口干，二便尚调。舌淡红，苔薄黄，脉弦。患者仍有右胁部不适，乏力、纳差减轻。结合舌脉可见湿热之象不显，治疗上以疏肝解郁、养血健脾为主，方药拟逍遥散加减。

处方：白术20g，柴胡15g，白芍10g，当归10g，茯苓20g，炙甘草5g，薄荷5g（后下），半枝莲15g，半边莲10g，生地黄10g，麦冬15g，丹参15g，蒲公英15g。5剂，水煎服，日1剂。

患者服药后症状明显好转，守方继服7剂，症状消失，2009年4月5日复查肝功能基本正常，随诊3月，症状无反复。

【按语】四诊合参，本病当属中医学"肝着"范畴，辨证属肝郁脾虚，湿热内蕴证。治疗上选罗凌介教授经验方慢迁肝方加减治疗。

方中柴胡系辛散升发之物，并加入枳实、郁金疏肝理气，以顺肝之性，使之不郁；白芍养血柔肝，沙参、生地黄味甘以缓肝之急；加入北芪、茯苓、白术、甘草健脾益气以培本；丹参活血化瘀、抗肝纤维化；蒲公英清热解毒、鸡骨草清热利湿、藿香芳香化湿以治其标。更以紫河车这类血肉有情之品补肾益精，补气益血，并能增强机体抵抗力。纵观全方，标本兼治，清补并用，共奏疏肝健脾、清热利湿之功。二诊患者症状好转，故方药不变。三诊患者右胁隐痛明显，乏力、纳差减轻，舌脉提示湿热之象不显，故治疗上以疏肝解郁、养血健脾为主，方药拟逍遥散加减，方中柴胡疏肝解郁；当归、白芍养血柔肝，白术、茯苓健脾祛湿，使脾胃运化有权，气血生化有源；炙甘草益气补中，缓肝之急；加入薄荷少许，助柴胡散肝郁；更加入丹参活血化瘀，抗肝纤维化；生地黄、麦冬滋阴生津。另外，患者湿热之象不显，但考虑慢乙肝的主因乃湿起毒邪，仍需加半边莲、半枝莲以清热解毒，抗病毒。

验案 13：肝着（慢性活动性乙型肝炎）

周某，男，23 岁，2009 年 3 月 21 日初诊。

患者 1 年前开始出现右胁不适，伴乏力、纳差，曾在外院检查提示乙肝"大三阳"，给予苦参碱加甘利欣等对症支持治疗后症状缓解，但症状每于劳累后加重。1 周前患者因劳累后上述症状再发，遂来诊。

症见：右胁不适，乏力、纳差，二便调。舌质淡红，苔薄白，脉弦。肝功能：ALT 271U/L，AST 246U/L。乙肝两对半：HBsAg（＋），HBeAg（＋），抗－HBc（＋）。HBV－DNA：2.3×10^6/mL。既往有乙肝病史 1 年，哮喘病史多年。

诊断：肝着（慢性活动性乙型肝炎）。

辨证：肝郁脾虚证。

病因病机：患者肝病日久难愈，情志不畅，而成肝郁，胁肋为肝络所布，肝失调达，疏泄不利故见肝区不适，肝区隐痛；肝病日久累及脾胃，脾胃功能失常，致胃不受纳，脾不运化，故见纳差、乏力、腹胀诸症；舌质淡红，苔薄白，脉弦均为肝郁脾虚之征。

治法：疏肝健脾。

方选：慢迁肝方加减。

处方：柴胡 15g，白芍 15g，当归 15g，茯苓 15g，白术 15g，甘草 10g，生姜 6g，薄荷 6g（后下），丹参 20g，党参 30g。5 剂，水煎服，日 1 剂；配合皮下注射干扰素 300 万单位/次，3 次/周，自备。

二诊（2009 年 3 月 27 日）：患者神清，精神较前好转，右胁不适、乏力感较前减轻、纳差，晨起口干口苦，眠差，二便调。舌质淡红，苔薄黄腻，脉弦。

患者自诉有少许口苦口干，且舌脉提示内有湿热之征，故在前方基础上加入半边莲、半枝莲以清热利湿、抗病毒；加黄芪、麦冬以益气养阴清热，并可防半边莲、半枝莲等苦寒之药伤阴。

处方：柴胡 15g，白芍 15g，当归 15g，茯苓 15g，白术 15g，甘草 10g，生姜 6g，薄荷 6g（后下），丹参 20g，党参 20g，黄芪 30g，麦冬 15g，半边莲 20g，半枝莲 20g。7 剂，水煎服，日 1 剂；配合皮下注射干扰素。嘱患者清淡

方药经验

饮食，注意休息。

三诊（2009 年 4 月 5 日）：患者神清，精神一般，右胁不适明显缓解，少许乏力、胃纳一般，少许口苦，眠差，二便调。舌质淡红，苔薄黄，脉弦。复查肝功能：ALT 124U/L，AST 175U/L。

患者经治疗症状好转，治疗上遵前法，前方去麦冬、党参，加入神曲、鸡内金健脾护胃，并加郁金助柴胡、薄荷既可疏肝之郁，又可清心凉血。

处方：柴胡 15g，白芍 15g，当归 15g，茯苓 15g，白术 15g，甘草 10g，生姜 6g，薄荷 6g（后下），丹参 20g，黄芪 30g，党参 30g，神曲 15g，鸡内金 15g，半边莲 20g，半枝莲 20g，郁金 12g。14 剂，水煎服，日 1 剂。

患者服药后胃纳、夜寐均有所改善，故本方继服 1 月。

四诊（2009 年 5 月 6 日）：患者神清，精神尚可。右胁部无明显不适，无口干口苦，纳可，二便调。舌质淡红，苔薄白，脉弦。复查肝功能：ALT 42U/L。

患者经过治疗，临床症状及肝功能已明显改善，去前方之生姜、薄荷。余用药同前。

处方：柴胡 15g，白芍 15g，当归 15g，茯苓 15g，白术 15g，甘草 10g，丹参 20g，党参 30g，郁金 12g，神曲 15g，鸡内金 15g，半边莲 20g，半枝莲 20g，黄芪 30g。14 剂，水煎服，日 1 剂。配合干扰素皮下注射。

患者继服该方 1 月，2009 年 6 月 25 日复查肝功能恢复正常，HBV－DNA 定量（－）。

【按语】四诊合参，本病当属中医学"肝着"范畴，一诊时患者以肝郁脾虚为主证，治疗上以疏肝健脾为主，方选慢迁肝方加减治疗。方中柴胡系辛散升发之物，可疏肝理气，以顺肝之性，使之不郁；白芍、当归养血柔肝；木旺克土，肝郁乘脾，故加入党参、茯苓、白术、甘草（四君子汤）以补土，以培其本，即"实脾，则肝自愈"。丹参活血化瘀，现代药理研究证实丹参能抑制或减轻肝细胞变性、坏死及炎症反应，促进肝细胞再生，并有抗肝纤维化的作用；少佐薄荷、生姜，可配合柴胡以疏肝，是取"肝欲散，急食辛以散之"之义。二诊时患者自诉有少许口苦口干，且舌脉提示内有湿热之征，故在前方基础上加入半边莲、半枝莲以清热利湿、抗病毒；黄芪、麦冬以益气养阴清热，并可防半边莲、半枝莲等苦寒之药伤阴。三诊时患者经治疗症状好转，治疗上遵前法，去前方麦冬、党参，加入神曲、鸡内金健脾护胃，并加郁金助柴胡、薄荷既可疏肝之郁，又可清心凉血。患者服药后胃纳、夜寐均有所改善，故本方继服1月。四诊时患者临床症状及肝功能已明显改善，故治疗方案不变，去前方之生姜、薄荷，余用药同前。

验案 14：肝着（慢性活动性乙型肝炎）

王某，女，61 岁，2009 年 1 月 5 日初诊。

患者于 5 天前无明显诱因下开始出现右胁隐痛，上腹部胀闷，纳差，恶心，欲呕，乏力，外院查肝功能：ALT 1142U/L，AST 912U/L。消化系 B 超未发现异常。给予护肝等对症治疗后症状改善不明显，遂来诊。

症见：右胁疼痛，上腹部胀闷，恶心，欲呕，乏力，胸闷，纳差，二便尚调。舌红，苔黄微腻，脉弦。既往有"小三阳"病史多年。

诊断：肝着（慢性活动性乙型肝炎）。

辨证：肝郁脾虚，兼夹湿热。

病因病机：患者不慎感受邪毒，侵袭肝脏，久则致肝的疏泄功能失司，胁肋为肝之分野，故见胁肋不适。木克土，肝病日久侵犯脾胃，脾胃运化功能失常，胃不受纳，脾不运化，故见纳差、乏力等，舌红、苔黄微腻、脉弦亦为肝郁脾虚，兼夹湿热之佐证。

治法：疏肝健脾，清热利湿。

方选：慢迁肝方加减。

处方：柴胡 15g，白术 10g，党参 15g，茯苓 15g，甘草 10g，白芍 15g，砂仁 5g（后下），陈皮 8g，竹茹 10g，半边莲 15g，半枝莲 15g，绵茵陈 15g，鸡内金 10g，神曲 15g。5 剂，水煎服，日 1 剂。

二诊（2009 年 1 月 10 日）：患者神清，精神尚可，右胁疼痛、上腹部胀闷缓解，仍感乏力，偶有恶心，胃纳一般，二便尚调。舌质红，苔白腻，脉弦细。1 月 8 日复查肝功能：ALT 660U/L，AST 343U/L，TBIL 34.6μmol/L，DBIL 15.7μmol/L，IBIL 18.7μmol/L。患者胁痛、上腹胀闷等肝郁症状明显减轻，仍感乏力乃脾虚之征，故治疗上以健脾利湿为主，方选参苓白术散加减。

处方：白术 10g，党参 10g，白扁豆 10g，陈皮 6g，山药 10g，砂仁 6g（后下），薏苡仁 20g，桔梗 6g，茯苓 15g，甘草 6g，莲子 10g，黄芪 30g，木香 3g，绵茵陈 20g，半边莲 15g，神曲 10g，半枝莲 15g。5 剂，水煎服，日 1 剂。

三诊（2009 年 1 月 15 日）：患者神清，精神良好，右胁隐痛、上腹部胀闷消失，无恶心、呕吐，二便调。舌淡红，苔薄白，脉弦细。1 月 12 日复查肝功能：ALT 149U/L，AST 51U/L，TBIL 35.9μmol/L，DBIL 20.1μmol/L，IBIL 15.8μmol/L。患者服药后症状基本消失，理化指标较前改善，治疗上守前方。

1 月 24 日复查肝功能：ALT 62U/L。守方继续服用 20 剂，患者不适症状消失无反复。2 月 15 日复查肝功能正常。

【按语】本案中医辨证为"肝着"之肝郁脾虚、兼夹湿热证，方选慢迁肝方加减治疗。

方中柴胡系辛散升发之物，可疏肝理气；白芍养肝柔肝；木旺克土，肝郁乘脾，故加入党参、茯苓、白术、甘草、陈皮健脾燥湿，神曲、鸡内金健脾消食以补土；砂仁芳香化湿止呕、竹茹清热止呕；半边莲、半枝莲、茵陈清热利湿，全方共奏疏肝健脾、清热利湿，兼止呕之功。

二诊时患者肝郁之征明显减轻，脾虚之征凸显，故治疗上以健脾利湿为主，方选参苓白术散加减。方中党参补益脾胃之气；白术健脾燥湿，茯苓健脾利水渗湿，山药益气补脾，莲子补脾涩肠，又能健脾开胃，增进食欲，二药助党参、白术健脾益气；白扁豆健脾化湿，薏苡仁健脾利湿，二药助茯苓、白术以健脾助运渗湿；木香、砂仁行气化湿和胃，桔梗载药上行而成培土生金之意，加入黄芪增强主药健脾益气之功，陈皮健脾燥湿，神曲健脾消食和胃，茵陈、半边莲、半枝莲清热利湿解毒，全方以健脾为主，兼清湿热。

罗凌介教授在治疗肝郁脾虚型肝着时，根据侧重点不同而选用不同方药，但时时不忘"健脾"，体现了罗凌介教授治肝补脾的用药原则。

验案 15：肝着（慢性活动性乙型肝炎）

黎某，男，45 岁，2009 年 3 月 2 日初诊。

患者于 3 月前无明显诱因下开始出现右胁隐痛，纳差，乏力等症状，在当地医院查乙肝六项示："小三阳"；肝功能：ALT 170U/L，AST 150U/L。经药物治疗，症状改善不明显，遂来诊。

症见：右胁隐痛，纳差，乏力，腹胀，二便调。舌淡红，苔薄白，脉弦细。3 月 1 日查肝功能：ALT 170U/L，AST 130U/L。既往有乙肝病史 20 年。

诊断：肝着（慢性活动性乙型肝炎）。

辨证：肝郁脾虚证。

病因病机：患者不慎感受邪毒，侵袭肝脏，久则致肝的疏泄功能失司，胁肋为肝之分野，故出现胁肋不适。木克土，肝病日久侵犯脾胃，致胃不受纳，脾不运化，故出现纳差，乏力，气虚推动无力故见腹胀。舌淡红，苔薄白，脉弦细均为肝郁脾虚之征。

治法：疏肝解郁，健脾益气。

方选：慢迁肝方加减。

处方：柴胡 15g，当归 15g，白芍 15g，党参 30g，白术 10g，茯苓 15g，神曲 20g，鸡内金 15g，甘草 10g，丹参 20g，砂仁 6g（后下），黄芪 30g。5剂，水煎服，日 1 剂。嘱患者清淡饮食，注意休息。

二诊（2009 年 3 月 6 日）：患者神清，精神一般。右胁隐痛稍缓解，乏力、腹胀、胃纳均有好转，二便调。舌淡红，苔薄白，脉弦细。

服药后，患者症情较前好转，故守方继服 7 剂。

三诊（2009 年 3 月 12 日）：患者精神状态良好。右胁无明显不适，胃纳较好，无明显胀感，夜寐欠佳，二便调。舌淡红，苔薄白，脉弦细。复查肝功能：ALT 50U/L，AST 29U/L。患者服药后，不适症状明显好转，但见寐差，故守上方加用酸枣仁、夜交藤安神，改善睡眠。

处方：柴胡 15g，当归 15g，白芍 15g，党参 30g，白术 10g，茯苓 15g，神曲 20g，鸡内金 15g，甘草 10g，丹参 20g，砂仁 6g（后下），黄芪 30g，酸枣仁 12g，夜交藤 15g。5 剂，水煎服，日 1 剂。嘱患者清淡饮食，注意休息。

四诊（2009 年 3 月 16 日）：患者神清，精神尚可。右胁无明显不适，胃纳可，食后偶有腹胀，夜寐一般，二便调。舌淡红，苔薄白，脉弦细。

经治疗，患者目前无特殊不适，故守上方，去酸枣仁，另加半边莲、半

方药经验

133

枝莲、蒲公英以清热利湿抗乙肝病毒。

处方：柴胡 15g，当归 15g，白芍 15g，党参 30g，白术 10g，茯苓 15g，神曲 20g，鸡内金 15g，甘草 10g，丹参 20g，砂仁 6g（后下），黄芪 30g，夜交藤 15g，半边莲 15g，半枝莲 15g，蒲公英 15g。7 剂，水煎服，日 1 剂。嘱患者清淡饮食，注意休息。

五诊（2009 年 3 月 23 日）：患者神清，精神良好。诉无特殊不适，夜寐可，二便调。舌淡红，苔薄白，脉弦细。复查肝功能正常，故守方继服 14 剂，症情无反复。

【按语】本案为慢性活动性肝炎急性发作，属中医"肝着"范畴，辨证为肝郁脾虚证。"夫肝属木，乃生气所寓，为藏血之地，其性刚介，而喜条达，必须水以涵之，土以培之，然后得遂其生长之意。"故治疗上以疏肝健脾为主，方选慢迁肝方加减。

慢迁肝方为逍遥散化裁而成，方中柴胡系辛散升发之物，疏肝理气，以顺肝之性，使之不郁，为君药；白芍滋阴柔肝，当归养血活血，二味相合，养肝体以助肝用，兼制柴胡疏泄太过，为臣药；木旺克土，肝郁乘脾，故加入党参、茯苓、白术、甘草（四君子汤）以补土。黄芪益气补脾，并以砂仁化湿理气开胃，神曲、鸡内金增强健脾益胃之功，使运化有权，营血生化有源。久病入络，故加入丹参以活血化瘀。

验案 16：肝着（慢性活动性乙型肝炎）

张某，女，34 岁，2009 年 8 月 28 日初诊。

患者于半年前无明显诱因开始出现右胁隐痛，伴口干、口苦，不欲饮水，乏力，食欲不振，小便色黄，外院检查肝功能异常，诊断为"病毒性肝炎"，经治疗后好转，但未能根治。近 6 天来上述症状再发，昨日到省医院查乙肝六项提示"小三阳"。肝功能：ALT 482U/L，AST 215U/L，TBIL 21.3μmol/L。B 超：脂肪肝。遂于今日来诊。

症见：右胁隐痛，口干、口苦，神疲，纳呆，小便色黄，大便干结。舌红，苔黄腻，脉沉弦。既往有乙肝病史多年。

诊断：肝着（慢性活动性乙型肝炎）。

辨证：肝郁脾虚，湿热内蕴。

病因病机：患者不慎感受邪毒，侵袭肝脏，久则致肝的疏泄功能失司，胁肋为肝之分野，故出现胁肋不适。木克土，肝病日久侵犯脾胃，致胃不受纳，脾不运化，故出现纳差、乏力。湿热蕴结中焦，煎灼津液，故可见口干、口苦；湿为阴邪，下注膀胱，故可见小便色黄。舌红、苔黄腻、脉沉弦均为肝郁脾虚、湿热内蕴之征。

治法：疏肝健脾，清热利湿。

方选：慢迁肝方加减。

处方：柴胡 10g，白芍 15g，丹参 20g，党参 30g，白术 15g，神曲 15g，茯苓 15g，甘草 10g，郁金 15g，半边莲 15g，半枝莲 15g，绵茵陈 30g。5 剂，水煎服，日 1 剂。

配合静滴清开灵清热利湿、促肝细胞生长素护肝。口服肝苏颗粒降酶护肝、退黄健脾。

二诊（2009 年 9 月 2 日）：患者神清，精神转佳，乏力、纳差症状较前改善，右胁隐痛减轻，口干、口苦，小便色黄。舌质红，苔薄黄，脉沉弦。复查肝功能：ALT 236U/L，AST 87U/L。患者症状好转，既效守方 3 剂，服法同前。

三诊（2009 年 9 月 5 日）：患者神清，精神尚可，乏力明显好转，纳差、右胁隐痛减轻，口干，无口苦，小便色黄，大便调。舌质红，苔薄黄，脉沉弦。

经治疗，患者乏力、纳差等症状明显好转。无口苦，提示湿热之象减，但口干，提示有伤阴之象，故去半边莲、半枝莲，减绵茵陈之量，加入生地黄滋阴，五味子敛阴生津。

处方：柴胡 10g，白芍 15g，丹参 20g，党参 30g，白术 15g，神曲 15g，茯苓 15g，甘草 10g，郁金 15g，绵茵陈 15g，生地黄 15g，五味子 15g。4 剂，水煎服，日 1 剂。

四诊（2009 年 9 月 8 日）：患者神清，精神良好。偶有乏力，右胁无疼痛，时有口干，无口苦，小便淡黄，大便调。舌质红，苔薄黄，脉沉弦。患者仍有口干，守上方加麦冬以增强养阴生津之力。

处方：柴胡 10g，白芍 15g，丹参 20g，党参 30g，白术 15g，神曲 15g，茯苓 15g，甘草 10g，郁金 15g，绵茵陈 15g，生地黄 15g，五味子 15g，麦冬 15g。7 剂，水煎服，日 1 剂。

五诊（2009 年 9 月 15 日）：患者神清，精神良好。乏力、纳差好转，右胁无疼痛，偶有口干、口苦，二便调。复查肝功能正常。患者湿热之象已去，故守上方去绵茵陈，继服 7 剂，症情无反复。

【按语】本案为慢性活动性肝炎急性发作，临床多表现为起病急，食欲减退，厌油，乏力，上腹部不适，肝区隐痛，恶心，呕吐，部分患者出现畏寒发热，继而尿色加深，巩膜、皮肤等出现黄疸。结合患者的病史、症状、体征及辅助检查情况，可明确诊断。

四诊合参，本病当属中医学"肝着"的范畴，辨证为肝郁脾虚、湿热内蕴证。治疗上以疏肝健脾、清热利湿为主，方选慢迁肝方加减。根据病情变化灵活加减用药。罗凌介教授在治疗该病过程中，每每顾护脾胃，正所谓脾胃为后天之本，"实脾，则肝自愈，此治肝补脾之要妙也"。

验案 17：肝着（慢性活动性乙型肝炎）

李某，男，41 岁，2008 年 12 月 16 日初诊。

患者两年前无明显诱因出现右胁疼痛，纳差食少，口苦咽干，小便色黄，曾在我院住院治疗，诊断为"慢性活动性乙型肝炎"，好转后出院，但病情反复发作。1 周前患者又出现右胁隐痛，口苦、咽干，神疲，纳差，小便黄色，大便干结，2~3 天一行。曾在外院治疗，口服中药后症状改善不明显，故于今日来诊。就

症见：右胁隐痛，口苦咽干，纳差，小便黄色，大便干结，2~3 天一行。舌红，苔黄腻，脉弦滑。2008 年 12 月 10 日外院查肝功能示：ALT 385U/L，AST 288U/L，TBIL 35μmol/L，IBIL 21.6μmol/L。B 超示：肝实质增粗，胆囊壁毛糙。既往有慢性乙型肝炎病史 2 年余。

诊断：肝着（慢性活动性乙型肝炎）。

辨证：肝郁脾虚，湿热内蕴。

病因病机：患者不慎感受邪毒，侵袭肝脏，久则致肝的疏泄功能失司，

胁肋为肝之分野，故见胁肋不适，木克土，肝病日久侵犯脾胃，致胃不受纳，脾不运化，故见纳差，乏力；湿热蕴结中焦，煎灼津液，故可见口苦、咽干；湿为阴邪，下注膀胱，故见小便色黄。舌红、苔黄腻、脉弦滑均为肝郁脾虚、湿热内蕴之征。

治法：疏肝健脾，清热利湿。

方选：慢迁肝方加减。

处方：柴胡15g，白芍15g，枳壳10g，党参30g，白术15g，神曲15g，茯苓15g，甘草10g，郁金10g，黄芩12g，茵陈15g，白花蛇舌草15g，半枝莲15g，大黄10g（后下）。3剂，水煎服，日1剂。

配合静滴促肝细胞生长素护肝，丹参注射液活血化瘀，能量合剂对症支持治疗等。嘱患者清淡饮食，注意休息。

二诊（2009年12月19日）：患者神清，精神好转，右胁隐痛缓解，少许口苦、咽干，纳差食少，小便黄色，大便日1次、质稍烂。舌红，苔薄黄，脉弦。复查肝功能示：ALT 158U/L，AST 96U/L，TBIL 15.6μmol/L，IBIL 12.4μmol/L。

服药后，患者湿热之象较前减轻，但胃纳仍较差，提示脾胃功能虚弱，故守上方加入鸡内金、麦芽以增强健脾消食之力。

处方：柴胡15g，白芍15g，枳壳10g，党参30g，白术15g，神曲15g，茯苓15g，甘草10g，郁金10g，黄芩12g，茵陈15g，白花蛇舌草15g，半枝莲15g，大黄10g（后下），鸡内金15g，麦芽15g。7剂，水煎服，日1剂。

配合静滴促肝细胞生长素护肝，丹参注射液活血化瘀，能量合剂对症支持治疗等。嘱患者清淡饮食，注意休息。

三诊（2009年12月26日）：患者神清，精神良好。右胁无明显疼痛，少许咽干，胃纳可，小便淡黄，大便日1次、质稍烂。舌红，苔薄黄，脉弦细。复查肝功能：ALT 75U/L，AST 52U/L。

患者症情明显好转，咽干提示有伤津之象，故前方去大黄、黄芩，加生地黄、麦冬以滋阴生津。

处方：柴胡15g，白芍15g，枳壳10g，党参30g，白术15g，神曲15g，茯苓15g，甘草10g，郁金10g，茵陈15g，白花蛇舌草15g，半枝莲15g，鸡内金 15g，麦芽 15g，生地黄 15g，麦冬 15g。15 剂，水煎服，日 1 剂。

患者服药后，不适症状基本消失，12 月 28 日复查肝功能基本正常。

【按语】本案患者缘于感受湿热疫毒，侵袭肝脏，导致肝失疏泄、脾失健运，辨证属"肝着"之肝郁脾虚、湿热内蕴证。"夫肝属木，乃生气所寓，为藏血之地，其性刚介，而喜条达，必须水以涵之，土以培之，然后得遂其生长之意"。故治疗上以疏肝健脾为主，清热利湿为辅，方选慢迁肝方加减。用药方面，该病案遵罗凌介教授治疗肝病时提出的六大原则："疏泄不可太过，补脾不可太壅，祛湿不可太燥，清热不可太寒，化瘀不可太破，养阴不可太腻"，用药当中病即止。

验案 18：肝着（慢性活动性乙型肝炎）

吴某，男，59 岁，2009 年 8 月 3 日初诊。

患者于 1 月前无明显诱因出现右胁隐痛，纳差、乏力等症状，在外院查乙肝六项提示："大三阳"。肝功能示：ALT 68U/L，AST 56U/L，TBIL 23.94μmol/L，肝胆 B 超示：肝实质回声增粗，胆囊壁毛糙增厚。予口服药治疗（具体不详）后，症状改善不明显，遂来诊。

症见：右胁隐痛，纳差、乏力，睡眠差，大便 2 天/次，小便尚调。舌淡红，苔薄白，脉弦。既往有乙肝病史多年。

诊断：肝着（慢性活动性乙型肝炎）。

辨证：肝郁脾虚证。

病因病机：患者不慎感受邪毒，侵袭肝脏，久则致肝的疏泄功能失司，胁肋为肝之分野，故出现胁肋不适。木克土，肝病日久侵犯脾胃，致胃不受纳，脾不运化，故出现纳差、乏力；气血生化乏源，无以养心，故见失眠。舌淡红，苔薄白，脉弦均为肝郁脾虚之征。

治法：疏肝健脾。

方选：慢迁肝方加减。

处方：柴胡 10g，当归 15g，白芍 15g，丹参 20g，党参 20g，白术 10g，茯苓 15g，神曲 20g，甘草 10g，酸枣仁 30g，半边莲 15g，半枝莲 15g。3 剂，水煎服，日 1 剂。

配合静滴促肝细胞生长素、复方苦参素针等对症支持治疗。嘱患者清淡饮食，注意休息。

二诊（2009年8月6日）：患者神清，精神稍好转。右胁隐痛缓解，时有乏力，胃纳、睡眠较前改善，大便稍干。舌淡红，苔薄白，脉弦。

服药后，患者不适症状减轻，但大便时干结，故守上方基础上加入少量大黄以泻下通便。

处方：柴胡10g，当归15g，白芍15g，丹参20g，党参20g，白术10g，茯苓15g，神曲20g，甘草10g，酸枣仁30g，半边莲15g，半枝莲15g，大黄5g（后下）。4剂，水煎服，日1剂。

配合静滴促肝细胞生长素、复方苦参素针等对症支持治疗。

三诊（2009年8月9日）：患者神清，精神尚可。右胁隐痛、乏力缓解，胃纳可，睡眠较前改善，大便日1次，质可。舌淡红，苔薄黄，脉弦。

患者目前不适症状明显改善，故守前方去大黄，余药不变。

处方：柴胡10g，当归15g，白芍15g，丹参20g，党参20g，白术10g，茯苓15g，神曲20g，甘草10g，酸枣仁30g，半边莲15g，半枝莲15g。7剂，水煎服，日1剂。

8月16日复查肝功能：ALT 58U/L，AST 44U/L。患者不适症状基本消失，守方服用14剂，不适症状消失无反复。

【按语】本案患者因不慎感受邪毒，侵袭肝脏，久则致肝的疏泄功能失司，并影响脾胃运化功能而成此病。"夫肝属木，乃生气所寓，为藏血之地，其性刚介，而喜条达，必须水以涵之，土以培之，然后得遂其生长之意"。治疗上以疏肝健脾为主，方选慢迁肝方加减，方中疏肝与健脾同用，体现了罗凌介教授治肝补脾的学术思想。

验案19：肝着（慢性活动性乙型肝炎）

袁某，男，37岁，2009年6月1日初诊。

患者3年前无明显诱因下开始出现右胁闷痛不适，伴纳差、乏力，在外院就诊，查肝功能异常，诊断为"慢性活动性乙型肝炎"，给予护肝等对症治疗，经治病情好转，此后病情时有反复。1周前，患者劳累后上述症状加重，外院查乙肝六项提示："小三阳"；肝功能：AST 255U/L，ALT 416U/L。遂来诊。

症见：神疲，右胁胀痛不适，纳差、乏力，食后腹胀，小便色黄，大便调。查体：皮肤及巩膜轻度黄染，肝区叩痛。舌红，苔黄腻，脉弦细。复查肝功能：ALT 341U/L，AST 180U/L，TBIL 44.2μmol/L，DBIL 18.3μmol/L，IBIL 25.9μmol/L。既往有乙肝"大三阳"病史多年。

诊断：肝着（慢性活动性乙型肝炎）。

辨证：肝郁脾虚，湿热内蕴。

病因病机：患者不慎感受邪毒，侵袭肝脏，久则致肝的疏泄功能失司，胁肋为肝之分野，故出现胁肋不适，木克土，肝病日久侵犯脾胃致胃不受纳，脾不运化，故出现纳差、乏力、腹胀；湿热阻滞中焦，煎灼胆汁外溢，故可见身、目、小便发黄。舌红、苔黄腻、脉弦细均为肝郁脾虚、湿热内蕴之征。

治法：疏肝健脾，清热利湿。

方选：慢迁肝方加减。

处方：柴胡10g，白芍15g，丹参20g，党参30g，白术15g，神曲15g，茯苓15g，甘草10g，虎杖15g，绵茵陈30g，鸡骨草15g，田基黄15g，半枝莲15g，半边莲15g，白花蛇舌草15g，五味子10g。5剂，水煎服，日1剂。

配合静滴硫普罗宁、甘利欣护肝降酶、清开灵清热利湿。

二诊（2009年6月6日）：患者神清，精神好转，右胁不适缓解，胃纳、乏力较前减轻，食后腹胀，小便色黄，大便调。舌红，苔黄腻，脉弦细。

效不更方，继予上方4剂。配合静滴硫普罗宁、甘利欣护肝降酶、清开灵清热利湿。

三诊（2009年6月11日）：患者右胁疼痛、乏力、纳差明显减轻，餐后腹胀较甚，二便调。舌红，苔薄黄，脉弦细。肝功能：ALT 64U/L，AST 54U/L，TBIL 34.1μmol/L，DBIL 11.8μmol/L，IBIL 22.3μmol/L。服药后，患者不适症状明显好转，但食后腹胀甚，考虑为气虚推动无力，故加入黄芪健脾益气，并加入鸡内金合神曲以增强健胃消食之功。

处方：柴胡10g，白芍15g，丹参20g，党参30g，白术15g，神曲15g，茯苓15g，甘草10g，虎杖15g，绵茵陈30g，鸡骨草15g，田基黄15g，半枝莲15g，半边莲15g，白花蛇舌草15g，五味子10g，黄芪30g，鸡内金15g。5

剂，水煎服，日 1 剂。

配合静滴硫普罗宁、甘利欣护肝降酶、清开灵清热利湿。

四诊（2009 年 6 月 16 日）患者神清，精神良好，无胁痛，胃纳可，二便调。舌红，苔薄黄，脉弦细。

患者经治疗，不适症状基本消失，故守上方继续服用。

6 月 23 日复查肝功能：ALT 47U/L，AST 48U/L，TBIL 30.9μmol/L，DBIL 12.5μmol/L，IBIL 18.5μmol/L。效不更方守上方继服 20 剂。

服药后，患者不适症状消失无反复，复查肝功能基本正常。

【按语】本案患者因感受湿热疫毒之邪日久，侵袭肝脏，导致肝失疏泄、脾失健运，故成此病。辨证当属中医"肝着"之肝郁脾虚、湿热内蕴证。治疗上以疏肝健脾、清热利湿为主，方选慢迁肝方加减。

方中柴胡疏肝理气，使肝气条达；白芍滋阴柔肝，养肝体以助肝用，兼制柴胡疏泄太过；"实脾，则肝自愈，此治肝补脾之要妙也"，故加入党参、茯苓、白术、甘草以补土，并加入神曲健脾益胃，使运化有权，营血生化有源；久病入络，故加入丹参以活血化瘀。患者湿热之象显，故加入鸡骨草、田基黄、半边莲、半枝莲、虎杖、绵茵陈、白花蛇舌草以清热利湿以治疗其标，并加入五味子敛阴生津。

二诊时患者不适症状好转，既效守方。

三诊时患者症状明显好转，但食后腹胀甚，考虑为气虚推动无力故加入黄芪健脾益气，并加入鸡内金合神曲以增强健胃消食之力。

此案体现出在治疗肝病过程中，罗凌介教授强调"健脾"贯穿始终的学术思想。

验案 20：肝着（慢性活动性乙型肝炎）

李某，男，41 岁，2008 年 12 月 16 日初诊。

既往有慢性乙型肝炎病史两年余。1 周前患者又出现右胁隐痛等不适症状，遂来诊。

症见：神疲，右胁隐痛，口苦、咽干、纳差，小便黄，大便 2～3 天一行、黏滞不爽。舌红，苔黄腻，脉弦滑。

诊断：肝着（慢性活动性乙型肝炎）。

辨证：肝郁脾虚，湿热内蕴。

治法：疏肝健脾，清热利湿。

方选：慢迁肝方加味。

处方：柴胡 10g，当归 15g，白芍 15g，丹参 20g，党参 20g，白术 10g，茯苓 15g，神曲 20g，甘草 10g，半边莲 15g，大黄 30g（后下），白花蛇舌草 15g，茵陈 15g。3 剂，水煎服，日 1 剂。

二诊：药后患者神清，精神好转，右胁隐痛缓解，少许口苦、咽干，纳差食少，小便黄色，大便日 1 次，质稍烂。舌红，苔黄腻，脉弦滑。查肝功能示：ALT 158U/L，AST 96U/L，TBIL 15.6μmol/L，IBIL 12.4μmol/L。

三诊：患者纳差，余症同前。前方加鸡内金、麦芽各 15g，以健脾消食。7 剂，服法同前。

四诊：药后患者少许咽干，胃纳可，小便淡黄，大便日 1 次，质稍烂。复查肝功能示：ALT 75U/L，AST 52U/L。咽干提示伤津之象，前方去大黄，加入生地黄、麦冬各 15g，以滋阴生津。3 剂，水煎服。

药后患者不适症状基本消失，复查肝功能基本正常。随访半月，症情无反复。

肾一方

【组成】知母 12g，黄柏 12g，生地黄 20g，丹皮 15g，泽泻 15g，怀山药 15g，山茱萸 10g，茯苓 20g，淫羊藿 12g。

【功用】滋阴益肾，化气利水。

【方解】肾一方为知柏地黄汤加减而成。《本草疏注》谓生地黄"乃补肾之要药，养阴血之上品"，为君药；山茱萸滋养肝肾，并能涩精；怀山药补脾益气而固精，二者合为臣药。君臣三味药相配，共同发挥补益肝、脾、肾的作用，效力全面，且以补肾阴为主，补其不足，可治"本"。泽泻泄肾利湿；丹皮能够清泻肝火，同时可以制约山茱萸收敛太过；茯苓健脾渗湿，助怀山药健运脾胃，这三味药物为泻药，泻湿浊，平其偏盛，为佐药，是谓"治标"。加入淫羊藿，是取"阳中求阴"之意。诸药相合，共奏滋阴益肾，化气利水之功。

【主治】肾阴亏虚证。症见眼睑浮肿，疲乏无力，腰酸腰痛，小便量少，舌质红，苔薄少，脉沉细等。

【临床应用与化裁】

肾一方主要用于慢性肾小球肾炎、肾病综合征、隐匿性肾炎等辨证属于肾阴亏虚证者。

临床加减化裁：若出现血尿，尿常规潜血阳性等阴虚火旺、灼伤脉络者，加用由旱莲草、女贞子组成的二至丸以补益肝肾、滋阴止血，或加入小蓟、白茅根、茜草根等凉血止血之品；伴有蛋白尿者常选用黄芪、芡实、金樱子、蝉衣、海藻、昆布、萆薢等药总以固肾摄精；若治疗过程中尿蛋白量较前明显减少者，应去知母、黄柏，防止过于苦寒损伤中阳；伴有热毒者加白花蛇舌草、半边莲、黄柏等药以加强清热利湿解毒之功；伴外感者加荆芥、防风等以解表；久病必瘀，临证常加益母草、琥珀、牛膝等以活血化瘀。

验案1：水肿（肾病综合征）

卢某，女，75岁，2005年7月1日初诊。

患者于两周前无明显诱因下出现双下肢轻度浮肿，未经处理，症状未见好转，遂于今日求诊。

症见：神疲，乏力，无恶心呕吐，无胸闷心悸，无发热恶寒等，小便量少，大便调。舌质红，苔薄白，脉沉细。尿常规：BLD（++），PRO（++）。既往体健。

诊断：水肿（肾病综合征）。

辨证：肾阴亏虚证。

病因病机：患者年老，肾精亏虚，肾为水脏，司开合，主二便，如肾阴不足，阴虚不能制阳，虚火妄动，导致开合不利，水液代谢障碍，便可出现小便异常和水肿。肾气不调，封藏失职，则水谷精微随尿外泄可见蛋白尿。阴虚火旺，虚火灼伤脉络，故可见尿有隐血。舌质红，苔薄白，脉沉细亦为肾阴亏虚之象。

治法：滋阴益肾，凉血止血。

方选：肾一方加减。

处方：生地黄20g，丹皮15g，泽泻15g，怀山药20g，山茱萸20g，茯苓15g，益母草15g，石韦5g，牛膝15g，茜草根10g，甘草6g，蜂房15g。14剂，水煎服，日1剂。配合静滴阿魏酸钠针。

二诊（2005年7月15日）：患者神清，精神一般，少许乏力，腰酸，胃纳可，二便调。查体：无浮肿。舌红，苔薄白，脉沉细。尿常规：无异常。

本病当属中医学水肿之"肾阴亏虚"范畴，服药后，患者症情改善，上方加入萆薢、薏苡仁加强淡渗利湿之力，改生地黄为熟地黄，患者现腰酸，加川杜仲、淫羊藿等，以滋肾为主，全方共成滋阴益肾、利尿除湿之剂。

处方：熟地黄15g，泽泻15g，怀山药20g，山茱萸15g，茯苓15g，益母草30g，淫羊藿20g，牛膝15g，川杜仲15g，甘草6g，茜草根15g，萆薢15g，薏苡仁15g。7剂，水煎服，日1剂。

配合口服杜仲补腰合剂。

三诊（2005年7月22日）：患者神清，精神良好，少许口干，腰酸改善，胃纳可，二便调。查体：无浮肿。舌红，苔少，脉沉细。尿常规：无异常。

服药后，患者病情改善，守法不变。但患者出现口干症状，上方加女贞子、沙苑子以滋补肝肾之阴。合之全方，滋阴而不助湿，共成滋阴益肾、淡渗利湿之良剂。

处方：熟地黄15g，泽泻15g，怀山药20g，山茱萸15g，茯苓15g，益母草30g，淫羊藿20g，牛膝15g，川杜仲15g，薏苡仁15g，女贞子15g，沙苑子12g。20剂，水煎服，日1剂。

患者服药后无特殊不适，生化指标正常，随诊1月，症状无反复。

【按语】肾病综合征属于肾小球疾病中的一组临床证候群，典型表现为大量蛋白尿（每日 $> 3.5g/1.73m^2$ 体表面积）、低白蛋白血症（血浆白蛋白 $< 30g/L$）、水肿伴或不伴有高脂血症，诊断标准应为大量蛋白尿和低蛋白血症。综合患者情况，本案可明确诊断。

四诊合参，本病当属中医学水肿之"肾阴亏虚"范畴，一诊方选肾一方加减。方中生地黄补肾滋阴，山茱萸滋养肝肾，并能涩精，怀山药补脾益气而固精。泽泻泄肾利湿，茯苓淡渗脾湿，助怀山药健运脾胃，并加入石韦利水通淋，蜂房活血，丹皮、益母草活血凉血，茜草根凉血止血，牛膝补肝肾，亦可引药下行，全方共奏滋阴益肾、凉血止血之功。

二诊时患者症状稍缓，守一诊方加减。改生地黄为熟地黄以增强滋阴补肾、填精生髓之力。"善补阳者，必于阴中求阳，则阳得阴助而生化无穷；善补阴者，必于阳中求阴，则阴得阳升而泉源不竭"，故去丹皮、石韦、蜂房，加入淫羊藿乃取"阳中求阴"之意。腰为肾之府，故加入杜仲配合牛膝补肝肾，强腰膝，加草薢、薏苡仁淡渗利湿。全方共成滋阴益肾、利尿除湿之剂。

验案 2：水肿（肾病综合征）

苗某，男，61 岁，2003 年 3 月 6 日初诊。患者半年前明确诊断为原发性肾病综合征，曾服用激素治疗半年，减量后复发。遂来我院求诊。

症见：疲劳无力，纳少腹胀，二便调。查体：BP150/90mmHg，移动性浊音（＋），双下肢凹陷性水肿。舌质淡红，舌苔白，脉沉细。辅助检查：尿蛋白（＋＋＋＋），白蛋白 21g/L，胆固醇 10.7mmol/L。

诊断：水肿（肾病综合征）。

辨证：肾阴气虚证。

治法：滋阴补肾。

方选：肾一方加牛膝 30g，沙苑子 12g 加强补益肝肾之功，加益母草 30g，石韦 15g 加强活血利尿作用。

配合强的松 50mg，口服，1 天 1 次。

5 剂后，患者浮肿明显减轻，精神好转，时有腰酸，纳增。

患者经滋补肾阴后精神较前好转，纳增。出现腰酸不适，腰为肾之府，肾气不足，故见腰酸。故上方减知母、黄柏，加杜仲 20g，川续断 15g 以补肾强腰。减少强的松剂量至 40mg，口服，1 天 1 次。

14 剂后，患者临床不适症状基本消失，理化指标正常。强的松剂量减少至 35mg，口服，1 天 1 次。守上方服用中药 14 剂以巩固疗效，随访两周，症情无反复。

验案3：水肿（肾病综合征）

陈某，女，14岁，2003年3月21日初诊。患者1个月来无明显诱因下开始出现眼睑浮肿，在外院查尿常规：蛋白质（+++）；血生化：白蛋白28g/L。未经治疗，肿胀未消，伴纳差，小便量少，大便尚调，遂来诊。

症见：精神疲倦，眼睑浮肿，双下肢轻度浮肿，胃纳差，小便量少，大便尚调。舌质红、苔薄黄、脉弦细。既往体健。

病因病机：患者先天不足，肾精亏虚，肾为水脏，司开合主二便，如肾阴不足，阴虚不能制阳，虚火妄动，导致开合不利，水液代谢障碍，便可出现小便异常和水肿。肾气不调，封藏失职，则水谷精微随尿外泄可见蛋白尿。舌质红，苔薄黄，脉弦细均为肾阴亏虚之征。

诊断：水肿（肾病综合征）。

辨证：肾阴亏虚证。治以滋阴益肾，化气利水。

方选：肾一方加减。

处方：知母6g，黄柏6g，熟地黄10g，丹皮6g，怀山药10g，山茱萸6g，茯苓10g，益母草10g，牛膝10g，火麻仁10g，沙苑子10g，白术10g，甘草6g。7剂，水煎服，日1剂。嘱患者注意休息，清淡饮食。

二诊（2003年3月28日）：患者神清，精神一般，胃纳一般，小便较前增多，大便尚调。查体：眼睑、四肢无明显浮肿。舌红，苔少，弦细。复查尿常规：蛋白质：（+）；血生化：白蛋白：30g/L。

患者应用上方后，尿蛋白量较前明显减少，上方去知母、黄柏，防止过于苦寒损伤中阳；改熟地黄为生地黄，加强养阴生津之力；病久必有瘀，加茜草根加强活血化瘀的作用，该药并有凉血利尿的功用。

处方：生地黄10g，丹皮6g，山茱萸6g，茯苓10g，女贞子10g，旱莲草15g，小蓟12g，茜草根12g，沙苑子10g，益母草10g，甘草6g。7剂，水煎服，日1剂。

三诊（2003年4月4日）：患者未诉明显不适，胃纳可，二便调。查体：神清，精神一般，眼睑、四肢无明显浮肿。舌淡红，苔略少，脉弦。实验室检查基本正常。故目前以补肾培本为主。仍选六味地黄丸加减。

处方：熟地黄10g，丹皮6g，山茱萸6g，茯苓10g，泽泻6g，怀山药

10g，淫羊藿 10g，槐花 10g，槟榔 6g，甘草 5g。守方服用 20 余剂，水煎服，日 1 剂。

随访 1 月，病情无反复。

【按语】肾病综合征属于肾小球疾病中的一组临床证候群，典型表现为大量蛋白尿（每日＞3.5g/1.73m² 体表面积）、低白蛋白血症（血浆白蛋白＜30g/L）、水肿伴或不伴有高脂血症，诊断标准应为大量蛋白尿和低蛋白血症。综合患者症状、体征及辅助检查情况，本案可明确诊断。

本病案主要病因归于肾，肾为水脏，主气化，故基础方以补肾为主，兼调肺脾。方选肾一方加减。

方中知母、黄柏苦寒，取其苦寒坚阴之效；熟地黄滋肾阴，益精髓；山茱萸酸温滋肾益肝；怀山药滋肾补脾，共成三阴并补以收补肾治本之功。另一方面，丹皮配山茱萸以泻肝火，茯苓配怀山药而渗脾湿，并加入沙苑子、牛膝滋补肝肾，益母草活血凉血、利尿除湿，白术健脾祛湿，火麻仁润肠通便，甘草调和诸药，全方共奏滋阴益肾、利水祛邪之功。

验案 4：水肿（肾病综合征）

符某，男，12 岁，2002 年 9 月 6 日初诊。

患者因"反复全身浮肿 1 年，加重伴头晕 1 周"就诊。1 年前，患者无明显诱因出现全身浮肿，无腰痛，无发热恶寒，无恶心呕吐等，曾在当地医院就诊，查尿蛋白（++++），白蛋白 22g/L。诊断为"肾病综合征"，给予地塞米松激素治疗后症状可缓解，但停药后又反复，遂来诊。

症见：疲倦乏力，颜面及四肢重度浮肿，小便量少，大便溏薄。既往有肾病综合征病史 1 年。查体：神清，精神疲倦，BP 120/90mmHg，移动性浊音（＋），头面浮肿，四肢凹陷性水肿。舌红，苔少，脉弦细。当地医院查尿蛋白（++++），白蛋白 22g/L。

诊断：水肿（肾病综合征）。

辨证：肾阴亏虚证。

治法：滋阴益肾，利水渗湿。

方选：肾一方加减。

处方：生地黄 10g，丹皮 6g，怀山药 10g，山茱萸 6g，茯苓 10g，女贞子 10g，旱莲草 10g，瞿麦 12g，白茅根 15g，小蓟 15g，车前子 10g，地榆子 12g，茜草根 12g。7 剂，水煎服，日 1 剂。同时配合口服地塞米松每日 8mg。

二诊（2002 年 10 月 3 日）：患者症见：疲倦，颜面及四肢轻度浮肿。舌红，苔薄微黄，脉弦细。尿蛋白（＋），尿隐血（＋），白蛋白 28g/L。患者阴虚火旺，损伤脉络，故尿有隐血。辨证属肾阴亏虚，阴虚火旺。治以滋阴益肾，凉血止血。

处方：生地黄 10g，丹皮 10g，怀山药 10g，山茱萸 10g，泽泻 6g，茯苓 10g，女贞子 10g，旱莲草 12g，侧柏叶 12g，茜草根 12g，藕节 15g，白茅根 30g。7 剂，水煎服，日 1 剂。同时配合口服地塞米松每日 5mg。

三诊（2003 年 1 月 10 日）：患者精神一般，胃纳可，二便调。颜面及四肢轻度浮肿。舌质红，苔少，脉弦细，尿常规：隐血（＋）。治疗应以凉血止血为主，予自拟方加减。

处方：地榆 10g，侧柏叶 10g，牛膝 10g，仙鹤草 12g，生地黄 10g，甘草 5g，丹皮 6g，小蓟 10g，血余炭 6g，女贞子 10g，旱莲草 10g。7 剂，水煎服，日 1 剂。

服药后，患者不适症状明显改善。效不更方，患者继服上方至 1 月，复查尿常规正常。

坚持门诊治疗 3 个月，症情无反复。

【按语】《医门法律·水肿》曰："三阴结，谓之水……然其权尤重于肾，肾者，胃之官也，肾司开阖……肾气从阴则阖，阴太盛则关门常阖，水不通为肿。"本病案主要病因归于肾，肾为水脏，主气化，故基础方以补肾为主，兼调肺脾。

方选罗凌介教授肾一方加减。该方以生地黄为君药，《本草疏注》谓生地黄"乃补肾之要药，养阴血之上品"。山茱萸滋养肝肾，并能涩精；怀山药补脾益气而固精，二者共为臣药。三味药相配，共同发挥补益肝、脾、肾的作用，效力全面，且以补肾阴为主，补其不足，可治"本"。泽泻泄肾利湿；丹皮能够清泻肝火，同时可以制约山茱萸的收敛作用；茯苓淡渗脾湿，助怀山药健运脾胃，这三味药物为"泻药"，泻湿浊，平其偏盛，为佐药，是治标。

旱莲草、女贞子滋补肝肾之阴，滋阴而不助湿；侧柏叶、茜草根、藕节、白茅根清热利湿、凉血止血。诸药相合，共奏滋阴益肾、凉血止血之功。

验案5：水肿（慢性肾小球肾炎）

冼某，女，29岁，已婚，2003年10月3日初诊。

患者两月前因劳累出现眼睑浮肿，伴乏力，纳差，小便少，无头晕头痛，无恶心呕吐等，未经治疗，症状未见好转，遂于今日来诊。

症见：眼睑轻度浮肿，伴乏力，纳差，小便少。既往体健。查体：神清，精神疲倦，生命体征平稳，心肺查体无特殊。眼睑轻度浮肿，腹软，无压痛及反跳痛，肾区无压痛、无叩击痛，四肢无浮肿。尿常规：尿蛋白（+），隐血（+++）。舌质红，苔少，脉弦细。

诊断：水肿（慢性肾小球肾炎）。

辨证：肾阴亏虚证。

治法：滋阴益肾，化气利水。

方选：肾一方加减。

处方：生地黄20g，丹皮15g，泽泻15g，怀山药15g，山茱萸10g，茯苓20g，知母12g，黄柏12g，淫羊藿12g，女贞子20g，旱莲草30g。7剂，水煎服，日1剂。同时配合静滴阿魏酸钠针。

二诊（2003年10月24日）：患者神清，精神疲倦，眼睑无浮肿。少许乏力，口干，纳一般，小便较前增多。尿常规：隐血（++），白细胞（+）。舌质红，苔少，脉弦细。目前，患者主要以虚火灼络，导致血尿为主，以肾阴亏虚为本，方选二至丸加减，以滋阴益肾，凉血止血。

处方：女贞子20g，旱莲草30g，小蓟30g，白茅根30g，白花蛇舌草30g，茯苓15g，车前子30g，茜草根30g，栀子12g，黄柏12g，生地黄30g。7剂，水煎服，日1剂。

服药后，患者不适症状消失。

门诊随诊两个月，复查尿常规正常。

【按语】患者先天不足，肾精亏虚，肾为水脏，司开合主二便，如肾阴不足，阴虚不能制阳，虚火妄动，导致开合不利，水液代谢障碍，便可出现小便异常和水肿；肾气不调，封藏失职，则水谷精微随尿外泄可见蛋白尿；阴虚火旺，虚火灼络，血液妄行，故可见血尿。方选肾一方合二至丸加减以滋阴益肾，化气利水，凉血止血。

方中女贞子甘苦凉，滋肾养肝，配旱莲草甘酸寒，养阴益精、凉血止血，且补肝肾养阴血而不滋腻。患者尿白细胞阳性，故加入小蓟、白茅根、茜草根、车前子、白花蛇舌草、栀子、黄柏以清热利湿解毒、凉血止血之品，诸药相合，共奏滋阴益肾、凉血止血之功。

随症加减治疗近3个月，临床不适症状消失，尿常规正常，显效。

钩藤竹茹汤

本组资料共20例，男5例，女15例；年龄26～49岁；病程1年者2例，3年者6例，5年以上者12例。20例患者均具有反复、突发的剧烈眩晕，听力减退，耳鸣，恶心呕吐等症状及体征；神经系统检查均无异常发现，耳鼻喉科检查鼓膜均正常，眩晕发作均无明显原因；其中15例患者于眩晕发作时，可诊见眼球规律性水平震颤；20例患者中有8例平均每月发作3次，7例每月发作1～2次，5例两月发作1次；发作持续1天以上者12例，1天以下者8例；9例患者发作时苔微黄腻，8例苔白微腻，3例无明显变化；6例患者发作时脉细而缓，6例脉弦滑，5例脉缓滑，3例脉缓；缓解期则大多数患者表现为弦细或弦滑脉。

本证西医诊断为梅尼埃综合征。

（一）治疗方法

发作时予钩藤竹茹汤：钩藤40g（后下），姜竹茹30g，制半夏12g，泽泻30g。水煎服，每日1剂。

热甚者加龙胆草、栀子；痰湿壅盛者加苍术、白术、白茯苓；耳鸣严重者加生葱白、石菖蒲；气虚者加党参、黄芪。缓解后根据辨证分别选用杞菊地黄汤、六君子汤善后。

结果，20 例患者，临床治愈（服药 1~2 剂，眩晕消失，随访半年无复发）13 例，有效（服药 3~5 剂眩晕消失，随访 3 个月无复发）7 例。

（二）治疗体会

梅尼埃综合征属中医"眩晕"范畴。其病因主要为风、火、痰、湿，病机多为痰湿久郁化火为患，临床以本虚标实者居多。发作期多数病例可见苔微腻，似可说明多属痰湿为患，且多偏食，可选用息风潜阳、清热化痰之品；缓解期多偏虚证，故应以补气血、滋养肝肾、健脾养胃为主。钩藤竹茹汤，方中钩藤清热平肝，竹茹化痰止呕，半夏化痰降逆，泽泻利水渗湿，四药同用，可收清热降火，化痰止呕之效，加之量大力专，故用治本病发作有较好疗效。

方药经验

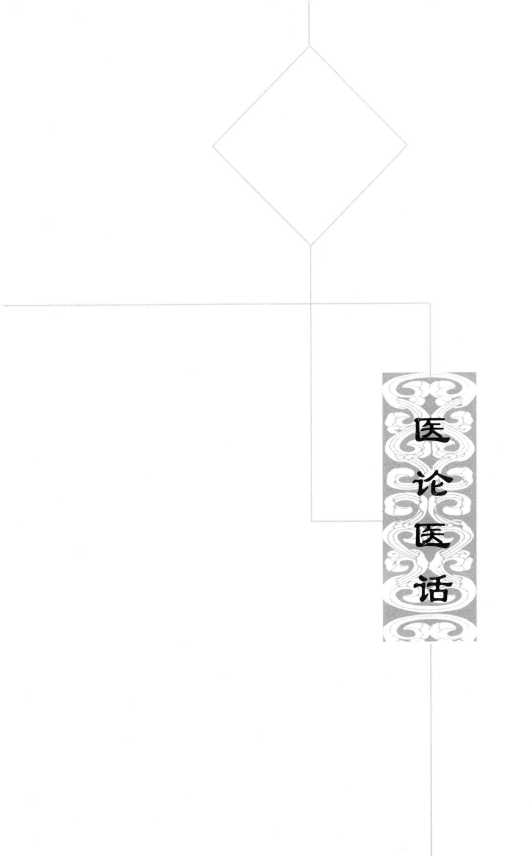

医论医话

精读经典，活用经典，发扬经典

精读经典，方知医道之博大精深。中医典籍浩如烟海，穷毕生之精力，亦难尽阅。故学习中医，当有所为，有所不为。若欲面面俱到，必然浅尝辄止，杂而不精。对《内经》《难经》《伤寒论》等中医经典著作，因其原著语言艰涩，义理深邃，可从白话读本学起，一则培养兴趣，二则理清中医的思辨方法，继而再细读、精读原著，并对中医的经典条文要熟读、背诵。

不读书不能明理，但不善于读书，则不如不读书。在阅读古典医著时要注意四点：一是注意书中的错别字句。二是注意书中的记述过简。他常说；三是注意书中的片面提法。四是应注意判断书中的错误之处。

中医理论是用来指导临床实践的，对中医经典的学习只有结合临床实践灵活运用，举一反三，才能不断提高对中医理论的理解力和把握力。书本上的医学知识是死的，临床的医疗经验则是活的。要想深入领悟临证实践中蕴藏的医学知识，首先必须放下架子，广问博收；其次要学会独立思考，精心提炼，灵活运用书本中的知识。我曾诊治一患者何某，初患腰背疼痛难以屈伸，诸医皆以湿痹论治，投独活寄生汤、羌活胜湿汤、小续命汤之类，愈服愈剧，且日趋佝偻，身体蜷曲难伸，整日疼痛不休。我亦认此证初起应属寒痹，其所服诸方无效者，是因寒痹不解复感于邪，已内舍于肾，乃取《类证治裁》安肾丸方之意加减调治，时过月余，亦毫无效验。遂组织病例讨论，有人提示"治痿者，独取阳明"。我始悟《内经》中早已明言"阳明者，五脏六腑之海，主润宗筋，宗筋主束骨而利机关也"。阳明乃五脏六腑之大源，阳明得养，五脏六腑均得受益，筋骨关节自能荣润。当以甘润生津，主以益胃之剂，则宗筋得润，筋骨关节自能通利。于是以大剂益胃汤为主方，加入葛根、怀山药，不数，患者腰脊疼痛大减，后以此方加减调理数月而愈。

有了扎实的中医经典理论基础，还要结合临床实践反复验证之后，才会重新对经典有进一步深入的理解，方能做到发皇古义、融会新知。临证应遵经典精髓，但不泥于经典原方，应根据具体病情的不同，灵活化裁古方，真正体现中医的"同病异治""异病同治"，真正把经方用活。

临床中，要重视对中医经典的不断总结。我认为发扬中医与继承中医一样重要，甚至发扬更重要。中医经典博大精深，只有精研中医古籍经典，晓知医理，深得奥旨，其理论基础及临床功底都深厚了，才能从理论到临床形成一套自己的辨证及诊疗方法。

我在临证时，多博采古今各家之长，遇有疑难之症，必参合医理，穷源溯流，深思巧构，方疗效突出。我较擅长诊治肝病、肾病，肝病的治疗方面，根据自己几十年的临床经验，熔经方、时方于一炉，制定了治肝的系列协定处方。依据《金匮要略》"见肝之病，当先实脾""实脾则肝自愈，此治肝补脾之妙也"的观点，认为慢性肝病以肝郁脾虚为主，创制了慢迁肝方，作为慢性肝病治疗的基本方；肾病的治疗方面，取各家之长，经过深入研究，认为肾病多虚，根据"培其不足，不可伐其有余""善补阴者，必于阳中求阴，则阴得阳升而泉源不竭""善补阳者，必于阴中求阳，则阳得阴助而生化无穷"的原理，创制了"肾病一方"，作为治疗肾病的基本处方。这些经验方由海南省中医院制剂中心研制成了肝炎康、肾炎康和乙肝解毒丸。这三种中成药制剂已广泛应用于临床，效果甚佳。

重视四诊合参辨证，理清医理，灵活用方

临证要牢记中医理论体系的两个基本特点，即整体观念与辨证论治。辨证过程中要十分重视四诊合参，我认为，望、闻、问、切四诊作为诊查了解疾病的四种不同诊断方法，各有其独特的作用，不能相互取代，只能互相结合，取长补短。四诊之间是相互联系、不可分割的，因此在临床运用时，必须将它们有机地结合起来，也就是要"四诊合参"。只有这样，才能全面而系统地了解病情，做出正确的判断。若只强调某个诊法的重要性，而忽略其他

的诊法的做法都是不对的。自从王叔和以后，诊脉和舌诊都有很大的发展，因而有些医生便出现一种偏向，往往夸大脉诊，或夸大脉诊和舌诊，一按脉、一望舌便判定病情，妄下处方用药，而忽视四诊合参的原则，这是大大的不对。因为疾病的发生、发展是复杂多变的，证候有真象也有假象，常有脉证不符之处，所以临床上有"舍脉从症"和"舍症从脉"的情况。如果四诊不全，便得不到患者全面的、详细的资料，辨证就缺乏准确性，甚至发生错误而导致很严重的后果。

临证中要将望、闻、问、切所收集的资料，如症状、体征等，通过分析，综合判断后，归纳为某种证型。如肝癌发病后，病情变化快，症状重，所以要全面掌握辨证重点。一般而言，一辨虚实：患者多表现为本虚标实，虚证表现为无力疲软，形体逐渐消瘦，面色萎黄，气短懒言等，实证表现为右胁部肿物质硬而拒按，更甚者可伴黄疸、脘腹胀满而闷、腹胀大等；二辨危候：末期若出现昏迷、吐血、便血、胸腹水等症，则提示病情危重。

只有辨证明确，才能做到"有是证，用是方"。在中医经典方的基础上，我总结出了自己的协定方，协定方也是要在理清医理、准确辨证的基础上，才能灵活运用。例如，根据多年的临床经验，我认为海南地区慢性乙型肝炎多由湿热毒邪所致，病变早期多以湿热蕴遏脾胃为先，继而湿热熏蒸肝胆则形成湿热内蕴证；病程迁延日久，失治、误治或患者身体素质差等因素，致使脏腑功能失调，湿热留滞肝经，致使肝的疏泄功能失职，则形成肝郁气滞证；气郁日久化火，内外之热（火）结合，使肝经湿热蕴结成毒，导致肝阴耗损，进而损及肾阴，形成肝肾阴虚证；根据肝病传脾的理论，肝病日久必传脾，表现为土虚木贼之象，则形成肝郁脾虚证；湿热之邪内侵气分，留恋不化，正气渐伤，正不胜邪，邪入血分，血行不畅而成瘀，则形成瘀血阻络证。所以肝经湿热之邪是形成本病的首要原因，瘀和毒亦是导致本病的主要病因。如此把握了肝炎病证的医理，才能辨证明确，开方才会有的放矢，从而保证临床疗效。

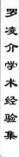

发挥中医养生优势，慢性疾病注重保养

在治疗肝病、肾病等慢性疾病的过程中，如果医生"只顾治病，不顾其人"，忽略患者的主观能动作用，单纯强调药物，不注意生活起居、精神情绪、饮食等因素的影响，势必影响临床效果。我十分强调"保养"的重要性。由于慢性疾病的病程比较长，病情也往往易反复，因此，除了应该进行有效的治疗外，发挥中医"养生"方法在医治慢性病中的作用，也是不可忽视的。

肝病的调护方面，我认为"精神调摄"为首要，另外，肝病、肾病等慢性疾病均需重视"劳逸结合""起居有常"。

1. 精神调摄

章潢在《图书编》中说："善养肝脏者，莫切于戒暴怒。"这既说明减少不良的精神刺激，防止过度的情志变动，是防治疾病的重要环节，进而指出了对肝病患者来说，应避免情绪过激。对于慢性肝炎，内伤七情是其重要的诱因，中医学认为，"肝为将军之官""主疏泄，喜条达"。暴怒伤肝，忧思伤脾，肝脾受病，势必影响肝病的恢复；而心情舒畅，处之泰然，积极面对，树立战胜疾病的信心，使精神活动发挥良好的调节作用，从而促使肝脏功能得到恢复。诚如《素问·上古天真论》所指出的："恬淡虚无，真气从之，精神内守，病安从来。"临床上慢性肝炎肝郁脾虚型多见，多治以疏肝解郁，佐以健脾，方用逍遥散加减。故程钟龄在《医学心悟》中用逍遥散治疗肝郁所致疾病时说："药逍遥，人不逍遥奈何？"说明逍遥散虽可治疗肝郁，但患者情志不畅，忧虑重重，虽用逍遥散也难以收效。提示我们治疗本病时必须注意心理治疗，用语言开导患者，注意保养精神，此在治疗中是至关紧要的。

2. 劳逸结合

对于肝病、肾病等慢性疾病患者，均需注意休息，并视患者具体情况做到劳逸结合。可从事一些力所能及的家务活动或简单的体育锻炼。从中医角度来看，过劳过逸都能使气血、筋骨、肌肉失其生理常态，而影响全身机能；

如《黄帝内经》曰："久卧伤气"，但又曰"不妄作劳""形劳而不倦，气从以顺"。适当地劳动或锻炼，可以使人体气血顺畅，有利于疾病恢复。劳与逸是对立统一的关系，久卧久坐不但不益，反而伤气、伤肉，对机体有损。

3. 起居有常

《素问·上古天真论》云："虚邪贼风，避之有时。"慢性病患者的机体抵抗力较弱，容易感受外邪而进一步加重对脏腑的损害，导致病情迁延反复甚或加重，这在临床也属多见。所以除了通过治疗使机体抵抗力得到增强外，还应注意调摄生活起居，以防外邪侵袭。此外，还应按照季节的不同，对起居时间适当加以调整。春夏两季，气候温暖，万物充满生气，应该相应增加活动时间，晚睡早起，使阳气畅和；秋冬两季，气候转凉，万物趋于结实收藏，则应注意防寒保暖，并可适当减少活动，早睡晚起，让阴精更多地在体内增长、贮存。即"春夏养阳，秋冬养阴"。在性生活方面，中医有"女劳复""阴阳易"之戒，在患病期间若不注意禁止或节制性生活，可导致病情反复。

所以对于慢性病患者的治疗要重视患者的保养，保证情志畅和，起居有常，并根据患者病情和体力情况，做到动静结合，劳逸适度，以促使机体机能趋于平衡，从而提高和稳固临床疗效。

我的养生观

我从事中医临床、教学、科研工作近50年，现已年过古稀，但仍身板硬朗，精力旺盛，行动灵活，每周门诊工作12小时以上，并一直指导徒弟和年轻医师的临床及科研。要想保持良好的健康状态，讲究养生方法十分重要。

一、情志调节为养生之首要

要想保持健康，应先除病。欲求除病，当明用气。欲明用气，当先养性。养性之法，当先调心。我在养生方面的经验是"调心"，即情志调节是养生的

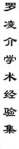

关键。

中医讲的精神调摄就是通过调节人体的精神、意志和思维活动，以保持身心健康的一种养生方法。我十分欣赏"淡泊明志，宁静致远"，并力求把这种追求宁静平和的心态用到生活的各个方面，尤其是在日常养生调摄当中。通过调摄精神可使精神内守，防病延年。日常生活中的养生保健结合中医养生理论，情志调节大致可归纳为清心静神、怡养情志和四时调神三个方面。

（一）清心静神

清心静神即保持心神清静，合理用神，包括以下两个方面。

1. 清心寡欲

中医学认为，妄思嗜欲出之于心，嗜欲不止，则扰动神气。《黄帝内经》主张"志闲而少欲"是为长寿之道。即减轻思想上的负担，使心胸开阔，襟怀坦荡，强调清心寡欲是养生的纲要。要做到清心寡欲，必须以理收心，养成高尚的道德情操，要认识到追求名利、地位的危害性，要除去心中的"六害"（名利、声色、货财、滋味、佞妄、妒忌），此六害不除，万事纠心，神难清静。若追求名利、迷于声色、妄求货财，则心神不得安宁，经常处于高度紧张的状态，轻则早衰而短寿，重则引发痼疾而夭亡。所以要致力追求宁静淡泊，清心寡欲的思想境界。

在当代，我们面对的诱惑很多，竞争压力很大，要做到清心寡欲实属不易，但对老人而言，应该摒弃浮躁的心理，回归老年人应有的豁达与从容，注重调气养身。

2. 抑目静耳，精神内守

耳目乃心神接受外界刺激的主要器官，中医学认为，其功能受心神的主宰与调节。人在社会中生活，人事相处、耳目所触都会反映到大脑，影响心神。若目驰耳躁，则神气烦劳而神不宁，所以目清耳静，则神气内守而心不劳。庄子曰："无视无听，抱神以静"。人处于社会之中，是不能做到无视无听的，也是脱离实际的。然而，适当的抑目静耳，减少外界对神气的不良刺激，却是能够做到的，也是有益身心健康的。我国古代药王孙思邈在《千金要方》中说"养老之要，耳无妄听，口无妄言，身无妄动，心无妄念"就是要求人们淡泊宁静，无妄动无名之念，勿燃无名之火。在清心静神的同时，还要凝神定志，神用专一。清心静神是要求人们不要用之太过，不要被私心欲愿所累；而精神内守是要求人们合理用神，专一而不杂，动而不妄动。

当然，绝对的静神是难以做到的，因此，就要以动养神，使"静为动根，动为静用"。如学习工作时，专心致志，神用专一，名利欲望丢之一边，使精神内守。学习工作之余，寄情于一技一艺、一诗一画、一花一草，兴趣然，凝神定志，琐杂烦心之事自然不得干扰，亦有利于安定心神。这就是所谓"以动养静"之法。

（二）颐养情志

颐养情志，就是指保持心情舒畅愉悦，顺应外界刺激的变化，适当控制情绪，通过调节自己的情志活动来达到养生的目的。

1. 和畅性情

中医学认为，保持良好的情绪，乐观地对待生活，是人生不可缺少的修养，也是健康防病、益寿延年的重要因素。孙思邈在《千金要方》曾谈到人们要自觉地培养高尚的道德情操，努力做到"莫忧思、莫大怒、莫大愁、莫大惧、莫跳踉、莫多言、莫大笑，勿汲汲于所欲，勿涓涓怀忿恨？一转念间，可以涣然冰释"。生不带来，逝不可追，何不怡情养性以自保。

只有保持心情舒畅，精神愉悦，才能真气和顺，血脉通畅，从而防止各种疾病的发生，进而享尽天年。特别是年老之人，要老有所为，摒弃垂暮感和退缩的思想情绪，保持乐观的精神状态。"生气催人老，笑笑变年少""笑一笑，十年少，愁一愁，白了头"。实践证明，长寿老人绝大多数都是心胸豁达，性格开朗，心地善良，少忧愁的人。

一切从实际出发，理解现实，适应周围环境，"处天地之和，从八风之理，适嗜欲于世俗之间，无恚嗔之心，行不欲离于世"（《素问·上古天真论》）。"名利不苟求，喜怒不妄发，声色不因循，滋味不耽嗜，神虑不邪思"。事事循理自然，"不贪、不躁，不妄"。特别是在生活条件、环境等发生重大变化时，绝不可焦虑、苦恼、沮丧、不满或忧心忡忡，而要使自己适应，"能为之事，顺次为之，不能为者，勿妄耗精力。"在新的环境下，寻求新的乐趣。"为无为之事，乐恬淡之能，从欲快志于虚无之守，故寿命无穷，与天地终"矣。

2. 情绪调节

人有七情六欲，七情是指喜、怒、忧、思、悲、恐、惊这七种情志。情绪调节就是指通过适当的发泄和积极的转移，使情志活动不是太过也不致不及，从而保持良好的精神生活，以防止疾病的发生。

情志变化是人体生理活动的一部分，因此，情志变化要与整体的机能活动保持和谐统一。我们必须及时适当地发泄情绪，当怒则怒，当喜则喜，当悲则悲，不可强行压抑。否则就无法适应千变万化的环境，达不到心理和生理上的平衡，进而容易引发疾病。研究证明，眼泪有排除人在激动状态下产生的某些毒素的作用，当人们在悲痛时常涕泪俱下，是正常的生理过程。如果欲悲不能，硬把眼泪往肚子里咽，长此以往就等于是慢性自杀。因此七情要适当发泄，不能强行关闭感情之门。

中医学还认为，"悲哀喜乐，勿令过情，可以延年"。就是说，情志活动过激或持续过久，可导致疾病发生。情志活动是人们对客观现实的一种反映，受社会环境、人际关系等方面的影响，所以个人的喜怒哀乐总是伴随着与他人的联系、冲突和斗争而表现出来。心理学认为，情绪转移是处理恶劣情绪的方法之一。中医学提出了"以情胜情"的调节方法。在引发恶劣情绪的因素无法排除时，如亲人亡故、爱情破裂等情况发生时，要努力把情绪及时转移到其他方面，以求从中得到乐趣，重新恢复新的心理平衡。

（三）四时调神

四时调神是指顺应春夏秋冬四季的变化，调节自己的精神活动。

春三月，阳气升发，万物苏醒，生机盎然。人的精神、情志活动也应顺时而处，舒展条达，乐观恬愉。不要把自己关闭于斗室之内，而要去花园、公园等宽敞之地，感受大地之生机。

夏三月，阳气最盛，万物蓄秀，开花结果。故人的精神要充实、饱满。《素问·四气调神大论》云："使志无怒，使华英成秀，使气得泄，若所爱在外。"不要厌恶夏日气候炎热，"宜调息静心，常如冰雪在心，炎热亦于我心中减少，不可以热为热，更生热也"。海南地处炎热之地，易让人心生烦躁，但是空气清新宜人，经常到海边散步，可以保持内心的清净与平和。

秋三月，万物之容至以平定，阳气渐收，阴气渐长，肃杀之气降临，景物萧条。这时人的精神、情志活动也应随之收敛，不宜轻易波动，要保持精神上的安定、宁静，"使志安宁，以缓秋刑，收敛神气，使秋气平，无外其志，使肺气清"（《素问·四气调神大论》）。

冬三月，阳气潜藏，阴气最旺，寒气凛冽，万物生机闭藏潜伏。所以，人的精神、情志活动也要顺其时，不可轻易耗泄。

总而言之，人生活在自然界中，必须顺应四时春生、夏长、秋收、冬藏的自然规律，调节精神活动，以达到内外环境的协调统一与形体功能的和谐统一的养生目的。

二、饮食养生

除了精神调摄外，合理的饮食对人的健康也是至关重要的。

中医饮食养生之道是五千年逐渐形成和完善的。饮食的正常吸收运化贵在脾胃健运，诸脏能得水谷精微之滋养而神气自旺。故长寿之道十分重视脾胃，称之为"仓廪之官""后天之本"。明代医学家李时珍曰："饮食者，人之命脉也。"古人认为，饮食能滋养人的血气。人体摄入食物后，可使五谷之精气充足、气血旺盛、筋骨强壮。古人还认为，胃气秉承于脾，一年四季要以胃气为根本。主身者神，养神者精，益精者气，滋气者食。

同时，脾胃健运可以抵御外邪之侵袭，故仲景有"四季脾旺不受邪"之说。饮食大饥大饱，过寒过热，或挑食、偏食，皆属"过用"，对于养生极为不利。如《素问·生气通天论》认为，"饮食有节"是"尽终其天年，度百岁乃去"的必要条件之一。同时强调饮食宜多样化，正如《素问·脏气法时论》所说："五谷为养，五果为助，五畜为益，五菜为充。"这样既可满足人体需要，又能达到以此之利、补彼之弊的目的。中医饮食养生之道可归纳为以下四点。

（一）固后天之本，及早食养

脾胃为后天之本，故养生特别是食养须从青、中年开始，通过调理饮食以保养脾胃实为养生延年之大法。如能长期做到恰当地食养以固护中气，则多可祛病长寿。

我在生活中注重饮食的三大均衡：荤素均衡、性味均衡、寒热均衡。

1. 荤素均衡

在平时菜肴的配伍上，应注意荤素结合。鱼、肉、禽、蛋等荤食能提供人体所需的大量热能，但过度摄入反而会损害人体，可诱发高血压、冠心病、糖尿病、胆石症、肥胖等。素食中含有丰富的维生素和无机盐，能疏通肠胃，促进消化，因而多食用含高纤维的食物，如豆类、玉米、芹菜、卷心菜、大白菜等，可以预防肠炎和肠癌的发生。至于荤素搭配的比例，最好是蔬菜的总量超过荤菜总量的一倍或一倍以上。现代营养学家认为，新鲜的蔬菜、干果、浆果等的生物活性极高，是延年益寿的良好食物。

2. 性味均衡

中医历来强调"药食同源""药疗不如食疗"。食物与中药一样有四气五味。"四气"即寒、热、温、凉；"五味"即酸、苦、甘、辛、咸。根据个人不同体质，选择适当的食物，可以不同程度地起到类似中药的效果。因此食物同中药一样，必须因人而异、平衡组合，才能保证五脏之气平衡。如果五味过偏则易使五脏失衡，产生疾病。

3. 寒热均衡

在日常膳食中偏食温热或寒凉食物，都会对人体的体质与性格产生影响。常见的温性食物有辣椒、橘子、李子、羊肉、鲤鱼、虾、酒曲等，具有补虚劳、祛寒冷、益气血、暖腰膝等作用。常见的寒性食物有螃蟹、冬瓜、西瓜、莲藕、马蹄、梨、绿豆、白菜等，具有清热解毒、消烦止渴、滋阴凉血的作用。

（二）食养关键在于饮食有节

节制饮食的关键在于"简、少、俭、谨、忌"五字。饮食品种宜恰当合理，进食量不宜过饱，每餐所进肉食不宜繁多，要十分注意良好的饮食习惯和卫生，宜做到先饥而食，食不过饱，未饱先止；先渴而饮，饮不过多，并慎戒夜饮等。此外，过多偏食、杂食也不相宜。

在饮食保健中要注意食饮定时，这是为了让胃肠生理机能维持正常的活动，使其有序进行消化，不至于紊乱或过劳；食饮定量，是为了避免胃肠超负荷活动，以防损伤脾胃功能，造成消化不良或其他疾病。老年人消化力较弱，更应定时定量进食。每餐进食宜简不宜繁，这是由于人体阳气衰弱，胃气亦弱，若每餐品种繁多，则不易消化，容易导致胃病。

（三）先食疗，后药饵

食疗在却病治疾方面有利于长期使用。尤其对老年人，因多有五脏衰弱，气血耗损，加之脾胃运化功能减迟，故先以饮食调治，易取得药物所难获及的功效。因大多数老年人患有不同程度的慢性病或年老身体虚弱，一则难坚持长期服药，二则易发生不良反应，故先食疗而后必要时用药较妥当。

（四）顺应四季，合理选食

食宜细嚼缓咽，忌狼吞虎咽；宜善于选食和节制饮食，油腻、荤腥、香燥炙煿、浓醇厚味饮食宜少进；宜清淡饮食为好；食宜暖，但暖亦不可太烫口，以热不灼唇为宜；老人更宜食熟软之物，坚硬或筋韧、半熟之肉品多难消化。《黄帝内经》集四时养生理论之大成，提出了"春夏养阳，秋冬养阴"这一重要观点，总结出春生、夏长、秋收、冬藏的四时养生规律，随生、长、化、收、藏的规律调养五脏，以助健康。

海南四季气温偏高，饮食结构也要相应调整。

1. 要补充足够的蛋白质

这是因为高温条件下，人体组织蛋白分解增加，尿中肌苷和汗氮排出增多，从而导致负氮平衡。日常生活中，我常食用深海鱼、鸡鸭肉、牛奶、豆制品等来补充优质蛋白。其中，深海鱼肉含有丰富的营养成分，除了能补充优质蛋白外，深海鱼油还可以预防很多疾病的发生。例如，可减少冠状动脉疾病的发病率，预防心脏病；可降低血管黏稠度，增加血管的弹性，预防动脉硬化；可调节血脂，降低三酸甘油酯及低密度恶性胆固醇，增加高密度良性胆固醇含量；可抑制血液凝固，防止脑血栓、脑出血形成；可减少脂肪的形成，防止肥胖症产生；可预防老年痴呆症；有助于改善视力，延缓视力衰退等。

2. 要补充维生素

这是因为热环境下维生素代谢增加，此外，汗液排出水溶性维生素增多，尤其是维生素 C，此外汗液中还有维生素 B_1 及 B_2。因此，在夏天人体维生素需要量比普通标准要高一倍甚至一倍以上，大剂量维生素 B_1、B_2、维生素 C

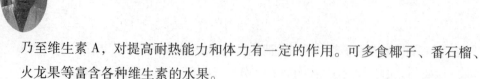

乃至维生素 A，对提高耐热能力和体力有一定的作用。可多食椰子、番石榴、火龙果等富含各种维生素的水果。

3. 要补充水和无机盐

当机体大量出汗或体温过高时，不但体内水分不足，而且还会流失大量的钠、钾；而缺钠可引起严重缺水，所以要补充水分和无机盐。水分的补充最好是少量、多次，这样可使机体排汗减慢，减少人体水分蒸发量。在海南出汗多，最好的饮品是凉白开，再加上椰子水，就更加自然健康。

4. 要多食清热利湿食物

除了要注意补充一些营养外，还必须多吃一些能够清热利湿的食物，以适应海南的湿热天气。日常生活中，我常选薏米、苦瓜、青瓜、乌梅、绿豆等食物作为日常常备食物。

另外，要常食地瓜、山药、马铃薯。薯类能够吸收水分，而且滑润肠道，并能够吸收脂肪、糖和毒素；选择燕麦能够降胆固醇；西红柿能抗肿瘤；小米粥能够安眠；大蒜切成小薄片，放在空气里 15 分钟，能产生抗癌的大蒜素；黑木耳能够防止血管硬化，有益于冠心病患者服用。

三、运动养生

中医传统的运动养生方法，在中医理论的指导下有其切实可行之处。

（一）动静结合

我们不能因为强调动而忘了静，要动静兼修，动静适宜。运动时，一切顺乎自然，进行自然调息、调心，神态从容，摒弃杂念，神形兼顾，内外俱炼，动于外而静于内，动主炼身而静主养神。这样，在锻炼过程中内炼精神、外炼形体，使内外和谐，体现出"由动入静""静中有动""以静制动""动静结合"的整体思想。

（二）持之以恒

人贵有志，学贵有恒，做任何事情，要想取得成效，没有恒心是不行的。古人云："冰冻三尺，非一日之寒。"这是说，锻炼身体非一朝一夕之事，要经常而不间断，将锻炼排上日程，三天打鱼两天晒网是达不到锻炼目的的。

运动养生不仅是身体的锻炼，也是意志和毅力的锻炼。如果因为工作繁忙，难以按原计划时间坚持，每天挤出 10 分钟、8 分钟进行短时间的锻炼也可以。若因病或因其他原因不能到野外或操场锻炼，在院内、室内、楼道内做做原地跑、原地跳、广播操、太极拳也可以。无论如何不能高兴时炼得累死累活，兴奋过去多少天都不炼。

（三）运动适度，不宜过量

若运动后食欲减退，头昏头痛，自觉劳累汗多，精神倦怠，说明运动量过大，超过了机体耐受的限度，会使身体因过劳而出现不适。孙思邈在《千金要方》中就告诫人们："养性之道，常欲小劳，但莫大疲及强所不能堪有。"那么，运动量怎样掌握才算合适呢？一般来说，以每次锻炼后感觉不到疲劳为适宜；也有人以脉搏及心跳频率作为运动量的指标，若运动量大，心率及脉率就快。对于正常成年人的运动量，以每分钟心率增加至 140 次为宜；对于老年人，运动量以每分钟增加至 120 次为宜。我喜欢在清凉的时候选择散步或打太极拳的方式来强筋壮骨，并几十年如一日地坚持锻炼。

（四）舒适自然，循序渐进

为健康而进行的锻炼，应当是轻松愉快、易于实践、充满乐趣和丰富多彩的，人们才愿意持之于恒。即"运动应当在顺乎自然和圆形平面的方式下进行"，这是美国运动生理学家莫尔豪斯的结论。在健身方面，疲劳和痛苦都是不必要的，要轻轻松松地渐次增加活动量，"不能一口吃个胖子"。正确的锻炼方法是运动量由小到大，动作由简单到复杂。比如跑步，刚开始练跑时要跑得慢些、距离短些，经过一段时间锻炼，再逐渐增加跑步的速度和距离。

（五）运动时间，因时制宜

一般来说，早晨运动较好，因为早晨的空气较新鲜，而室内的氧气经过一夜的睡眠后，大部分被人吸收了，二氧化碳的浓度相对增多，到室外空气清新的地方进行运动锻炼，可把积聚在身体内的二氧化碳排出来，吸进更多的氧气，使身体的新陈代谢增强，为一天的工作打好基础。此外，午睡后或晚上睡觉前也可进行运动，以消除一天的紧张，轻松地进入梦乡，但运动不要太激烈，以免引起神经系统的兴奋，影响睡眠。总之，许多健身运动，随时都可以做，多少做些都是有益的。但较剧烈的运动，不要在吃饭前后进行，因为在饭前呈现饥饿状态，血液中葡萄糖含量低，易发生低血糖；饭后剧烈运动，大部分血液到肌肉里去，胃肠的血液相对减少，不仅影响消化，还可引起胃下垂、慢性胃肠炎等疾病。

（六）运动项目，因人制宜

对于老年人来说，由于肌肉力量减退，神经系统反应较慢，协调能力差，宜选择动作缓慢柔和、肌肉协调放松、全身能得到活动的运动，像步行、太极拳、慢跑等。对于年轻力壮、身体又好的人，可选择运动量大的锻炼项目，如长跑、打篮球、踢足球等。此外，每个人工作性质不同，所选择的运动项目亦应有差别，如售货员、理发员、厨师要长时间站立，易发生下肢静脉曲张，在运动时不要多跑多跳，应仰卧抬腿；常伏案工作者，要选择一些扩胸、伸腰、仰头的运动项目，又由于用眼较多，还应开展望远活动。对脑力劳动者来说，宜少参加一些使精神紧张的活动，而体力劳动者则应多运动那些在职业劳动中很少活动的部位。总之，体育项目的选择，既要符合自己的兴趣爱好，又要适合身体条件。

总之，中医的养生理论和方法是中医学的宝贵部分，我们应该好好继承，并根据当今自然、人文环境的不同，因人、因时、因地而异制定不同的养生方法，真正把中医的养生作用在日常生活及临床治病救人中充分发挥出来，以造福人类。

肝病养生要点

在治疗肝病过程中，如果医生"只顾治病，不顾其人"，忽略患者的主观能动作用，单纯强调药物治疗，不注意生活起居、精神情绪、饮食等因素，也必将影响临床效果。如《医学入门》中说："若夫病有服药针灸不效者，以其不知保养之方。"这就十分强调了"保养"的重要性。由于肝病的病程一般都比较长，病情也易反复，因此，除了应进行有效治疗外，发挥中医养生法在医治本病中的作用是不可忽视的。

一、保养精神

章潢在《图书编》中有说："善养肝脏者，莫切于戒暴怒。"这既说明减少不良的精神刺激，防止过度的情志变动，是防治疾病的重要环节，进而指出了对肝病患者来说，应避免情绪过激。对于慢性肝炎，内伤七情是其重要的诱因，中医学认为，"肝为将军之官""主疏泄，喜条达"。暴怒伤肝，忧思伤脾，肝脾受病，势必影响肝病的恢复；而心情舒畅，处之泰然，积极面对，树立战胜疾病的信心，使精神活动发挥良好的调节作用，从而促使肝脏功能得到恢复。诚如《素问·上古天真论》所指出的："恬淡虚无，真气从之，精神内守，病安从来？"临床上认为，本病是气郁与积滞，火旺与水亏，痰瘀与正虚相因而成。这基本符合中医对本病病因病机的认识，临床上肝气郁结型多治以疏肝解郁，佐以健脾，方用逍遥散加减。故程钟龄在《医学心悟》中用逍遥散治疗肝郁所致疾病时说："药逍遥，人不逍遥奈何？"说明逍遥散虽可治疗肝郁，但患者情志不畅，忧虑重重，虽用逍遥散也难以收效。提示我们治疗本病时必须注意心理治疗，用语言开导患者，注意保养精神，此在治疗中是至关紧要的。

二、劳逸结合

对于慢性肝病患者应注意休息，并视患者具体情况做到劳逸结合。可从事些力所能及的家务活动或简单的体育锻炼。《黄帝内经》曰："久卧伤气"，但又曰"不妄作劳""形劳而不倦，气从以顺"。从中医角度来看，过劳过逸都能使气血、筋骨、肌肉失其生理常态，从而影响全身机能；适当地劳动或锻炼，可以使人体气血顺畅，有利于疾病恢复。劳与逸是对立统一的关系，久卧久坐不但不益，反而伤气、伤肉，对机体有损。

所以对于慢性病患者的治疗必须根据病情和自身情况，动静结合，劳逸适度，注意平衡，做到既要休息，又要适当活动，如练气功，打太极拳等。以促使机体机能的恢复，进而提高和稳固临床疗效。

三、起居有常

《素问·上古天真论》云:"虚邪贼风,避之有时。"肝病患者的机体抵抗力较弱,容易感受外邪而进一步加重对肝脏的损害,导致病情迁延反复甚或加重,这在临床也属多见。所以除了通过治疗使机体抵抗力得到增强外,还应注意调摄生活起居,以防外邪侵袭。"起居有常",就是指生活要有一定规律。患者要妥善安排作息时间,还应注意气温变化。俗话说:"急脱急着,胜似服药。"此外,还应按照季节的不同,对起居时间适当加以调整。春夏两季,气候温暖,万物充满生气,应该相应增加活动时间,晚睡早起,使阳气畅和;秋冬两季,气候转凉,万物趋于结实收藏,则应注意防寒保暖,并适当减少活动,早睡晚起,让阴精更多地在体内增长、贮存。即"春夏养阳,秋冬养阴"。在性生活方面,中医有"女劳复""阴阳易"之戒,指出在患病期间若不注意禁止或节制性生活,将有导致病情反复甚或传染给对方的危险。因此在肝病的急性期或有明显肝功能损害时,性生活必须禁止;即使在肝功能基本恢复或病情处于稳定阶段,也应加以节制。如为育龄期女患者,还应注意避孕,以免怀孕后增加机体负担,或在分娩时出现失血过多或难产手术等意外情况,而使病情恶化,甚至危及生命。为此,肝病患者如条件许可,在一定时间内,应以"独宿"为好,这既有利于急性期传染性较大患者的隔离,也有利于恢复期节制患者性欲和保证睡眠不受干扰,从而更好地休养生息,促进早日恢复健康。

四、肝病的中医护理

1. 正确服用中药

热盛者凉服,湿重者温服;有恶心呕吐或腹胀不适者,可少量多次饭后分服,但须与饮食至少隔开半小时,使其更好吸收;而攻下逐水药,又宜晨起空腹服用。

有毒性的中药宜慎用,发霉的中药宜禁用,西药的止痛类、磺胺类,镇静、安眠类药物,均应慎用,这都会增加肝脏负担,影响肝功能的恢复。要最大限度减轻肝脏代谢负担,以便达到保护肝脏的目的。

治疗本病过程中要重视中药剂型、煎药法，否则有时药虽对症，配制也合理，但因不注意以上方面而"前功尽弃"。如辛香醒脾药砂仁、白蔻仁等宜后下；而软肝散结的牡蛎、鳖甲类宜捣碎并先煎；滋填精血的龟板胶、阿胶、鹿角胶应在他药煎好后去渣，再放入药汁内炖烊服用；需投五味子降谷丙转氨酶者，宜用蜜丸剂或粉剂，不宜用煎剂。一般急性期和肝功能有严重损害的患者，中药一般选用汤剂，可望较迅速地达到"祛邪"或者"扶正"的目的；一旦病情转入稳定阶段，可根据病情逐步考虑配合或单独运用丸剂，或膏剂，以进一步调治。

2. 注意观察病情

对重型黄疸患者尤须严密观察。观察舌苔颜色及黄疸程度的变化，一般来说，黄由深变浅至消失，舌由红绛变淡红，苔由黄厚变薄白，脉由弦数或弦迟变为平缓，均为顺证，为病情好转的表现，反之则病情加重。无黄疸型急性肝炎，应注意观察体温、胃纳、大便及胁痛等症状的变化，可提示病情的归转。

3. 注重饮食调理

《素问·五常政大论》中说："大毒治病，十去其六；常毒治病，十去其七；小毒治病，十去其八；无毒治病，十去其九；谷肉果菜，食养尽之。"明确指出，经过治疗，待疾病恢复至一定程度时，就应逐渐停止药物而借助饮食来调理，并且严格、妥善地加以掌握，对治疗本病实乃至为稳妥的方法。

肝炎患者的饮食，总的来说饮食应营养丰富，不宜过饱，以易消化、清淡少油腻为主，可适量多进甜食，多食新鲜蔬菜，忌辛辣刺激食物，忌烟、酒。原则上做到既要补充营养，又要适当忌口。辛辣食物多生热，生冷食物多生湿，故热盛者少食辛辣食物，湿偏盛者则少食生冷食物；慢性肝炎患者慎食油脂，食物宜多样化、适口，以增进患者食欲；鼓胀患者，属水臌、血臌者应限制食盐，血氨增高者需限制蛋白质的摄入。

4. 注意对症调护

（1）黄疸患者：黄疸患者常伴有皮肤瘙痒，对此应注意保持皮肤清洁。除经常帮助擦澡外，还应嘱患者勿搔抓，以防皮肤破损而感染，局部可涂冰硼散水。

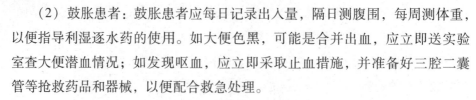

（2）鼓胀患者：鼓胀患者应每日记录出入量，隔日测腹围，每周测体重，以便指导利湿逐水药的使用。如大便色黑，可能是合并出血，应立即送实验室查大便潜血情况；如发现呕血，应立即采取止血措施，并准备好三腔二囊管等抢救药品和器械，以便配合救急处理。

（3）腹胀患者：轻者可局部按摩，或服健脾消胀的山楂丸、干酵母等；重者可取半卧位，或肛管排气。寒湿型可用吴茱萸、莱菔子加食盐炒热敷脐部，亦可用松节油热敷腹部；脾肾阳虚型，可灸神阙、中脘，针刺足三里、天枢穴，以温阳行气。

以上调养和护理措施，无疑将会有助于提高和巩固疗效，是不可忽视的。

5. 饮食调养

临床上，肝病患者多表现出明显的脾胃方面的不适症状，诸如食欲不振、泛恶、呕吐、脘腹胀满、嗳气、大便干结或便溏等，因此对饮食尤宜谨加慎选。

古代医家十分注意患者饮食的调节。对于久病体虚的患者，不应单纯依靠药疗，要同时重视后天脾胃的调理，令其功能和顺。如肝病病程长，病情难愈，多因久病而出现虚实夹杂的症状，而虚宜补，实宜泻，在药物治疗的同时，配合饮食营养调理，增强体质以祛除余邪。正如《素问·脏气法时论》中所指出的："毒药攻邪，五谷为养，五果为助，五言为益，五菜为充，气味合而服之，以补精益气。"

这种饮食调节的方法，对于本病尤为重要。因为肝病是消化道传染病，暴饮暴食或食物不洁均是诱发本病的重要原因。尽管肝病饮食一般强调所谓"三高一低"（即高蛋白、高碳水化合物、高热量、低脂肪），但对已病之人都不宜过于强调营养而伤于食，亦不可讲究忌口而过于限量。怎样理解"三高一低"饮食，原则上是蛋白质稍高，脂肪稍低，糖量要充足，维生素要丰富。

蛋白质稍高，就是要适当多吃一些牛奶、瘦肉（包括鸡、鱼、虾）、鸡蛋、薏米、赤豆、黄豆豆腐、豆浆、绿豆及其粉丝、芝麻等。

脂肪低就是尽量少吃动物脂肪和油腻、煎炸食物，但植物油有利胆作用，可适量食用。

糖量要充足，就是在食欲低下，主食进量减少时，可适当增加些易消化的单糖或双糖类食物，如葡萄糖、白糖、蜂蜜、果汁等。但在恢复期患者食欲良好时，不必额外加用甜食，否则过多的糖可在体内转变成脂肪，不但增加体重促使肥胖，而且易形成脂肪肝，或诱发糖尿病，这对缩短治疗病程和肝功能恢复均为不利。一般应以保持正常体重为原则。

维生素应丰富，就是要进食一定量的新鲜蔬菜和水果。蔬菜和水果所含的大量纤维素可促进肠的蠕动增加排泄，对于肝硬化晚期，肝功能极度低下，并伴有血氨增高时，可以减少大肠毒氨的吸收。

总之，在肝病急性期湿热交蒸，舌苔厚腻，食欲减退并厌油腻时，饮食宜清淡，如滋腻壅滞之品，反会助湿助热，致使病邪留恋不去而疾病不易向愈；在急性期临床症状消失后，可改为普通饮食。慢性肝病恢复期则要视其所属证型，区别对待，选择适当的饮食。如属阴虚者，忌食辛辣之品，以防助虚火，劫灼肝阴，不利于肝细胞修复，故宜选富有营养的高蛋白饮食，以滋补气血。

医论医话

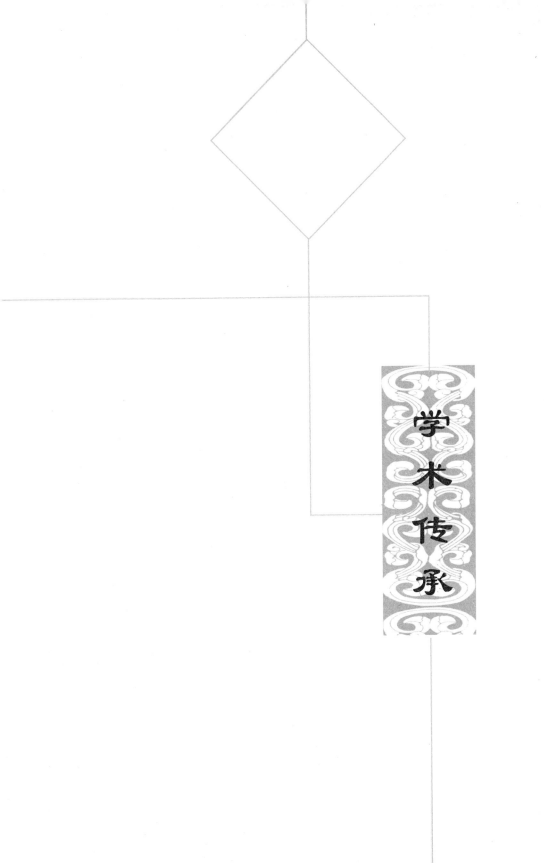

学术传承

罗凌介"肝脾同治"治疗慢性乙型肝炎学术思想研究

一、慢性乙肝的病因病机与辨证分型

（一）病因病机

慢性乙型肝炎（以下简称慢乙肝，中医规范名为"肝着"），由乙型肝炎病毒感染迁延所致，为临床常见病、多发病，属中医的"黄疸""胁痛""积聚"等范畴。其发病以湿热毒邪为其致病外因，正气亏损为致病内因。病机总属本虚标实，以肝、脾、肾三脏虚损为主，肝气郁滞、脾失健运、湿热中阻、肝肾亏虚、瘀血阻络为主要病理变化。

罗凌介教授根据多年的临床经验认为，海南地区慢乙肝多由湿热之邪所致，病变早期多以湿热蕴遏脾胃为先，继而湿热熏蒸肝胆则形成湿热中阻证；病程迁延日久，失治、误治或患者体质差等因素，致使脏腑功能失调，湿热留滞肝经，致使肝的疏泄功能失职，则形成肝气郁滞证；气郁日久化火，内外之热（火）结合，使肝经湿热蕴结成毒，导致肝阴耗损，进而损及肾阴，形成肝肾阴虚证；根据肝病传脾的理论，肝病日久必传脾，表现为土虚木贼之象，则形成肝郁脾虚证；湿热之邪内侵气分，留恋不化，正气渐伤，正不胜邪，邪入血分，血行不畅而成瘀，则形成肝血瘀滞证。所以肝经湿热之邪是形成本病的首要原因，瘀和毒亦是导致本病的主要病因。湿为阴邪，其性黏滞，缠绵难化，故本病病证复杂多变，病程迁延。至于由急性肝炎转为慢性肝炎者，罗凌介教授认为："急性肝炎迁延不愈可能与湿热之邪未能彻底消除有关，患者过度疲劳、忧思悲怒、过度饮酒、合并其他病症等均可致使患者机体状态差，或治疗过程中失治、误治，皆可导致患者在急性阶段恢复不顺利，使湿热之邪留恋，缠绵难化，反复波动，逾久则转为慢性。"

（二）辨证分型

叶永安等通过计算机检索和手工检索国内外有关中医药治疗慢性乙型肝炎的文献，将符合纳入标准的 522 篇文献进行证型分布情况的统计和评价来研究慢性乙型肝炎的中医证型分布情况，揭示其证候分布规律。结果显示，出现频次排第一位的是肝郁脾虚证，其他前七位分别为肝肾阴虚、脾肾阳虚、瘀血阻络、湿热中阻、肝胆湿热、气滞血瘀和肝郁气滞证。其中，湿热中阻、肝胆湿热、湿热蕴结、湿热内蕴、湿热蕴脾可以用"湿热内阻"统括。得出结论，肝郁脾虚和湿热内阻是慢性乙型肝炎最主要的证型。海南省中医院消化肝胆内科自 2003 年 4 月～2004 年 4 月，采用罗凌介教授的协定处方慢迁肝方对门诊慢性乙型肝炎患者进行疗效观察，纳入的 30 例慢性乙型肝炎患者中肝郁脾虚证 20 例，湿热中阻 3 例，肝肾阴虚证 2 例，瘀血阻络证 4 例，脾肾阳虚证 1 例。该结论与叶永安等的研究结果一致。

根据中华中医药学会内科肝病专业委员会中《病毒性肝炎中医辨证标准》和《中药新药临床研究指导原则（试行）》中的疗效判断标准，结合中国南方的环境、气候和南方人的饮食习惯、体质特点、肝病病理变化等，罗凌介教授将慢性乙型肝炎分为三大证型：实证、虚证和虚实夹杂证。其中实证包括湿热内蕴、肝郁气滞和瘀血阻络三个证型；虚证包括肝肾阴虚和脾肾阳虚两个证型；虚实夹杂证包括肝郁脾虚型。

罗凌介教授认为，实证中湿热内蕴、肝郁气滞、瘀血阻络三个证型，迁延日久必伤肝脾；虚证中肝肾阴虚、脾肾阳虚两个证型又多由肝郁脾虚证迁延而成。由此，肝郁脾虚证是罗凌介教授在慢乙肝辨证中首先要考虑或治疗中必须兼顾的证型。结合慢乙肝的病因病机和海南湿热的气候特点，海南地区慢乙肝又多以湿热之邪为患。

罗凌介教授临证除辨证分型外，还结合现代医学检测，将辨病与辨证相结合。

辨证分型与肝功能指标的相关性：谷丙转氨酶（ALT）、谷草转氨酶（AST）、胆红素升高多见于实证；白蛋白偏低、球蛋白偏高，比值倒置多见于虚实夹杂证，单纯虚证出现该种情况者临床少见。

辨证分型与血清病毒标志物指标的相关性：HBeAg 阳性、HBV－DNA 阳性多为实证或虚实夹杂证。

辨证分型与影像检查的相关性：肝实质光点增粗、分布不均匀、脾大、门静脉增宽等多与血瘀有关。另外肝腹水患者多见气虚血瘀证。

二、"肝脾同治"治疗慢性乙肝的理论基础与思想内涵

（一）肝脾相关理论

肝主疏泄，脾主运化；肝主藏血，脾主统血，又为气血生化之源，故肝脾之间的关系主要表现在疏泄、运化和血液的生成、运行方面。

1. 消化方面

脾主运化，摄入到人体内的饮食物必须经过脾胃共同作用，才能使水谷化为精微，并输送到全身各脏腑组织器官。脾胃的消化吸收功能与肝的关系极为密切，这种关系主要体现于两个方面。只有肝主疏泄的生理功能正常，胆汁才可得以正常的分泌和排泄；脾胃升降有序，饮食物中的水谷精微才可得以正常的消化吸收。脾的运化功能，对肝之疏泄亦有一定影响，只有脾气健旺，饮食物和水液得以及时输布而不发生潴留，肝之疏泄功能才能正常发挥。

在病理情况下，如肝的疏泄不利，即可对脾胃的运化功能产生不良影响。

2. 血液方面

肝主藏血，贮藏和调节全身血量，脾主统血，为气血生化之源。肝脾之间在血液方面有着较为密切的联系。脾气健运，气血生化有源，血量充足，则肝血充盈。肝血充足，可以涵敛肝阳，使肝气条达舒畅，从而保证脾之健运，并发挥其统血功能。

在病理上，如果脾气虚弱，运化不利，水谷精微吸收障碍，血液化源不足，或脾不统血，失血过多均可累及于肝，导致肝血亏虚，出现食少、消瘦、眩晕、视物模糊、肢体麻木、女子月经量少，甚或经闭等病症。反之，肝血虚少或肝不藏血，均可影响肝之疏泄，疏泄失常，可致脾之运化失常。

（二）思想内涵

肝脾两脏的生理功能与病理特点决定了肝脾两脏在功能发挥和疾病产生

方面均密切相关，互相影响。

《金匮要略》云"见肝之病，知肝传脾，当先实脾"，体现了五行学说中两者的关系，以及在临床中未病先防的思想。"夫肝属木，乃生气所寓，为藏血之地，其性刚介，而喜条达，必须水以涵之，土以培之，然后得遂其生长之意"，意即治肝补脾之意。罗凌介教授认为，海南地区气候湿热，慢乙肝更易由湿热之邪所致，病变早期多以湿热蕴遏脾胃为先，继而湿热熏蒸肝胆而成肝脾共病。肝失疏泄、脾失健运而形成以肝郁脾虚证为主的虚实夹杂证，表现以胸胁胀痛、腹胀、便溏等为主症的证候均为肝脾不和之征。

罗凌介教授根据肝脾相关理论，结合 40 余年的临床经验，提出治疗慢乙肝要"肝脾同治"的学术思想。

三、"肝脾同治"治疗慢性乙肝的治则治法

罗凌介教授根据慢乙肝要"肝脾同治"的思想，制定了疏肝健脾法为治疗慢乙肝的基本治法。

结合海南湿热的气候特点，疏肝健脾法多配合清热利湿之品。另一方面，慢乙肝的三大主要症状是纳差、神疲、肝区痛。罗凌介教授认为，改善纳差症状是治疗的关键。几十年的临床观察发现，疏肝健脾法对改善纳差症状效果明显，并且可大大缩短慢乙肝的疗程。临证中，结合治疗病毒性肝炎离不开清热解毒药物的思想，罗凌介教授强调，在运用疏肝健脾法的同时，可酌加具有抗肿瘤作用的清热解毒药物，如白花蛇舌草、半枝莲、半边莲、蚤休、虎杖等，临床应用，疗效明显。

四、疏肝健脾法治疗慢性乙肝的基本方与加减

1. 基本方

慢迁肝方。

组成：柴胡 10g，当归 15g，白芍 15g，丹参 20g，党参 20g，白术 10g，茯苓 15g，神曲 20g，甘草 10g。

主治：肝郁脾虚所致的慢乙肝。

适应证：两胁作痛，腹胀，疲乏，纳差，眠差，小便黄，大便溏薄；舌

质淡，苔薄白或黄，脉弦细者。

病因病机："夫肝属木，乃生气所寓，为藏血之地，其性刚介，而喜条达，必须水以涵之，土以培之，然后得遂其生长之意"。肝主疏泄，肝病日久，肝气不舒，故见情志抑郁或烦躁易怒；胁肋为肝经之所布，肝郁气滞而见两胁疼痛，气滞不行故见腹胀；肝病日久，肝郁乘脾，脾失运化，则气血生化之源不足，故可见神疲，倦怠；脾主四肢，脾气虚，清阳不布，故可见四肢无力，肢体沉重，脾不升清则见大便溏薄。海南地区慢乙肝多见肝郁脾虚证兼夹湿热之邪，故多见小便黄，舌质淡，苔薄白或黄，脉弦细。

方解：慢迁肝方为《太平惠民和剂局方》中逍遥散加减而成，方中柴胡系辛散升发之物，疏泄肝气以顺肝之性，使之不郁；当归、白芍养血柔肝，以涵其肝；木旺克土，肝郁乘脾，"实脾，则肝自愈，此治肝补脾之要妙也"，加入党参、茯苓、白术、甘草补土，以培其本，并以神曲增强健脾益胃之功；加入丹参活血化瘀，现代药理研究证实丹参能抑制或减轻肝细胞变性、坏死及炎症反应，可促进肝细胞再生，并有抗纤维化作用。全方共奏疏肝健脾之功。

2. 加减

若见胃纳较差、恶心、食后腹胀等脾虚运化失常明显者，加鸡内金、麦芽以健脾消食，砂仁、厚朴以行气和胃。

若见小便黄、大便溏等肝病日久及脾，脾虚无以运化水湿、水湿内停、湿久化热者，可配合应用参苓白术散以健脾益气，或加入绵茵陈、半枝莲、白花蛇舌草、蒲公英、鸡骨草、田基黄等以清热利湿。

若见右胁部疼痛明显，舌暗红、有瘀斑等久病入络、瘀血内停者，可加入桃仁、红花、赤芍等活血化瘀之品。

若见夜寐差、乏力、口干等耗伤肝肾之阴，阴虚症状明显者，可配合一贯煎、二至丸以滋阴柔肝。

罗凌介教授以中医理论为基础，以临床研究为依据，形成了自己对慢乙肝的临证思辨认识。根据慢乙肝中医证型的临床分布规律，罗凌介教授辨证必兼顾肝郁脾虚证，并借助现代医学检测，做到辨病与辨证相结合，提出治疗慢乙肝要"肝脾同治"的学术思想，制定出疏肝健脾法为治疗慢乙肝的基本治法，以经验方慢迁肝方为基本处方，结合辨证灵活加减组方，疗效显著，值得临床推广应用。

（程亚伟，蔡媛媛，杨永和，蔡敏）

罗凌介"肝脾同治"治疗 慢性乙型肝炎经验

（一）"肝脾同治"的理论基础

1. 肝脾在生理和病理上互为相关

肝主疏泄，脾主运化；肝主藏血，脾主统血又为气血生化之源。肝脾在生理功能上相互为用，病理状态上相互传变，两者关系密不可分，罗凌介教授认为，肝脾之间的关系主要表现在疏泄、运化及血液的生成、运行方面。

脾主运化，能使水谷化为精微并输送到全身各脏腑组织器官。脾胃的消化吸收功能与肝的疏泄功能互为相关，主要体现在两方面。

（1）肝主疏泄的功能正常，胆汁才得以正常的分泌和排泄，脾胃升降有序，饮食物中的水谷精微才得以正常的消化吸收。

（2）脾的运化功能对肝之疏泄亦有一定影响，只有脾气健旺，饮食物及水液得以及时的输布而不发生滞留，肝之疏泄功能才能正常发挥。在病理情况下，如肝的疏泄不利，即可对脾胃的运化功能产生不良影响。

肝主藏血，贮藏和调节全身血量，脾主统血，为气血生化之源。肝脾之间在血液方面有着较为密切的联系。脾气健运，气血生化有源，则肝血充盈。肝血充足，可以涵敛肝阳，使肝气条达舒畅，保证脾之健运发挥其统血功能。在病理上，如果脾气虚弱，运化不利，水谷精微吸收障碍，血液化源不足，或脾不统血，失血过多均可累及于肝，导致肝血亏虚，出现食少、消瘦、眩晕、视物模糊、肢体麻木、女子月经量少，甚或经闭等病症。反之，肝血虚少或肝不藏血均可影响肝之疏泄，疏泄失常可致脾之运化失常。

2. 肝脾共病

肝脾两脏的生理功能与病理特点，决定了肝脾两脏在疾病产生方面均密切相关、互相影响。

《金匮要略》云"见肝之病，知肝传脾，当先实脾"，体现了五行学说中两者的关系以及在临床中未病先防的思想。"夫肝属木，乃生气所寓，为藏血之地，其性刚介，而喜条达，必须水以涵之，土以培之，然后得遂其生长之意"，意即治肝补脾之意。罗凌介教授认为，海南地区气候湿热，慢乙肝更易由湿热之邪所致，病变早期多以湿热蕴遏脾胃为先，继而湿热熏蒸肝胆而成肝脾共病。肝失疏泄、脾失健运而形成以肝郁脾虚证为主的虚实夹杂证，表现以胸胁胀痛、腹胀、便溏等为主症的证候均为肝脾不和之征。

罗凌介教授根据肝脾相关理论，结合40余年的临床经验，提出治疗慢乙肝要"肝脾同治"的学术思想。

慢乙肝患者多有情志不畅的症状，肝气不舒则脾失健运，脾之升清降浊功能失常，且肝病日久，耗损正气，患者多出现纳差、乏力、疲倦等症状，此时要以疏肝健脾、益气扶正为主。若病情迁延至肝硬化，多见肝气郁结，气滞血瘀，脉络壅塞，或脾虚湿滞，清浊相混，水道不通，水液停留。气、瘀、湿等邪久羁，伤肝损脾，穷则及肾，既可有肝、脾、肾受损之象，又可有气滞、瘀停、湿留之征，表现为本虚标实，在治疗上不可专以攻邪，当虚实兼顾，以疏肝健脾为主，在此基础上随证灵活加减变化。

（二）验案举例

陈某，男，41岁，2006年2月17日初诊。

患者因"右胁疼痛、纳差、乏力间作1年余，加重5天"就诊。患者自诉1年前开始出现右胁隐痛不适，伴纳差、乏力，曾在外院就诊，诊断为"小三阳"，给予对症治疗后病情缓解，但症状反复。5天前症状再发，伴恶心欲呕。

症见：右胁疼痛，纳差、乏力，恶心欲呕，二便调。舌质淡红，苔薄黄，脉弦。肝功能：天冬氨酸转氨酶（AST）125U/L，丙氨酸转氨酶（ALT）97U/L。既往发现乙肝"小三阳"1年余。

诊断：肝着（慢性活动性乙型肝炎）。

辨证：肝郁脾虚，湿热未清。

治法：疏肝解郁，清热化湿。

方药：慢迁肝方加减。

处方：柴胡 10g，当归 15g，白芍 15g，丹参 20g，党参 20g，白术 10g，茯苓 15g，神曲 20g，甘草 10g，郁金 10g，板蓝根 15g，白花蛇舌草 20g，半枝莲 10g，麦芽 20g，鸡内金 10g，山楂 12g，虎杖 12g。4 剂，水煎服，每日 1 剂。

二诊（2006 年 2 月 22 日）：患者神清，精神较前好转。右胁疼痛稍缓解，纳差、乏力、恶心欲呕稍缓解，食后偶有腹胀，二便调。舌质淡红，苔薄黄，脉弦。复查肝功能：谷氨酰转移酶（GGT）：82U/L，AST 60U/L，ALT 82U/L。患者症状缓解，食后偶有腹胀。

上方去麦芽、鸡内金、山楂等健脾之品，加砂仁、槟榔以理气和胃消胀。7 剂，每日 1 剂，水煎服。

三诊（2006 年 3 月 3 日）：患者神清，精神良好，右胁部疼痛明显缓解，偶有纳差、乏力，无恶心欲呕，食后偶有腹胀，二便调。舌淡红，苔薄黄，脉弦。经治疗后症状明显改善，故治疗仍以疏肝解郁、清热化湿为主，在二诊方基础上酌减清热利湿药（虎杖、板蓝根），以防苦寒伤阴。7 剂，水煎服，每日 1 剂。

四诊（2006 年 3 月 10 日）：患者神清，精神一般。右胁偶有疼痛，夜寐差，稍乏力、口干，无恶心欲呕，二便调。舌淡红，苔薄微黄，脉弦。2006 年 3 月 9 日复查肝功能：GGT 62U/L，ALT 41U/L。现失眠、口干等虚热内扰之象，故在三诊方基础上加入女贞子、旱莲草以滋阴；夜交藤养心安神。

服用 7 剂后症状基本消失，患者 2006 年 3 月 24 日复查肝功能：基本恢复正常。

【按语】患者久患肝病，导致肝气不疏，肝气郁结。胁肋为肝之所布，气滞不行，不通则痛，故可见肝区隐痛；肝郁乘脾，脾虚运化无力，水谷精微无以充养肢体，故可见纳差、乏力；胃气上逆故可见恶心欲呕。舌质淡红、苔薄黄、脉弦均为肝郁脾虚、兼夹湿热之征。四诊合参，本病当属中医学"肝着"范畴，辨证为肝郁脾虚、湿热未清证，以疏肝健脾、清热化湿为治疗大法，方选慢迁肝方为主方。

方中柴胡系辛散升发之物，并加入郁金以疏肝理气，以顺肝之性，使之不郁；当归、白芍养血柔肝；木旺克土，肝郁乘脾，"实脾，则肝自愈，此治肝补脾之要妙也"，故加入党参、茯苓、白术、甘草（四君子汤）以补土，以培其本，并以神曲、麦芽、鸡内金、山楂增强健脾益胃之功；丹参活血化瘀，现代药理研究证实丹参能抑制或减轻肝细胞变性、坏死及炎症反应，促进肝细胞再生，并有抗纤维化作用；加入半枝莲、白花蛇舌草、板蓝根、虎杖等清热解毒，抗乙肝病毒。全方共奏疏肝健脾、清热利湿之功。二诊时患者症状缓解，食后偶有腹胀，故在前方基础上去麦芽、鸡内金、山楂等，加入砂仁、槟榔以理气和胃消胀。三诊时患者经治疗后症状明显改善，故治疗仍以疏肝解郁、清热化湿为主，在二诊方基础上酌减清热利湿药（虎杖、板蓝根）以防苦寒伤阴。四诊时患者出现失眠、口干等虚热内扰之象，故在三诊方基础上加入女贞子、旱莲草以滋阴，夜交藤养心安神。回顾本病例，本案患者辨证为肝郁脾虚，方选慢迁肝方加减，罗凌介教授根据海南地区肝病以湿热疫毒为主因，方中每每加入半枝莲、半边莲、蒲公英等清热解毒药物，并时时顾护津液，以防苦寒伤阴。

（程亚伟，蔡媛媛，杨永和，蔡敏）

四逆散加味合紫河车方治疗慢性乙型肝炎的临床研究

慢性乙型病毒性肝炎（chronichepatitis B）（以下简称慢性乙肝）是由乙型肝炎病毒（HBV）引起的以肝脏进行性损害为主的慢性传染病。该病起病缓慢，病程长，病情反复多变，迁延难愈。10多年来国内外在这方面的临床研究资料显示，目前还没有一种药物或一种疗法可以把大多数慢性病例治愈，或应用后取得长期抑制病毒的疗效。自2008年1月~2009年5月，笔者对本院门诊和住院治疗的符合慢性乙型肝炎诊断标准的60例患者，随机分两组，

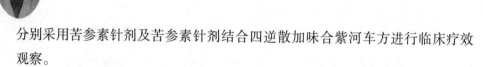

分别采用苦参素针剂及苦参素针剂结合四逆散加味合紫河车方进行临床疗效观察。

（一）资料与方法

1. 一般资料

参照 2005 年全国感染病学和肝病学分会联合制订的《慢性乙型肝炎防治指南》中关于慢性乙型肝炎的诊断标准诊断。收集海南省中医院门诊和住院患者 60 例，随机分为两组，治疗组 30 例，男 27 例，女 3 例，年龄 22～39 岁，平均年龄（29.40±15.70）岁；病程平均（3.93±1.65）年；慢性乙型肝炎轻度 18 例，中度 12 例。对照组 30 例，男 25 例，女 5 例，年龄 20～36 岁，平均年龄（28.87±16.95）岁；病程平均（4.07±1.93）年；慢性乙型肝炎轻度 19 例，中度 11 例。乙肝病史超过半年，血清学指标 HBsAg，HBV－DNA 均为阳性，HBeAg 阳性、抗 HBe 阴性，或 HBeAg 阴性、抗 HBe 阳性或阴性，血清谷丙转氨酶（ALT）均有不同程度升高，均表现轻重不一的胁痛、纳差、乏力等症状。两组患者在性别、年龄、病情、病程等方面比较，差异均无显著性意义（P＞0.05），均签署知情同意书后愿意配合治疗的患者。

2. 排除标准

临床诊断为肝硬化、重度肝炎及其他病毒性肝炎的患者；在接受治疗前已进行抗乙肝病毒治疗的患者；有其他慢性疾病史；妊娠及哺乳期妇女；对本药过敏者；精神疾病者。

3. 方法

（1）治疗方法

对照组患者采用苦参素针剂肌肉注射，每次 2mL，隔日 1 次，结合一般护肝药（肝泰乐、肌苷片等）进行治疗；治疗组在对照组治疗的基础上，加服四逆散加味合紫河车方（主要药物由柴胡、枳实、芍药、炙甘草、紫河车），1 日 1 剂，水煎分两次服用。两组均以 6 个月为 1 个疗程。

（2）观察指标

观察两组患者治疗前后的临床症状及体征（包括胁痛、纳差、乏力、腹胀等）的改善；采用日本岛津 CL8000 全自动生化仪、SLAN 荧光定量 PCR、上海迅达 xd－711 酶标仪检测患者治疗前后肝功能（ALT、AST、TBIL）、

HBV – DNA 及乙肝标志物的变化。

（3）疗效判定标准

参照 2001 年中国中医药学会内科肝病专业委员会制定《病毒性肝炎中医疗效判定标准》及《中药新药临床研究指导原则（试行）》中疗效判断标准。临床治愈（临床症状消失，肝功能恢复正常）；显效（临床主要症状基本消失，肝功能基本恢复正常）；有效（临床主要症状消失或减轻，肝功能各项指标下降 50% 以上）；无效（症状和肝功能无明显改善）。

（4）统计学方法

采用 SPSS15.0 统计软件进行数据分析，计数资料采用卡方检验，计量资料采用 T 检验。

（二）结果

1. 两组临床疗效比较

治疗组总有效率为 93.3%，对照组为 70.0%，两组比较，差异有显著性意义（P < 0.05）。见表 1。

表 1   两组临床疗效比较（例）

组别	n	临床治愈	显效	有效	无效	总有效率（%）
治疗组	30	4	10	14	2	93.3*
对照组	30	1	12	8	9	70.0

*注：与对照组比较，P < 0.05。

2. 两组治疗前后肝功能恢复情况比较

两组患者治疗后与本组治疗前比较，谷丙转氨酶（ALT）、谷草转氨酶（AST）的恢复有显著性意义（P < 0.01），总胆红素（TBIL）的恢复有显著性意义（P < 0.05）；治疗组与对照组治疗后比较，谷丙转氨酶（ALT）、谷草转氨酶（AST）及总胆红素（TBIL）的恢复无统计学意义（P > 0.05）。见表 2。

表2　　　　　　　两组患者治疗前后肝功能检测结果比较（x̄±SD）

组别		ALT（U/L）	AST（U/L）	TBIL（μmol/L）
治疗组	治疗前	123. 90 ± 24. 57	109. 67 ± 14. 25	18. 79 ± 4. 56
（n = 30）	治疗后	39. 70 ± 11. 86[**△]	37. 20 ± 4. 02[**△]	16. 65 ± 1. 88[*△]
对照组	治疗前	114. 07 ± 25. 83	115. 00 ± 19. 66	18. 55 ± 3. 14
（n = 30）	治疗后	37. 53 ± 6. 05[**]	38. 33 ± 2. 63[**]	16. 54 ± 2. 07[*]

注：与本组治疗前比较，＊P < 0.05，＊＊P < 0.01；与对照组治疗后比较，△P > 0.05。

3. 两组 HBV – DNA 及乙肝标志物变化比较

治疗组 HBV – DNA 阴转率 36.7%（11/30），HBeAg 转阴率为 23.3%（7/30）；对照组分别为 13.3%（4/30）和 6.7%（2/30）。两组比较，差异有显著性意义（P < 0.05）。

（三）讨论

中医药治疗在调节人体内环境（免疫功能）、恢复肝功能、保肝降酶以及提高抗病毒药物的靶点敏感性、降低复发率上都有较好的疗效。1993 年以来，海南省中医院肝病科依据中医理论，参考现代药理研究，并结合长期临床经验，确立疏肝理气健脾、阴阳并调的治则，选用四逆散加味合紫河车（主要药物为柴胡、枳实、芍药、炙甘草、紫河车）治疗慢性乙肝，经观察发现患者临床症状及血清 ALT、AST、γ – 球蛋白均较治疗前明显改善，为慢性乙肝的治疗积累了较好的经验。

本临床研究表明，四逆散加味合紫河车方在改善临床症状、体征，恢复肝功能，促进 HBV – DNA、乙肝标志物转阴方面较单纯西医治疗效果明显。此安全、副作用小、成本低廉、简便易行的中药内服方法，结合西医治疗，进行慢性乙肝中西医结合的治疗方法，值得临床推广应用。

（杨永和，吴仕文，程亚伟，谢红丹，蔡媛媛）

慢迁肝方治疗慢性乙型肝炎的临床观察

自 2003 年 3 月至 2004 年 4 月，我们采用全国老中医专家罗凌介教授的协定处方慢迁肝方治疗慢性乙型肝炎，并与苦参素组做了对比观察，取得较好疗效。

（一）资料与方法

1. 临床资料

观察病例共 60 例，均为门诊患者。临床诊断为病毒性肝炎，均属慢性乙型肝炎患者。诊断均符合 2000 年全国传染病和寄生虫病学会联合修订的《病毒性肝炎防治方案》所制定的标准，随机分为两组观察治疗。

治疗组（慢迁肝方组）30 例，其中男 21 例，女 9 例；年龄 16～53 岁，平均（30.1±11.6）岁，平均病程 6.5 年；诊断为轻度 23 例，中度 7 例。对照组（苦参素组）30 例，其中男 18 例，女 12 例；年龄 19～47 岁，平均（22.6±8.3）岁，平均病程 5.1 年；诊断为轻度 24 例，中度 6 例。两组患者性别、年龄、病程和病情等比较，具有均衡性与可比性。

2. 中医辨证

根据中华中医药学会内科肝病专业委员会制定的《病毒性肝炎中医辨证标准》进行辨证。治疗组 30 例中肝郁脾虚证 20 例，湿热中阻证 3 例，肝肾阴虚证 2 例，瘀血阻络证 4 例，脾肾阳虚证 1 例。

3. 治疗方法

治疗组给予慢迁肝方（由柴胡、丹参、当归、甘草、白芍、党参、神曲等组成），每天 1 剂，水煎，分 2 次口服。

对照组给予苦参素针剂，每次 2mL 肌肉注射，隔天 1 次。两组疗程均为180 天，根据病情给予一般护肝药（肝泰乐、肌苷片），分别于治疗前、治疗后每月、治疗结束时常规检查肝功能全项、HBV－DNA、乙肝两对半。

4. 疗效标准

根据《病毒性肝炎中医疗效判定标准》判断疗效。

（二）治疗结果

1. 总体疗效

治疗组显效 22 例，有效 4 例，无效 4 例，总有效率 86.6%。对照组显效 15 例，有效 8 例，无效 7 例，总有效率 76.6%，两组总有效率比较，差异有显著性意义（P<0.05）。

2. 两组治疗前后症状与体征变化比较（%）

见表 1。

表 1　　　　　　　　两组治疗前后症状与体征变化比较（%）

症状体征	治疗组（恢复/治疗）	对照组（恢复/治疗）
乏力	27/30（90.00）*	24/30（80.00）
纳差	26/30（86.66）	22/30（73.33）
恶心	18/20（90.00）	15/22（68.13）
腹胀	17/18（95.44）	12/17（70.59）
肝痛	19/22（86.36）	14/20（70.00）
黄疸	16/18（88.88）	14/21（66.66）

注：与对照组比较，*P<0.05。

3. 两组治疗前后肝功能指标变化比较

见表 2。

表 2　　　　　　　　两组治疗前后肝功能指标变化比较（%）

肝功能	治疗组（恢复/治疗）	对照组（恢复/治疗）
ALT	27/30（90.00）*	24/30（80.00）
TBIL	26/30（86.66）	22/30（73.33）
G	18/20（90.00）	15/22（68.13）

注：与对照组比较，*P<0.05。

4. 两组治疗 HBV 指标变化比较

见表 3。

表3	两组治疗 HBV 指标变化比较（%）	
组别	HBeAg （阴转/治疗阴转率）	HBV – DNA （阴转/治疗阴转率）
治疗组	22/3073.33[*]	21/3070.00
对照组	15/3050.00	14/3046.66

注：与对照组比较，＊P＜0.05。

（三）讨论

慢性乙型肝炎属中医"胁痛""黄疸""积聚"等范畴。其发病以湿热病毒为致病外因，正气亏损为致病内因。病机为本虚标实，以肝、脾、肾三脏虚损为主，湿热中阻、肝气郁滞、脾失健运、肝肾亏虚、瘀血阻络为主要病理变化。采用慢迁肝方治疗，总以扶正祛邪为主，疏肝健脾，活血清热化湿。针对慢性乙型肝炎，做到标本同治。

本组资料显示，用慢迁肝方治疗慢性乙型肝炎6个月后，HBeAg阴转率为73.33%，明显高于苦参素治疗；HBV – DNA转阴率为70%也明显高于苦参素治疗。同时，用慢迁肝方治疗后，患者症状及血清 ALT、AST、γ – 球蛋白均较治疗前明显改善。显示慢迁肝方具有较好的抗病毒和改善肝功能作用，可能与其调节脏腑功能、提高机体免疫力有关，进而抑制乙肝病毒复制。因此，慢迁肝方用于治疗慢性乙型肝炎，值得临床推广运用。

（蔡敏，杨永和）

罗凌介调治慢性乙型肝炎经验

慢性乙型病毒性肝炎（以下简称慢性乙肝）属中医学"肝着""胁痛""黄疸""积聚"等范畴。其外因主要为感受湿热之邪，内因为饮食不节、劳伤太过、情志过激、嗜酒房劳等引起肝阴阳失调、肝脾内伤等正气亏损的病理状态。上述因素相互交织，最终形成慢性乙肝。其病机为本虚标实，以肝、

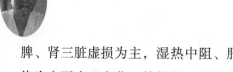

脾、肾三脏虚损为主，湿热中阻、肝气郁滞、脾失健运、肝肾亏虚和瘀血阻络为主要病理变化。故慢性乙肝病位在肝，涉及脾肾。临床中对慢性乙肝的治疗过程中，要重视调护，辨证论治，灵活制方。

（一）三分治，七分养

罗凌介教授强调，在慢性乙肝治疗中，若医生"只顾治病，不顾其人"，忽略患者主观能动性，单纯强调药物，不注意生活起居、精神情绪及饮食等因素的作用，必将影响临床效果。《医学入门》谓："若夫病有服药针灸不效者，以其不知保养之方。"可见保养的重要性。由于慢性乙肝的病程较长，病情也常反复，故除应进行有效治疗外，还应发挥中医养生在医治中的作用。

1. 注意休息，劳逸结合

（1）起居有常

《素问·上古天真论》谓："虚邪贼风，避之有时。"慢性乙肝患者机体抵抗力较弱，容易感受外邪。《素问·阴阳应象大论》谓："天气通于肺，地气通于嗌，风气通于肝……"慢性乙肝可因外感疾病引起肝功能损害，导致病情迁延反复或加重。故除了通过治疗提高机体抵抗力，还应注意平时生活起居的调摄，防止外邪侵袭。

起居有常就是生活有一定规律。患者需妥善安排休息、活动等作息时间，还应注意冬季保暖、夏季防暑，避免因过于贪凉而反致受寒。居地也不宜潮湿，衣服要及时跟随气候变化而增减。此外，还应按照季节的不同，对起居作息时间适当加以调整。春夏两季，气候温暖，万物充满生气，应相应增加一些活动时间，使阳气畅和；秋冬两季，气候转凉，万物趋于结实收藏，应注意防寒保暖，并可适当减少活动，睡得早一点，起得晚一点，让阴精更多地在体内增长、贮存。此即为"春夏养阳，秋冬养阴"。

（2）注意劳逸结合

慢性乙肝患者均需注意休息，以利肝细胞的再生和修复，一旦症状减轻，即可动静结合。适当劳动或锻炼而不过劳，可以使人体气血顺畅，有利于恢复健康。劳与逸是对立统一的关系，久卧、久坐反而易伤气、伤肉，对机体有损而无益。

2. 饮食调摄

调摄饮食对慢性乙型肝炎患者的恢复有着重要意义。饮食不节、嗜食肥甘，可使脾胃功能受损，脾失健运，滋生痰湿，痰湿壅阻中焦，致脾胃升降失常，脾气不升，则肝气郁结不能疏泄，终致肝病迁延难愈。《张氏医通·胁痛》谓："饮食劳倦之伤，皆足以致痰凝气聚……然必因脾气衰而致。"由于慢性乙肝患者大多会有脾胃方面的症状，出现消化吸收方面的障碍，如食欲不振、泛恶、呕吐、脘腹胀满、嗳气、大便干结或便溏等，故饮食调摄是其治疗过程的关键。古代医家十分注意饮食的调治，尤其对于久病体虚的疾患，不单依靠补药，还应脾胃的调理，令其功能和顺，增进饮食。慢性乙肝的特点为病程较长、经久难愈，久病必出现虚实夹杂。因虚宜补，实宜泻，故对其治疗、用药一定要适度，应配合饮食营养调理，增强体质以除余邪。《素问·脏气法时论》指出："毒药攻邪，五谷为养，五果为助，五畜为益，五菜为充，气味合而服之，以补精益气。"但是，对于食味的调节，可以从其所欲，却不能过偏。这种饮食调节的方法，对于慢性乙肝的治疗尤为重要。因其为消化道传染性疾病，过饮、暴食或食物不洁均是引起慢性乙肝的重要原因。尽管慢性乙肝患者的饮食一般均为"三高一低"（即高蛋白、高碳水化合物、高热量及低脂肪），但对已病之人，都不宜过于强调营养而伤食，亦不可讲究忌口而过于限量。

3. 调畅情志

慢性乙型肝炎患者，因久治不愈，多有情志不畅的表现，情志抑郁，或暴怒伤肝，肝失调达，疏泄不利，气阻络痹，而致胁痛，使病情进一步加重。如《金匮翼·胁痛统论》谓："肝郁胁痛者，悲哀恼怒，郁伤肝气。"对于慢性乙肝，内伤七情是其重要的成因，中医学认为，"肝为将军之官""主疏泄，喜条达"，暴怒伤肝，忧思伤脾，肝脾受病，势必影响疾病的恢复。如《素问·上古天真论》谓："恬淡虚无，真气从之，精神内守，病安从来。"此外，医者应关心患者的疾苦，做好思想工作，解除患者思想顾虑，树立战胜患者信心，以利于疾病恢复。

（二）辨证论治

1. 治肝重脾，随证灵活用药

依据《金匮要略》中"见肝之病，知肝传脾，当先实脾""故实脾则肝自愈。此治肝补脾之要妙也"的观点，慢性乙肝多以肝郁脾虚为主。罗凌介教授以《太平惠民和剂局方》中的逍遥散为基本方创立了慢迁肝方。

药物组成：柴胡10g，当归15g，白芍药15g，丹参20g，党参20g，白术10g，茯苓15g，神曲20g，甘草10g。

方中柴胡系辛散升发之物，疏泄肝气，以顺肝之性，使之不郁；当归、白芍药养血柔肝；木旺克土，肝郁乘脾，"故实脾，则肝自愈。此治肝补脾之要妙也"，故加入党参、茯苓、白术、甘草以补脾胃，培其本；以神曲增强健脾益胃之功；加入丹参活血化瘀。全方共奏疏肝解郁之功。现代药理研究证实，丹参能抑制或减轻肝细胞变性、坏死及炎症反应，促进肝细胞再生，并有抗纤维化作用。

临证中，需根据患者具体病情的不同加减用药。胃纳较差、恶心、食后腹胀等脾虚运化失常明显者加鸡内金、麦芽、砂仁、厚朴以健脾消食，行气和胃；小便黄、大便溏等肝病日久及脾，脾虚无以运化水湿，水湿内停，湿久化热者可配合参苓白术散以健脾益气，或加入茵陈、半枝莲、白花蛇舌草、蒲公英、鸡骨草等清热利湿；右胁部疼痛明显、舌黯红有瘀斑等久病入络、瘀血内停者可加入桃仁、红花、赤芍药等活血化瘀之品；肝区不适症状明显除加入生姜、薄荷外，尚可加入郁金、佛手、延胡索等辛散之品，此源于"肝欲散，急食辛以散之"。但使用理气药物应注意疏泄不可太过，以防耗气伤阴；夜寐差、乏力、口干等阴虚症状明显可配合一贯煎、二至丸以滋阴柔肝；伴口干口苦、阴虚内热者可加入生地黄、麦门冬、沙参以养阴清热，意即"肝苦急，急食甘以缓之"。此外，罗凌介教授认为，海南地区慢乙肝患者以湿热疫毒为主要病因，治疗中应多选用既能清热解毒又能抗乙肝病毒的药物，如半边莲、半枝莲、蒲公英、白花蛇舌草等，其体现了辨证与辨病相结合及因地制宜的思想。

2. 柔肝实脾，顺其性而治

慢性乙型肝炎病情复杂，临床治疗必须坚持的原则为："疏泄不可太过，补脾不可太壅，祛湿不可太燥，清热不可太寒，化瘀不可太破，养阴不可太腻"。慢性乙肝的主要病机为肝郁脾虚，因此疏肝以药性平和者为主，即"疏泄不可太过"。因疏肝理气药大多辛温香燥，用量过大、使用过久或配伍不当，易伤阴液，甚至化风动火。在临床实践中，可用紫苏梗、郁金、陈皮、佛手、砂仁、枳壳、刺蒺藜等芳香疏气之品。气滞兼阴虚者常配合使用沙参、麦门冬、女贞子、白芍药、枸杞子等养阴之品。肝硬化者常有不同程度的脾胃功能紊乱，即使未出现消化系统症状，也要"见肝之病，知肝传脾，当先实脾"。一则肝病传脾，含"治未病"之意；二则"土壅则木郁""土厚则木德"，肝木疏泄功能正常，依赖于脾胃升降功能的运行，故注重顾护脾胃是慢性乙型肝炎治疗的重要环节。

"湿"是慢性乙型肝炎的一个重要致病因素，非温药不足以祛湿。罗凌介教授认为，用药须温而不燥，故临床多用白蔻仁、木香、杏仁等温而不燥之品，取其芳香之性以化湿；少用干姜、桂枝、附子、高良姜等大辛大热之品，以免损伤肝阴胃阴，即祛湿不可太燥。肝硬化多有湿热留恋，肝脾同病而致肝脾两虚、虚实夹杂，一味降酶，过用苦寒，必伤正气。故凡阴虚应补而兼清；阳虚应补而兼温；瘀血应化瘀去旧积，补虚生新。临床可用蒲公英、白花蛇舌草、板蓝根等药性微寒之品，少用大寒药物，如黄连、黄柏等，以免损伤脾胃。慢性乙肝要预防其向肝硬化方向发展，可在慢迁肝方的基础上加用活血化瘀药物，此法既可扶助脾胃之气，又不会因运用活血化瘀之法而损伤正气。常用的活血药有赤芍药、丹参、鳖甲等养血活血药；三棱、莪术、红花等破血之品在临床应少用，以免引起出血，终伤肝脾，即"化瘀不可太破"。另外，"养阴不可太腻"，肝硬化患者消化功能低下，过用养阴药易致脾胃运化功能呆滞，可用玉竹、女贞子、沙苑子、枸杞子等。若有腹胀可加用消导理气之品，如砂仁、莱菔子、山楂、麦芽，具有养阴而不滋腻的作用。

（三）典型病例

林某，男，18岁。2009年1月15日就诊。

主诉：右胁不适、纳差、乏力1周。患者1周前出现右胁不适、纳差、乏力，遂来门诊求治。实验室检查：肝功能：丙氨酸氨基转移酶（ALT）228U/L，天门冬氨酸氨基转移酶（AST）73U/L；乙肝六项：乙型肝炎表面抗原HBsAg（＋），乙型肝炎核心抗体HBcAb（＋）。

刻诊：右胁不适，纳差，乏力，口干口苦，大便尚调，小便色黄，量中。舌淡红，苔淡黄厚腻，脉弦。

西医诊断：慢性活动性乙型肝炎。

中医诊断：肝着。

辨证：肝郁脾虚，湿热蕴结。

治法：疏肝健脾，清热化湿。

方药：慢迁肝方加减。

柴胡 15g，丹参 20g，当归 15g，白芍药 15g，党参 20g，白术 10g，茯苓 15g，生姜 2 片，薄荷 6g，神曲 15g，郁金 10g，板蓝根 15g，白花蛇舌草 20g，沙苑子 20g，女贞子 15g，鸡内金 10g，甘草 10g。7 剂，水煎服，1 日 1 剂，早晚分服。

药后患者自觉症状改善，坚持门诊治疗。

继服 14 剂，并注意休息，调摄饮食及情志，复查肝功能正常。

【按语】肝着患者多因不慎感受邪毒，侵袭肝脏，久则致肝的疏泄功能失司，胁肋为肝之分野，故可见胁肋不适；木郁克土，肝病日久每多影响脾胃运化功能，水谷精微不能输布，故出现纳差、乏力等肝郁脾虚之症。罗凌介教授根据多年的临床经验，拟定慢迁肝方为肝郁脾虚型肝着基本方，临床多随症灵活加减。故只要辨证准确，加之调护得当，临床调治慢性乙肝每多见效。

（蔡敏，程亚伟，杨永和，蔡媛媛，谢红丹）

罗凌介教授肝病调护经验

一、情志调节为首要

罗凌介教授在肝病的治疗过程中，突出的经验是把情志调节放在肝病调护的首位。

1. 心神清静，合理用神

中医学认为，妄思嗜欲出之于心，嗜欲不止，则扰动神气。《内经》主张"志闲而少欲"，是为健康之道。临床中要劝导肝病患者减轻不必要的思想负担，摒弃烦躁易怒的情绪，使心胸开阔，努力做到宁静淡泊，清心寡欲。罗凌介教授认为，肝病患者应适当的抑目静耳，减少外界对神气不良刺激。

2. 心情愉悦，顺应变化

孙思邈在《千金要方》谈道，要努力做到"莫强食、莫强酒、莫强举重、莫忧思、莫大怒、莫悲愁、莫大惧、莫跳踉，莫多言，莫大笑，勿汲汲于所欲，勿涓涓怀忿恨，皆损寿命"。罗凌介教授在临床中常劝导患者，要正确地对待疾病，绝不可焦虑、苦恼、沮丧、不满或忧心忡忡，应及时适当地发泄情志，当怒则怒，当喜则喜，当悲则悲，不可强行压抑，但也不可情志过激，努力对恶劣情绪进行合理疏导，以求重新恢复新的心理平衡。

3. 顺应四季，调节精神

四时调神是指顺应春夏秋冬四季的变化，调节自己的精神活动。肝病患者在阳气升发、万物苏醒的春季要走出家门去春游、踏青以按受大地之生机；阳气最盛，万物蓄秀，"宜调息静心，常如冰雪在心，炎热亦于我心中减少，不可以热为热，更生热也"；阳气渐收、阴气渐长的秋季，宜保持精神上的安定、宁静；阳气潜藏、阴气最旺的冬季，宜精神、情志活动顺其时而藏。总之，肝病患者应顺应四时春生、夏长、秋收、冬藏的自然规律，调节精神活动，以使内外环境协调统一，形体功能和谐统一，达到精神调养的目的。

二、注重劳逸结合

肝病患者需注意休息，以利肝细胞再生修复，一旦症状减轻，即可动静结合，视患者具体情况逐渐增加活动量。从中医观点来看，过劳过逸都能使气血、筋骨、肌肉失其生理常态，而影响全身功能。

1. 动静结合，持之以恒

肝病患者要动静兼修，动静适宜，持之以恒。运动时，一切顺乎自然，进行自然调息、调心，神形兼顾，内外俱炼，动于外而静于内，动主炼身而静主养神。若不能到室外锻炼，可在室内活动，关键是坚持不懈。总之，在锻炼过程中要努力做到"由动入静""静中有动""以静制动""动静结合"，以助治疗。

2. 适度运动，循序渐进

肝病患者，每次锻炼后以感觉不到过度疲劳为宜。若运动后食欲减退、头昏头痛、精神倦怠等，说明运动量过大，需减量。锻炼中应保持轻松愉快的心情，运动量由小到大逐渐增加。比如跑步，刚开始时要跑得慢些、距离短些，经过一段时间锻炼，再逐渐增加跑步的速度和距离。

3. 运动时间因时制宜，运动项目因人制宜

运动时间选择早晨较好，早晨到空气清新的地方进行运动锻炼，可把积聚在身体内的二氧化碳排出去，吸进更多的氧气，使身体的新陈代谢增强，有利于肝细胞的再生。此外，午睡前后或晚上睡觉前也可进行运动，但运动不要太激烈，以免影响睡眠。此外，稍微剧烈的运动，不要在身体状态不适的情况下进行。对肝病患者来说，运动项目的选择既要符合自己的兴趣爱好，又要适合自己的身体条件。由于肝病患者总体功能减退，宜选择动作缓慢柔和、肌肉协调放松、全身能得到活动的运动，如步行、太极拳、慢跑等。

三、强调起居有常

《素问·上古天真论》云："虚邪贼风，避之有时。"作为肝病患者更应注意。肝病患者的机体抵抗力较弱，容易感受外邪。经常发生外感病可进一步损害肝脏功能，导致病情迁延反复或加重，这在临床也属多见。所以，除了正确治疗以改善体质、增强抵抗力外，注意平时生活起居的调摄，以避外邪侵袭也十分重要。

"起居有常"就是使生活有一定规律。肝病患者要妥善安排作息时间，注意冬天保暖，夏天防暑。居地不宜潮湿，衣服要随气候变化而增减。此外，还应按照季节的不同，对起居作息时间适当加以调整，做到"春夏养阳，秋冬养阴"。在性生活方面，中医学有"女劳复""阴阳易"之戒，告诫肝病患者在患病期间不注意禁止或节制性生活的话，将有导致病情反复甚或传染给对方的危险。因此，在肝病的急性期或有明显肝功能损害时，必须禁止性生活；在肝功能基本恢复或病情稳定阶段，也应加以节制。为此，肝病患者如条件许可，在一定时间内应以"独宿"为宜，这既有利于急性期传染隔离，也有利于恢复阶段的性欲节制和休息不受干扰，以促使早日恢复健康。

四、加强饮食调养

肝病患者因有肝病及脾，多会出现消化吸收方面的障碍，诸如食欲不振、呕吐、脘腹胀满、嗳气、大便干结或便溏等，因此，对饮食尤宜谨注意调节。

1. 合理膳食

肝病一般病程长，难愈，久病易虚实夹杂。虚宜补，实宜泻。故对本病的治疗，要重视调理脾胃，用药一定要适度。同时应注意饮食调理，以增强体质，祛除余邪。

肝病患者在饮食方面要合理选择，可以从其所欲，但不能过偏，要做到荤素搭配，性味均衡，寒热均衡。原则上要做到既要补充营养，又要适当忌口。食物要新鲜，营养丰富，易消化，宜清淡少油腻，可多进甜食，多食新鲜蔬菜，不宜过饱，忌辛辣刺激食物，忌烟、酒。辛辣食物多生热，生冷食物多生湿，故湿偏盛者少食甜食。鼓胀患者，属水臌、血臌者应限制食盐。对肝硬化晚期，肝功能极度低下，并伴有血氨增高者，膳食中要减少蛋白质，禁食肉品，只能吃些糖类食物，如果汁、藕粉、蜂蜜等。此外，膳食中应增加些蔬菜，蔬菜所含的纤维素可促进肠的蠕动增加排泄，以减少大肠毒氨的吸收。对急性期湿热交蒸的患者，舌苔厚腻，食欲减退并厌油腻时，饮食宜于清淡。如肥甘壅补之品，反会助湿生热，致使病邪留恋不解而病不易愈。在急性期临床症状消失后，可以改为普通饮食。另外，慢性肝病要视其病情而定，如属阴虚者，忌食辛辣之品，以防助虚火，劫肝阴，不利于肝细胞修复；如属阴血亏虚者，宜营养、高蛋白饮食，以滋补气血。

2. 饮食有节

饮食要有节制，节制的关键在于"简、少、俭、谨、忌"五字。肝病患者对油腻、荤腥、香燥炙煿、浓醇厚味饮食更应少进，进食量不宜过饱，每餐所进肉食不宜品种多。同时要讲究卫生，做到先饥而食，食不过饱，未饱先止；先渴而饮，饮不过多，并慎戒夜饮等。此外，不宜偏食、杂食。饮食应定时、定量，避免胃肠超负荷运动，损伤胃功能，造成肝脏负担。

肝病饮食一般应"三高一低"（即高蛋白、高碳水化合物、高热量、低脂肪），但既不可也不因过于强调营养而伤于食，亦不可因讲究忌口而过于限量。所谓"三高一低"饮食，原则上是蛋白质稍高，脂肪要稍低，糖量要充足，维生素要丰富。

蛋白质稍高，就是要适当多吃一些牛奶、瘦肉（包括鸡、鱼、虾）、鸡蛋、豆制品等。脂肪低就是尽量少吃动物脂肪和油腻、煎炸食物，植物油有利胆作用，可适量食用。糖量要充足，就是在食欲低下、主食进量减少时，可增加些易消化的单糖或双糖类食物，如葡萄糖、白糖、蜂蜜、果汁等。维生素应丰富，就是要进食一定量的新鲜蔬菜和水果。恢复期患者食欲良好时，不必额外加用甜食，否则过多的糖可在体内转变为脂肪，不但可增加体重促使肥胖，而且易形成脂肪肝，或诱发糖尿病，这对缩短病程和肝功能恢复都不利。

五、临床综合调护

1. 中药剂型、煎服法的合理选择

肝病治疗过程中要重视中药的剂型及煎药法，否则药虽对症，配制也很合理，但往往因不注意剂型和煎药方法而"前功尽弃"。一般急性期和肝功能有严重损害的患者，应服煎剂，这样能够达到"祛邪"或者"扶正"的目的。待病情转入稳定阶段，可根据病情考虑配合或单独运用丸剂或膏剂，进一步调治。

药物煎煮法是保证疗效的关键，如肝炎患者常用的辛香醒脾药砂仁、白豆蔻等宜后下；软肝散结的牡蛎、鳖甲类宜捣碎并先煎；滋填精血的龟板、阿胶、鹿角胶应在他药煎好后去渣，再放入药汁内炖烊服用；需投五味子降谷丙转氨酶者，宜用蜜丸或粉剂，不宜用煎剂。

中药一般宜温服。但热盛者可凉服，湿重者温服，有恶心呕吐或腹胀不适者，可少量多次饭后分服，但须与吃饭时间间隔半小时，使其更好吸收；用以攻下逐水者宜空腹服。

毒性中药宜慎用，发霉的中药应禁用，对西药的止痛类、磺胺类，镇静、安眠类药物，均应慎用，因其皆会增加肝脏解毒负担，影响肝功能的恢复，不利于康复。要最大限度地减轻代谢负担，以达到保护肝脏的目的。

2. 根据病情，合理调护

注意观察病情，对重型黄疸患者尤须严密观察。例如，观察舌苔及黄疸颜色的变化，一般来说，舌黄由深变浅至消失、由红绛变淡红，苔由黄厚变白、薄，脉由弦数或弦迟变为平缓均为顺证，多为病情好转的征象，反之则病情加重。无黄疸型急性肝炎，应注意观察体温、食纳、大便及胁痛等症状的变化，其往往可提示病情的归转。该类患者常有皮肤瘙痒，应保持皮肤清洁，除经常帮助擦澡外，还应嘱患者勿搔抓，以防皮肤破损而感染。局部可

涂冰硼散水。

对鼓胀患者，每天记录出入量，隔天测腹围，每周测体重1次，以便指导利湿逐水药的使用。如大便色黑，要考虑是否合并出血，应立即送化验室查潜血；如发现呕血，应立即采取止血措施，并准备好三腔管等抢救药品、器械，以便配合救急处理。在护理本病当中，尤其要警惕肝昏迷、出血等先兆症状，进行及时治疗抢救是十分必要的。对腹胀患者，轻者可局部按摩，或服健脾消胀的山楂丸；重者可取半卧位，或肛管排气；寒湿型者可用吴茱萸、莱菔子加食盐炒热，热敷脐部，亦可用松节油热敷腹部；脾肾阳虚者，可灸神阙、中脘，针足三里、天枢，以温阳行气。

肝病患者经过治疗之后，疾病恢复至一定程度就应逐渐停止药物治疗而借助饮食来加以调理。这对治疗本病是个至为稳妥的方法。

总之，在治疗肝病过程中，除了药物治疗外，要注重患者的主观能动作用。生活起居、精神情绪、饮食、运动等方面的综合调护，对提高临床疗效和稳固临床效果有非常积极的作用。

（程亚伟，杨永和，蔡媛媛，蔡敏）

脂肪肝中医临床辨证论治

脂肪肝属于中医"积聚""胁痛""痰湿""肝癖"范畴。本病是因肝失疏泄、脾失健运、痰浊瘀积于肝，以胁肋胀痛、右肋下肿块为主要表现的积聚类疾病。现代医学认为，脂肪肝是因各种原因引起的过量脂肪在肝细胞持久积聚所致的疾病。酒精性脂肪肝愈后良好，极少数发展为肝纤维化及肝硬化。酒精性脂肪肝若持续饮酒可在数年内出现肝硬化。

一、预防为先

酗酒及营养缺乏是引起本病的重要原因。患者应先戒酒，加强营养，保证足够的蛋白质摄入，加强锻炼，减肥是防治脂肪肝的重要一环。患者肝功能严重损害时应多休息；肝功能轻度损害或正常的患者应多做有氧运动，以促进脂肪的消耗。积极治疗原发疾病，如糖尿病、肝炎等，可以有效预防脂肪肝的发生。

二、从脾论治

中医有"见肝之病，知肝传脾，当先实脾，脾实则肝自愈"的说法。脾为后天之本，主统血，主运化，为气血生化之源。脾胃的升降运化，有赖于肝气的疏泄。肝的功能正常，疏泄调畅，则脾胃升降适度，运化健全，所谓"土得木则达"。本病的成因多为过食肥甘厚味，致湿浊内生，或性急易怒，肝失条达，肝失疏泄，木旺克土，脾运失司，湿浊内生，湿邪困脾，水谷精微不能正常输布，聚湿成痰，阻滞经脉，气血运行不畅，致气滞血瘀。脾胃健运，则湿浊得化，肝癖渐消。正如唐容川在《血证论》中说："木之性主疏泄。食气入胃，全赖肝木之气以疏之，则水谷得化。设肝不能疏泄水谷，渗泄中满之证在所不免。"

慢迁肝方：柴胡 15g，当归 15g，白芍 15g，丹参 20g，党参 20g，白术 10g，茯苓 15g，神曲 20g，甘草 10g 加味治疗。本方疏肝健脾，适用于肝郁脾虚证。

三、标本兼治

肝主疏泄，具有藏血和调节血量的功能，是维持血液在经脉中正常运行的重要脏器。肝属木，性喜条达，湿热、痰浊、情志、劳倦等均可致肝郁气滞，血行不畅，血脉瘀阻而形成肝病血瘀证。肝郁脾虚为本病主要病机，是脂肪肝发生的根本，而痰湿、瘀血、气滞等病理产物是脂肪肝形成的条件。因此治疗时应抓住痰湿、瘀血、气滞这三个重要病理因素，在辨证的基础上重用祛湿利水、活血化瘀、疏肝理气之品，可大大提高疗效，阻止向肝硬化方向发展。

自拟抗肝纤方：当归 30g，丹参 20g，郁金 12g，田七 3g（冲服），鳖甲 20g（先煎），黄芪 30g，白术 15g，丹皮 15g。

功效：疏肝利胆，活血化瘀，随症加减。

症见：患者体胖，胁下隐痛，恶心，头晕，胸闷痞满，舌质红，苔白腻，脉弦滑。辨证属痰湿内蕴证，可加陈皮 10g，法半夏 10g，明矾 3g，青黛 8g。

若患者胁肋胀痛，善太息，腹胀。辨证属肝气郁结证，可加柴胡 10g，枳壳 10g，延胡索 10g 以疏肝理气。

四、辨证与辨病相结合

本病的治疗当辨证与辨病相结合。在临床实践中，根据中医的基本理论，辨证立法。以"法"选择药证相符而又有降血脂作用的药物，并根据患者的特点随症加减，才能更好地提高疗效。若见有口干、口苦、腹胀、尿黄、舌红苔黄腻者，属于肝胆湿热证，可随症加入大黄、虎杖、山楂、草决明。若见明显乏力、气短，属于脾气虚弱者，加葛根、苍术。若见有失眠、腰膝酸软，劳累后肝区疼痛加重者，属于阴虚血少，可加用何首乌、黄精、枸杞子、女贞子等。

典型病例

王某，男，35 岁，2005 年 9 月 3 日初诊。

患者查体发现脂肪肝，既往有乙肝病史，未做治疗，平日嗜酒。近因体重不断增加，乏力来就诊。见患者体胖，身高 165cm，体重 175kg，右胁隐痛，乏力，便溏，胃纳一般，小便正常，舌质淡胖，有齿印，苔白，脉弦滑。生化检验：HBsAg（＋），TC 10.8mmol/L，TG 4.1mmol/L，HDL 0.36mmol/L，肝功能正常。B 超示：重度脂肪肝。

中医诊断：胁痛——肝郁脾虚证。

西医诊断：①脂肪肝；②慢性乙肝病毒携带者。

治法：疏肝健脾，祛湿化痰，活血通络。

方药：慢迁肝方加法半夏 10g，郁金 10g，田七 3g（冲服），枳实 10g。水煎服，每日 1 剂。

嘱患者加强体育锻炼，清淡饮食，忌饮酒。

治疗 3 个月后患者症状消失，体重明显下降。血脂检验正常，B 超示：轻度脂肪肝。

（蔡敏，杨永和，罗凌介）

罗凌介治疗肝硬化经验

肝硬化是一种影响全身的慢性疾病。临床上分为功能代偿期和失代偿期两个阶段，肝硬化代偿期，属中医"癥瘕""积聚"之类，失代偿期属"鼓胀"范畴。《医门法律》曰："凡有癥瘕、积块、痞块，即是胀病之根，日积月累，腹大如箕瓮，是名单腹胀。"究其病机，大凡肝气郁结、气滞血瘀，脉络壅塞，或脾虚湿滞，清浊相混，隧道不通，水液停留。气、瘀、湿等邪久羁，却肝损脾，穷则及肾。病至"肝硬化"，既有肝、脾、肾受损之象，又有气滞、瘀停、湿留之征，表现为本虚标实，故治疗不可专以攻邪，当虚实兼顾。

一、疏泄不可太过，补脾不可太壅

肝主疏泄，具有藏血和调节血量的功能，是维持血液在经脉中正常运行的重要脏器。肝属木，性喜条达，湿热、痰浊、情志、劳倦等均可致肝郁气滞，血行不畅，血脉瘀阻，以致气血津液积于肝内形成积块。故肝硬化早期其主要病机为肝郁气滞，罗凌介教授主张疏肝以药性平和者为主，即"疏泄不可太过"。

疏肝理气药大多辛温香燥，若用量过大，或使用过久，或配伍不当，易伤阴液，甚至化风动火。临床中，罗凌介教授喜用苏梗、郁金、陈皮、佛手、砂仁、枳壳、白蒺藜等芳香疏气之品。凡气滞兼阴虚者，常配合使用沙参、麦冬、女贞子、白芍、枸杞子等养阴之品。肝硬化患者常有不同程度的脾胃功能紊乱，即使未出现消化障碍的症状，也要懂得"见肝之病，当先实脾……"一则肝病传脾，含治未病之意；二则"土壅则木郁""土厚则木德"，肝木疏泄功能正常，有益于脾胃升降功能的运行。故注重顾护脾胃是肝病治疗的重要环节。罗凌介教授自拟慢迁肝方。

药用：柴胡 10g，当归 15g，白芍 15g，丹参 20g，党参 20g，白术 10g，茯苓 15g，神曲 20g，甘草 10g。

本方具有疏肝健脾的功效，临证加味治疗肝郁脾虚型肝硬化，以达疏肝健脾活血化瘀之目的。

二、祛湿不可太燥，清热不可太寒

肝硬化初患之时多因湿热毒邪侵害肝胆，危及脾胃，湿热困于中州，以致脾失健运，湿困日久而热蒸生痰，入于肝经，阻于血络，形成痰湿血瘀证。"湿"为阴，是肝病的一个重要致病因素，非温药不足以祛湿。用药需温而不燥，临床应用白蔻仁、木香、杏仁等温而不燥之品，取其芳香之性以化湿。少用干姜、桂枝、附子、高良姜等大辛大热之品，以免损伤肝阴、胃阴。即祛湿不可太燥。肝硬化多有湿热留恋，肝脾同病而致肝脾两虚、虚实夹杂，一味降酶，过用苦寒，必伤正气。故凡阴虚者，宜补而兼清；阳虚者，宜补而兼温；瘀血者，化瘀去旧积，补虚而生新。因此罗凌介教授临床中喜用蒲公英、白花蛇舌草、垂盆草、板蓝根等药性微寒之品，少用大寒药物，如黄连、黄柏等，以免损伤脾胃。

三、化瘀不可太破，养阴不可太腻

肝为藏血之脏，病则阴血不足。即《张氏医通》所言"里虚而痛者，阴不足也"。"肝体阴而用阳，忌刚喜柔"。养肝则肝气平而血所归，伐之则肝虚不能藏血，而致肝血虚、肝血瘀，故当顺其性而治之。《难经》："损其肝者缓其中"。《卫生宝鉴》说："凡人脾胃虚弱……易致成积聚肿块。"单纯疏肝或清肝伐肝，会伤其肝体，耗其肝阴，只有在健脾益气，巩固后天之本的基础上，再用养肝行瘀化坚的药物，才会对改善肝功能有益。罗凌介教授在治疗肝硬化中，常在慢迁肝方的基础上加用活血化瘀药物，此法既可扶助脾胃之气，又不会因运用活血化瘀之法而损伤正气。罗凌介教授临床中最常用活血药如：赤芍、丹参、鳖甲等养血活血药；而破血之品如三棱、莪术、红花等在临床中少用，过用则易出血，终伤肝脾。即"化瘀不可太破""养阴不可太腻"。肝硬化患者消化功能低下，过用养阴药易致脾胃运化功能呆滞。可用玉竹、女贞子、沙苑子、枸杞子等；若腹胀，可加用消导理气之品，如砂仁、莱菔子、山楂、麦芽，以养阴而不滋腻。

验案举例

陈某，男，67 岁，2004 年 10 月 8 日初诊。

主诉："腹胀、尿少、尿黄 4 天"。查体：巩膜轻度黄染，颈部、胸部可见数个痴蛛痣，腹部稍隆起，可见腹壁静脉曲张，肝区叩击痛，肝肋下未触及，脾肋下触及 1cm 肿块，质软，边清，腹水征（＋），舌淡红，苔黄微腻，脉弦滑。肝功能示：TBIL 45.7μmol/L，ALT 179U/L，ALB 28g/L，A/G 0.8，HBsAg（＋）。B 超：门脉内径 15mm，提示肝硬化并少量腹水，脾大。

中医诊断：鼓胀。

辨证：肝郁脾虚，瘀浊中阻。

治法：疏肝健脾，活血利湿。

方药：慢迁肝方加味。

处方：柴胡 15g，当归 15g，白芍 15g，丹参 20g，党参 20g，白术 10g，茯苓 15g，甘草 10g，神曲 15g，半边莲 15g，大腹皮 15g，薏苡仁 20g。水煎服，1 日 1 剂，早、晚分服。连服 3 周。

11 月 2 日复查肝功能示：TBIL 21μmol/L，ALT 67U/L，ALB 30g/L，A/G 0.9。B 超示：门脉内径 13mm，提示肝硬化。

坚持治疗 3 个月后复查，肝功能正常。B 超：门脉内径 12mm，提示肝硬化。随访 1 年，患者生活如常。

【按语】本案处于肝硬化失代偿阶段，因肝郁气滞日久，血行不畅，血脉瘀阻，以致气血津液积于肝内形成积块。肝病日久，影响脾胃运化功能，出现腹胀、尿少等脾失健运的症状，故治疗以调理脾胃功能为先导，重点是根据肝的生理功能，顺其性而治之。

方用自拟慢迁肝方（柴胡 15g，当归 15g，白芍 15g，丹参 20g，党参 20g，白术 10g，茯苓 15g，甘草 10g，神曲 15g）加味治疗。

慢迁肝方由逍遥散加减而成。方中柴胡系辛散升发之物，疏泄肝气，以顺肝之性，使之不郁；当归、白芍养血柔肝，以涵其肝；木旺克土，肝郁乘脾，"实脾，则肝自愈，此治肝补脾之要妙也"，故加入党参、茯苓、白术、甘草（四君子汤）以补土，以培其本，并以神曲增强健脾益胃消食之功；丹参活血化瘀，现代药理研究证实，丹参能抑制或减轻肝细胞变性、坏死及炎症反应，促进肝细胞再生，并有抗纤维化作用；并临证加入薏苡仁健脾祛湿，大腹皮利水消肿，半枝莲以清热解毒，全方共奏疏肝健脾、活血化瘀、清热利湿之功。

本案属肝硬化失代偿期，肝病日久而成虚实夹杂之征，单纯扶正唯恐闭门留寇，单纯祛邪又易伤正。故罗凌介教授在原则上扶正与祛邪并施，治疗上以疏肝健脾为主，补中寓消，刚柔相济，临证加减进退，不仅对改善症状有明显疗效，且对肝功能康复颇有裨益。经罗凌介教授诊治者，大多能遏制病势，带病延年。

（蔡敏，程亚伟，蔡媛媛，杨永和）

学术传承

罗凌介治疗原发性肝癌经验

对于原发性肝癌，应"谨守病机，分期论治，辨证辨病合参"；"注重疾病传变，治肝重脾，防患于未然"。

一、谨守病机，分期论治，辨证辨病合参

肝癌属中医"癥瘕""积聚"范畴。肝癌病因不外内外两个方面：外因即六淫之邪，根据海南的地域特点，尤以湿热之邪为主因；内因则以饮食、情志、正虚等为主，其中尤以情志与肝癌关系密切，情志的过度变化和不良精神刺激可导致气机不畅、脏腑功能失调。朱丹溪的《格致余论》云："主闭藏者肾也，司疏泄者肝也。"人体脏腑功能的正常运作，均有赖于肝主疏泄功能的正常和调节。

若肝脏失于疏泄，则会出现复杂的病理变化，不但本经会出现病变，且易旁涉诸多脏腑，导致气机紊乱；肝气不舒，气机不畅，血行瘀滞，日久可见血瘀之征；肝气横逆犯脾，脾失健运，水湿内停，与瘀血搏结于腹，可见痰瘀互结之征；气滞、血瘀、痰浊、瘀毒胶结日久而变生积块，则成本病。

中医应治人而非治瘤，若丢掉中医整体观念与辨证的优势，一味追求肿瘤的缩小，便是舍己之长，就人之短。故在治疗肝癌的过程中，罗凌介教授反复强调治疗应辨清局部与整体的关系，做到辨证辨病合参，融合八纲辨证、

脏腑辨证、气血津液辨证的中医理论，谨慎处之。肝癌初期，邪盛正未衰，治疗原则以祛邪为主，积极选用手术、放疗、化疗、局部用药（包括以毒攻毒的中药）等手段，最大限度地消灭癌毒，同时注意顾护正气，缓解以上治疗手段对人体正气的损伤。手术、放化疗之后，无论是邪去正复还是邪去正衰，都应考虑到癌毒虽然大势已去，但并非彻底被消灭，此时根据临床辨证可分别采用益气、养阴、清热、祛湿、化瘀等治则，并在处方用药的选择与配伍中必须考虑到"余毒未尽"的状况，以达清除体内剩余癌毒、减少复发转移之目的。肝癌中晚期，往往表现为正气不足、阴阳失调，治疗当以扶正气、调阴阳为主，适当佐以抗癌之品。

总之，肝癌治疗要谨守病机，分期论治，辨证辨病合参，做到宜补兼攻，综合调理，通过调节人体阴阳、气血、脏腑等的功能状态，使之达到整体水平的平衡与协调，从而使疾病向愈。

二、注重疾病传变，治肝重脾，防患于未然

根据肝病最易传脾，久病多累及肾、胆和三焦的思想，罗凌介教授提出：对肝癌的治疗要注重疾病传变，治肝重脾，防患于未然。中医自古提倡"治未病"。《素问·四气调神大论》曰："是故圣人不治已病治未病，不治已乱治未乱，此之谓也。"罗凌介教授在治疗肝癌时尤其注重将此理论应用于临床，指出肝癌早中期，病既已成，则需防变；肝癌术后，正气已虚，应注重康复，防止复发，根据各阶段特点随证施治。《金匮要略》曰："见肝之病，知肝传脾，当先实脾。"肝癌患者患病日久，每多有情志不畅症状，肝气不疏则脾失健运，脾之升清降浊功能失常，且肝癌放化疗术中，抗癌药物每多在攻伐毒邪过程中耗损正气，患者多出现纳差、乏力、疲倦等症状，此时亦要以健脾益气扶正为主。在治疗肝癌过程中，疏肝健脾应贯穿始终。此外，肝为阳脏，主升主动主散，肝病易从火化，故常出现目红颧赤，手足痉挛，狂躁等热盛之象；肝胆相为表里，肝失疏泄则胆汁排泄不利出现黄疸；肝气不疏，三焦不利，水液代谢失常，故晚期肝癌常出现一身上下浮肿、腹大如鼓、小便不利等证候；肝癌日久，入血耗血，肝藏血，血属阴，则毒邪必先伤其阴：先耗肝体，继损其肝，而肝肾同源，肝阴血亏每易致肾水匮乏，故肝癌晚期治疗上又多注重补益脾肾之气、肝肾之阴。

三、柔肝实脾，顾护正气，顺其性而治之

"夫众病积聚，皆起于虚，虚生百病"，罗凌介教授强调肝癌治疗之中，扶正健脾是为关键。《卫生宝鉴》曰："凡人脾胃虚弱……易致成积聚肿块。"脾胃虚弱而致肝体虚；肝郁乘脾，又每多出现脾虚之征"……实脾，则肝自愈"，在扶正健脾的具体运用中应以慢迁肝方为主方。常用药如白术、茯苓、山药、太子参、薏苡仁、白扁豆等。罗凌介教授十分重视"久病以寝食为要，不必汲汲论病"，临证时往往加鸡内金、焦山楂、神曲等消导之剂，并认为鸡内金是消癥积之要药、健脾胃之妙品。另外，肝为刚脏，"宜补肝，不宜伐肝"。"肝体阴而用阳，忌刚喜柔"，养肝则肝气平而血有所归，伐之则肝虚不能藏血，而致肝血虚、肝血瘀，故当顺其性而治之，故治疗肝癌时，在健脾药中多加入阴柔平和的药物以滋养肝阴，遵《内经》"肝欲酸，急食酸以补之"的思想，临床常用乌梅、五味子、白芍、山茱萸等，同时配以甘润生津之品，如生地黄、太子参、女贞子、旱莲草、沙参、枸杞子等。

兼症多加减。气滞血瘀者，因肝癌患者多有出血倾向，多伍用赤芍、丹皮等凉血活血、化瘀止血的药物，使活血而不动血，鲜用水蛭、虻虫、土鳖虫等药性峻烈、破血逐瘀的虫类药，以防活血过于峻烈，反而导致出血；有出血倾向者加仙鹤草、茜草、花蕊石等；湿热内蕴者，适量加用清热解毒药，如白花蛇舌草、半枝莲、半边莲、土茯苓等；软坚散结药，如瓦楞子、海浮石等；肝区痛剧者，加川楝子、枳壳、延胡索、广郁金等；恶心、呕吐，加陈皮、竹茹、半夏、生姜、旋覆花等；黄疸加茵陈、山栀、郁金等；腹水加茯苓皮、大腹子、大腹皮、车前子、泽泻、薏苡仁等；骨转移者，加骨碎补、补骨脂、威灵仙等；肝昏迷者，加安宫牛黄丸、紫雪丹等。

《素问·五常政大论》云："大毒治病，十去其六；常毒治病，十去其七；小毒治病，十去其八；无毒治病，十去其九；素肉果菜，食养尽之，无使过之，伤其正也。"在中药的运用中尤要注意中病即止，不可过用，以防伤正，平时应注意饮食调摄。因肝癌患者多有食欲减退、恶心、腹胀等消化不良的症状，故应进食易消化食物，如酸梅汤、鲜橘汁、果汁、姜糖水、面条汤、新鲜小米粥等，以助消化而止痛。进食切勿过凉、过热、过饱。早期应多食富含蛋白质的食物，尤其是优质蛋白质，如瘦肉、蛋类、豆类、奶类等，以

防止白蛋白减少。肝癌晚期，肝功能明显减退时，要控制蛋白质的摄入，以免过多进食蛋白质诱发肝性脑病。

肝癌治疗还要注意调畅情志，因调节情志也属于扶助正气范畴。肝癌无论手术与否，根据肝的生理功能，肝癌患者性格多急躁易怒，平日易失眠多梦，这与肝性暴急，体阴用阳，多气火有余、阴血不足的生理特性相符。应顺肝之生理特性，用柔肝缓急之品以敛肝疏木，如白芍、乌梅、酸枣仁、诃子等。除药物治疗调整机体气血平衡外，适当辅助以心理治疗和精神疏导，鼓励患者疏解郁闷，释情开怀，树立战胜疾病的信心，消除对疾病的恐惧心理对疾病的治疗是十分有益的。

验案举例

吴某，男，58 岁，2009 年 7 月 30 日初诊。

主诉：反复右胁隐痛、乏力、腹泻 4 月，加重 3 天。

病史：既往有慢性乙型肝炎病史 5 年，有结肠息肉病史两年。患者于 4 月前无明显诱因出现右胁隐痛、乏力、腹痛腹泻，经检查诊断为"原发性肝癌"，行保守治疗，但症状每因劳累或情绪不佳时复加重。

2009 年 7 月 15 日腹部 CT 示：1. 肝右叶巨块性肝癌，并多发子灶形成，门脉右支癌栓形成。2. 肝硬化，门脉高压、脾大。

AFP 2911.716ng/mL，CA 199：291.20U/mL。肝功能：AST 159U/L，ALT 86U/L。凝血四项：PT 18.7s，TT 23.1s。

查体：浅表淋巴结未触及肿大，无蜘蛛痣、肝掌及出血点，腹部平软，肝右肋下 2cm 可触及，质较硬，压痛，脾左肋下 3cm 可触及，质软边钝，无压痛，无反跳痛，墨菲征（－），肝区叩击痛（＋），移动性浊音（－）。

症见：右胁部隐痛，伴腹胀，乏力，时有恶心欲呕，纳、眠欠佳，小便黄，大便稀黄，3～4 次/日。舌暗红，苔薄黄，脉弦。

中医诊断：肝癌。

辨证：肝郁脾虚。

西医诊断：原发性肝癌，并门脉癌栓。

治法：健脾祛湿，疏肝理气。

处方：党参 30g，薏苡仁 30g，白术 15g，云苓 15g，怀山药 15g，川厚朴 15g，防风 15g，白芍 15g，柴胡 10g，木香 10g，砂仁（后下）10g，枳壳 10g，甘草5g，陈皮5g。5剂，水煎服，每日1剂。

二诊：首诊症状较前稍减，时有乏力，纳、眠一般，小便黄，近日每日解大便2次，便稀黄。中药以升阳益气、健脾祛湿、活血化瘀为主。

处方：黄芪20g，茯苓20g，党参15g，白术15g，法半夏15g，泽泻15g，白花蛇舌草15g，陈皮10g，炙甘草10g，三棱10g，莪术10g，当归10g，半边莲10g，藿香10g，薏苡仁30g，升麻5g，柴胡5g。5剂，水煎服，日1剂。

三诊：药后患者症状较前好转，守方继服10剂，服法同前。

2009年8月20日四诊：患者精神明显好转，偶感右胁部疼痛，偶觉腹胀，少许乏力，纳、眠一般，小便调，近日大便1次/日，质稀黄。复查AFP：900.182ng/mL。肝功能：AST：51U/L。凝血功能：PT 17.8s，INR 1.48，TT 22.6s。

中药以疏肝健脾为主。

处方：党参30g，黄芪30g，柴胡10g，枳壳10g，云苓15g，白术15g，沙参15g，白花蛇舌草15g，枸杞子15g，当归15g，麦冬15g，甘草5g。

2009年9月2日复诊：症状基本消失，复查AFP 301.113μg/mL，肝功能正常。

【按语】肝癌日久，肝气横逆犯脾，脾失健运，水湿内停，导致脾之升清降浊功能失常，故患者出现右胁隐痛、乏力、腹泻等以脾脏病变为主的症状，治疗以健脾为主，疏肝为辅，方选参苓白术散加减：方中党参、白术、云苓、薏苡仁、怀山药健脾祛湿；防风、白芍、白术、陈皮合用有痛泻药方之意：白术苦甘而温，补脾燥湿以治土虚；白芍酸寒，柔肝缓急止痛，与白术相配，于土中泻木；陈皮辛苦而温，理气燥湿，醒脾和胃，配伍防风，具升散之性，与术、芍相伍，辛能散肝郁，香能疏脾气，且有燥湿以助止泻之功；川厚朴、木香、砂仁芳香行气，使气行则水行。

二诊患者腹泻症状较前好转，但乏力症状仍存，考虑阳气虚甚无以行水，故以补中益气汤为主方，并加入清热利湿、活血化瘀之药，患者服后症状明显好转，故守方继续服用，患者症状基本消失，故在前方基础上去清热利湿及活血化瘀的药物，适当加入养阴之药以防阴液耗失，体现了罗凌介教授在治疗肝癌过程中始终"谨守病机，辨证辨病合参"的原则及在用药上坚持的"疏泄不可太过，补脾不可太壅，祛湿不可太燥，清热不可太寒，化瘀不可太破，养阴不可太腻"等原则。

（程亚伟，蔡敏，蔡媛媛，杨永和）

罗凌介治疗慢性肾病经验

治疗慢性肾病应重视调整阴阳平衡；重视感染，祛除诱因；用药平和，慎用温补；坚持用药，重视调摄；中西结合，各取所长。

一、重视调整阴阳平衡

《素问·生气通天论》云："凡阴阳之要，阳密乃固，两者不和，若春无秋，若冬无夏，因而和之，是谓圣度。故阳强不能密，阴气乃绝，阴平阳秘，精神乃治，阴阳离决，精气乃绝。"故人之阴阳平和调顺，才能健康地生活、生长、发育，若有失调即为病理状态。罗凌介教授认为，中医治疗疾病的过程也就是调整阴阳平衡的过程，使患者机体内部达到平衡。罗凌介教授治疗肾病非常重视肾阴肾阳的平衡，并且善于阴中求阳、阳中求阴，即古人所谓的"善补阴者，必于阳中求阴，则阴得阳升而泉源不竭；善补阳者，必于阴中求阳，则阳得阴助而生化无穷"。肾一方为肾病治疗的基本方，由知母、黄柏、生地黄、山茱萸、丹皮、泽泻、怀山药、茯苓、淫羊藿组成，方中蕴含了阴阳互根的真谛。

二、重视感染，祛除诱因

慢性肾病由于病情缠绵，易于外受风、寒、湿、热病邪的侵袭，内易受七情、饮食、劳倦或外感入里转化，易发生各种变证。现代医学研究亦发现慢性肾炎患者的免疫能力低下，易于引起各种感染，病原微生物长期存在是导致疾病迁延不愈的重要原因。慢性肾炎血尿临床常有两种情况：①无任何症状，尿中长期有红细胞，用普通疗法效果不好；②病情缓解后又出现"反跳"，罗凌介教授认为这些往往与感染有关。

感染可分为显性和隐性感染两种。显性感染显而易见，隐性感染常常被忽视。感染常见有上呼吸道感染、头面部、皮肤、胃肠道、泌尿道、前列腺感染等。尤其是上呼吸道感染（包括感冒、扁桃体炎、咽喉炎）最为常见。《灵枢·经脉》篇指出："足少阴之本……其直者从肾上贯肝膈，入肺中，循喉咙，挟舌本。"可见，咽喉为外邪循经入肾的主要门户。外邪侵袭，风热邪毒搏结咽喉或邪气留恋不解，可循足少阴经脉侵犯至肾。罗凌介教授认为，善治肾炎者当先治疗感染，感染不除，血尿、蛋白尿就不消。对于肾炎夹有上呼吸道感染者，加金银花、连翘、木蝴蝶、射干、桔梗等；伴有鼻炎者，加薄荷、蝉衣、路路通等；伴有前列腺炎者，加白花蛇舌草、牛膝、半枝莲、萆薢等。

三、用药平和，慎用温补

对慢性肾病的治疗用药应平和，虽有邪实但不可攻伐过甚，即使有本虚也要慎用温补，忌用大温大补、大寒大下之品，否则攻甚则伤正，补甚则恋邪。例如肾性血尿病程较久，往往致阴阳气血均有不足，涉及五脏六腑虽有标实，但治疗时要顾及本虚。特别是无症状的血尿，更不可滥用温补之品，以免病情反复。

慢性肾病临床上多见气阴两虚，罗凌介教授认为其因有三：一者素体气虚或阴虚；二者病久耗气伤阴；三者因肾病用药糖皮质激素、消炎痛、雷公藤、利尿剂等在肾病治疗中的广泛应用，其耗气伤阴损津的特点十分突出。

慢性肾炎病变的主要脏腑在脾肾，但以肾为主，病理变化初期多见脾肾气虚证，出现腰膝酸痛、疲倦乏力、水肿、食欲减退、头晕、脉缓弱、舌淡苔白润等症状。随着病情发展，阴精亏耗，出现咽燥口干、头晕耳鸣、心悸失眠、手足心热、舌红脉细数等症。这是慢性肾炎病变的一般发展规律。因为脾肾气化功能衰弱，则人体精微物质的化生、转化与代谢及排泄的生理机能受到障碍，而使气化不足，复因患病日久，长期蛋白尿和低蛋白血症或药物损伤，使阴精日损，导致气阴两虚证。也有素体阴虚，病起即出现阴伤者。若进一步发展则可阴损及阳或气虚及阳而致阴阳两虚，久而成为虚劳，出现水毒潴留等变证。

罗凌介教授以六味地黄丸为补肾平补之剂，以六味地黄丸为主化裁可用于治疗各型的慢性肾病。并结合病性特点，以气虚为主还是以阴虚为主，或气阴两虚，或兼夹病邪。以气虚为主加黄芪、太子参；以阴虚为主加女贞子、旱莲草；伴有热毒加白花蛇舌草、半边莲；伴瘀血加益母草、琥珀、牛膝；伴外感加荆芥、防风等。尤其对慢性肾炎血尿，罗凌介教授认为以阴虚血热损伤血络者居多，临床喜用六味地黄丸"壮水之主，以制阳光"，加侧柏叶、仙鹤草、地榆等，以凉血止血；伴有蛋白尿者常选用黄芪、芡实、金樱子、蝉衣、海藻、昆布、萆薢等。

四、坚持用药，重视调摄

慢性肾病为沉疴顽疾，非一朝一夕和短时间能显效和向愈。罗凌介教授在临床中强调，如通过以中医为主的治疗收到较好的疗效，其主要理化检查指标已接近正常，或已达到正常，仍应继续巩固治疗。如果治疗一时达不到理想效果也不能丧失信心，要有坚持治疗的充分心理准备。慢性肾病患者治疗后血尿、蛋白尿消失1年无复发，肾病方谓治愈。否则应根据患者的病情体质，分析其邪正消长之势，采取亦调亦补的办法。如病邪虽衰而未尽者，可继续用轻量的达邪之法，以祛邪务净；若正气虚损未全复者，可视何脏腑之阴阳气血不足，相机而选用补而不滞、滋而不腻、温而不燥、凉而不冰凝之品，与祛邪之品合用，久服效彰，方能起沉疴而延寿。

慢性肾病患者要注意整个治疗过程中情绪的调节，饮食起居的调养，劳逸结合的控制。这对病情的好转和向愈非常重要。比如饮食方面肾小球疾病忌食盐并适当地忌食高蛋白、高热量饮食及忌发物之类，尤其在疾病急性发作、病变活动期或属湿热证时，饮食宜忌更为重要。对慢性肾病尤其肾衰患者提倡低蛋白饮食，同时主张适量食用植物蛋白如大豆蛋白、适量食用蔬菜、水果（除含钾较高的橘子、香蕉之外）。罗凌介教授常常告诫肾病患者要注重自我调摄，成年患者尤其要节制房事，忌劳累。

五、中西结合，各取所长

慢性肾病病因病机复杂，病情变化多端，提倡中西医结合取长补短，提高疗效。在治疗慢性肾病时，应以中医为主，但当肾病发展到一定的阶段，要考虑中西结合治疗。慢性肾小球肾炎在运用中医的同时，应配合西药抗凝、扩张肾血管，增加肾血流量、改善肾血循环。肾病综合征中西结合治疗，也应重视西药使用激素，并且强调激素使用要"首始量足、减药要慢、持续要长"。慢性肾病尿检出现白细胞或有感染征象时可配合选用对肾功能影响较小的抗生素，如青霉素类等。

典型病例

案1 某男，20岁，2003年3月6日初诊。

因颜面、下肢浮肿，大量蛋白尿等不适于广州某大医院诊治，诊断为原发性肾病综合征，曾服用激素治疗半年，减量后复发。

症见：下肢浮肿、疲劳无力，纳少腹胀，二便调。舌质淡红，舌苔白，脉沉细。查体：血压150/90mmHg，一般情况尚可，心肺正常，腹部移动性浊音阳性，双下肢凹陷性水肿。体重55kg，尿蛋白定性（++++），血浆白蛋白21g/L，血胆固醇10.7mmol/L。

诊断：原发性肾病综合征。

治疗：中西医结合治疗。

处方：知母12g，黄柏12g，生地黄20g，茱萸12g，丹皮12g，泽泻12g，怀山药20g，茯苓15g，淫羊藿12g，牛膝30g，益母草30g，石韦15g，沙苑子12g。水煎服，日1剂。

强的松50mg，清晨1次顿服，每天1次，并嘱注意饮食、情志、劳逸的调节。

3月11日二诊：浮肿明显减轻，精神好转，时有腰酸，纳增，舌淡红苔白，脉沉细。

上方减知母、黄柏，加杜仲20g，川续断15g。续服。

至第8周时，查尿蛋白定性阴性，水肿消失。

中药守方巩固疗效，强的松开始减量，每10天减5mg，强的松减量到25mg时停止减量，以每天25mg晨服1次，维持6个月后，强的松再减到每天10mg。以此剂量维持1年，中药改为每周服2~3剂。

2005年2月20日复查，症状、体征、尿和血的实验室检查均正常。

案2 某女，12岁，2003年12月10日初诊。

因眼睑浮肿于当地医院诊治，尿检有红细胞（+++），管型（+），诊断为慢性肾炎，经治疗1个月后浮肿消退，但尿检仍不正常。

症见：疲乏，面色欠华，舌淡红、少苔脉细。尿检：尿红细胞（+++），管型（＋）。

西医诊断：慢性肾炎。

中医诊断：血尿。

中医辨证：阴虚血热。

处方：知母 8g，黄柏 8g，生地黄 20g，山茱萸 8g，丹皮 8g，怀山药 10g，茯苓 8g，牛膝 20g，侧柏叶 10g，仙鹤草 10g，地榆 10g。7 剂，水煎服，日 1 剂。

12 月 16 日二诊，尿检红细胞（＋），余正常，效不更方。

处方：知母 8g，黄柏 8g，生地黄 20g，山茱萸 8g，丹皮 8g，怀山药 10g，茯苓 8g，牛膝 20g，侧柏叶 10g，仙鹤草 10g，地榆 10g。7 剂，水煎服，日 1 剂。

12 月 26 日三诊：精神好，无自觉不适，尿检正常。

上方减知母、黄柏，加女贞子 10g，旱莲草 10g。10 剂，水煎服，日 1 剂。以巩固疗效。

之后每周服 2～3 剂，连用半年，至今未见复发。

（蔡敏，杨永和，罗凌介）

罗凌介教授大事记

一、年谱

1941 年　出生于海南省万宁县（现万宁市）。

1954 年　13 岁时受当地老中医的影响，对中医产生浓厚兴趣。

1961 年　20 岁考入广州中医学院（现广州中医药大学），正式踏上岐黄之路。

1964～1965 年　在广东省北海中医院（现广西壮族自治区北海中医院）跟随中医内科的苏立明老师实习。

1967 年　以优异成绩毕业，并分配到海南定安县卫生院工作。

1971 年　调到海南定安县卫生学校执教。

1974 年　任《海南卫生》（现《海南医学杂志》）杂志社编辑。

1980 年至今　在海南省中医院工作至今。

1980～1983 年　任海南省中医院四大经典教学组组长。

1983～2001 年　任海南省中医院急诊科主任。

2001 年　退休后返聘，带头组建海南省中医院肝胆科。

2001 年至今　在海南省中医院国医堂作为海南省中医院主任医师、教授、第三批全国名老中医药专家坐诊。

2002 年 11 月　被人事部、卫生部、国家中医药管理局联合遴选为第三批全国老中医药专家学术经验继承指导老师。

二、专著与论文

1. 参编《当代中国名医秘验方精粹》，1991 年由吉林科学技术出版社出版。

2. 《病毒性肝炎的中医治疗》发表于《海南卫生》1979 年第 22 期。

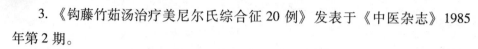
3.《钩藤竹茹汤治疗美尼尔氏综合征 20 例》发表于《中医杂志》1985 年第 2 期。

4.《病毒性肝炎的中医治疗》1988 年获海南科学技术协会优秀科技论文三等奖。

5.《肾炎蛋白尿的中医治疗》发表于《中医药研究》1992 年第 1 期。

6.《乙型肝炎中医治疗》入选 1993 全国传统医学临床研讨会（天津）进行大会交流。

7.《罗凌介治疗慢性肾病经验》发表于《中医药临床杂志》2005 年第 5 期。

8.《脂肪肝中医临床辨证论治》发表于《中国热带医学》2006 年第 5 期。

9.《罗凌介主任医师治疗肝病经验介绍》发表于《新中医》2007 年第 11 期。

10.《罗凌介主任治疗肝硬化经验》入选 2007 年中华中医药学会脾胃病分会第十九次全国脾胃病学术交流会（石家庄）进行大会交流。

11.《Luo Lingjie's Experience in Treating Chronic Nephropathy》一文发表于《Journal of Traditional Chinese Medicine》2008 年第 2 期。